AF342847

TOPOGRAPHIE

HISTORIQUE ET MÉDICALE

DE VALENCIENNES.

Ouvrage couronné par la Société d'Agriculture, Sciences et Arts
de l'arrondissement de Valenciennes, dans sa séance
publique du 28 septembre 1845,
et extrait de ses
Mémoires.

VALENCIENNES,

IMPRIMERIE DE A. PRIGNET, RUE DE MONS, 9.

1846.

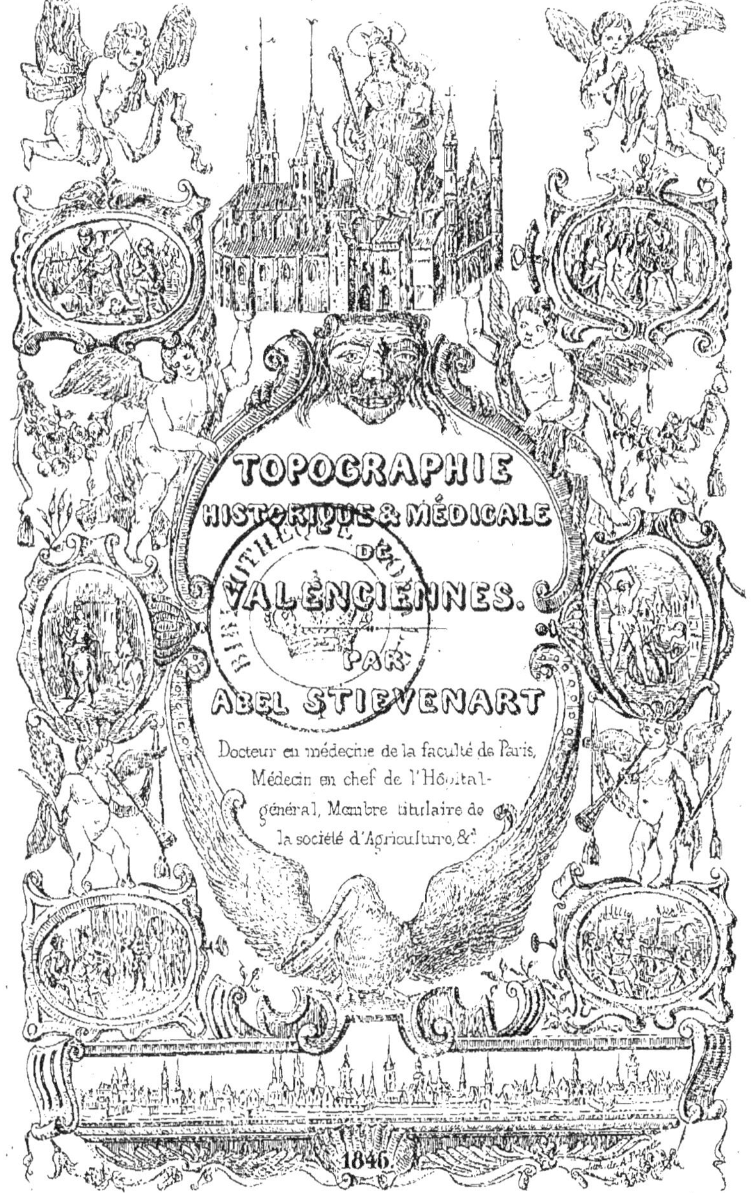

TOPOGRAPHIE
HISTORIQUE & MÉDICALE
DE
VALENCIENNES.
PAR
ABEL STIEVENART
Docteur en médecine de la faculté de Paris,
Médecin en chef de l'Hôpital-
général, Membre titulaire de
la société d'Agriculture, &c.
1846.

1846

INTRODUCTION.

—

L'étude de la nature fut pendant une longue série de siècles ensevelie dans de profondes ténèbres ; et quoique l'antiquité puisse revendiquer sa portion d'héritage dans le domaine des sciences naturelles, pendant longtemps les abstractions métaphysiques, les hypothèses vaporeuses ont satisfait l'esprit de l'homme avide de tout connaître. Mais, secouant plus tard le joug de ces idées conjecturales et spéculatives, il va bientôt, à l'aide de l'observation, ce fil véritable d'Ariane, tenter ses premiers pas dans l'immense labyrinthe, dans les parages jusqu'alors inconnus de la vérité. Le génie s'égare quelquefois dans cette route tortueuse et difficile ; mais l'impulsion est donnée, chacun s'empresse de suivre l'élan généreux, la marche progressive de la science ; c'est un combat à outrance entre la vérité et l'erreur. Surprise, pour ainsi dire, de cette lutte incessante, celle-ci perd chaque jour du terrain et se trouve acculée dans un cercle plus restreint. Une ère de régénération se prépare..... Le fragile échafaudage des préjugés ne tardera pas à s'écrouler devant l'imposante autorité des faits et de la logique, et la vérité va bientôt reconquérir la plus grande partie de son éclat et de sa grandeur. Les sciences physiques marchent à pas de géant.... Les principes généraux, véritables points de vue d'où l'on peut reconnaître les divers horizons de la science, sont victorieusement proclamés et la plupart des faits particuliers analysés avec la plus scrupuleuse attention, se coordonnent avec une admirable lucidité. L'amour du vrai enflamme tous les cœurs, une découverte en amène une autre, les faits admis sont soumis à un nouveau contrôle, et, toujours excité par une ambition digne d'éloges, l'homme, fier de sa conquête, fait de nouveaux efforts pour reculer les limites infinies de la science. L'humanité, l'industrie, les arts, retirent des avantages inappréciables de ce torrent de lumières.... La médecine, ne se regardant pas comme une sœur deshéritée par le génie, veut suivre la marche rapide des sciences exactes qui lui prêtent un concours éclairé. A l'aide d'instruments précieux, on peut mesurer, d'une manière positive, les différents degrés de pesanteur, d'humidité, de chaleur de l'atmosphère, et apprécier avec plus de certitude toute leur influence sur l'organisation humaine. La chimie, par des analyses quantitatives, démontre la composition intime des fluides et de tous les corps de la nature. La circulation est découverte et révélée au monde. La physiologie, l'hygiène, la pathologie, font tour à tour de nouveaux progrès. Malgré tous ces avantages incontestables, toutes ces richesses si péniblement acquises, et quoiqu'il en déplaise à certaines prétentions exagérées, nous sommes loin de croire que la science ait atteint l'apogée de la perfection. Que de faits, en effet, que d'observations, que de vérités invraisemblables, n'avons-nous pas encore à remettre dans le creuset de l'expérience? Les causes générales, invisibles, qui de temps à autre déciment les populations, sont encore un mystère qu'il ne sera peut-être jamais possible à l'homme d'éclaircir, tant les éléments relatifs aux divers genres d'épidémies sont singuliers, disparates et nombreux. Nous nous garderons bien de combattre ici certains esprits qui se plaisent à décorer du titre ambitieux de positif *l'état actuel de la science, car nous verrons plus tard que les conjectures et le raisonnement sont les bases principales de l'hygiène.*

Qu'on nous permette maintenant de consacrer quelques pages à l'exposition sommaire de la marche que nous avons suivie. Nous avons voulu tout d'abord jeter un coup d'œil rapide sur les siècles

passés pour comparer l'état présent de la contrée à ce qu'elle était
du temps de nos aïeux. Ce n'est pas sous un point de vue purement
historique que nous avons relaté les principaux évènements politiques de notre cité ; nous le confessons humblement et sans arrière-
pensée, il faudrait un talent et un courage au-dessus de nos forces
pour secouer avantageusement la poussière des anciennes chartes,
et pour mener par conséquent à bonne fin une entreprise aussi gi-
gantesque. Quant à nous, ce qu'il nous importait de connaître, ce
n'était ni le nom de tous les princes, ni leurs prétentieuses généa-
logies se perdant dans les brumes de la création. C'était l'état politique et moral du pays, c'était toutes les phases sanglantes, toutes
les révolutions, toutes les vicissitudes incendiaires qui ont courbé
l'héroïque résistance de nos ancêtres sous leur désastreuse influence.

Si la première garantie du bien-être matériel d'un pays consiste
spécialement dans l'ordre et la sécurité, on peut dire que Valenciennes fut loin d'avoir été favorisée sous ce rapport ; car si, à
toutes les grandes guerres qui ensanglantèrent tant de fois nos contrées, on ajoute celles que pouvaient se livrer les seigneurs entre eux,
et dont l'histoire n'a pas daigné s'occuper, on verra que nos pères ont
vécu avec les pieds dans le sang et que c'est au milieu des incendies, des brigandages, des rapines et de toutes les cruelles exactions
de la guerre, qu'ils ont traversé tant de siècles. A tous ces désastres
succédaient d'autres fléaux plus terribles encore. La famine affli-
geait d'abord le peuple, puis on voyait bientôt flotter, sur le haut du
beffroi, un grand drapeau noir, immense linceul, indiquant aux
étrangers qu'ils devaient se détourner de la ville, s'ils ne voulaient
pas s'exposer témérairement aux mortelles atteintes de la peste qui
enlevait le tiers et même la moitié de la population.

Après avoir esquissé le drame politique, il n'était pas sans importance de tracer le tableau moral et hygiénique de ces temps reculés ; tout le monde sait la haute influence qu'exercent sur les des-
tinées des peuples les mœurs, les coutumes, les charges, etc. Pri-
mitivement, un besoin de rapine formait le principal caractère du
pays, et plus d'un puissant seigneur se faisait chef de bande pour
ravager impunément tous les villages voisins. Chargé de butin, il
se retirait avec ses nobles larrons dans son château-fort, pour jouir

paisiblement des fruits de leurs pillages; mais plus tard, des lois, des priviléges, viennent régler les droits de tous les citoyens. Le pouvoir s'organise.... Le conseil ou magistrat se forme et administre les intérêts de la ville qui acquiert une grande importance, tant par son patriotisme et son courage que par l'extension prospère de son commerce. C'est dans les histoires de d'Outreman, de Vinchant, de Louis de la Fontaine et de quelques autres que nous avons puisé tous les documents qui nous étaient nécessaires.

On nous adressera peut-être le reproche de ne pas avoir suivi bien exactement la marche tracée par nos devanciers; nous répondrons que sans nier l'utilité de la connaissance parfaite des végétaux qui croissent dans un pays, ou des animaux venimeux qu'on y rencontre, nous croyons qu'on en a singulièrement exagéré l'importance. Aussi qu'arrive-t-il le plus souvent? C'est que les auteurs qui ont publié quelques renseignements sur ce chapitre se sont bornés à copier servilement dans des ouvrages d'histoire naturelle un long et fastidieux catalogue que le lecteur le plus bénévole, le plus indulgent ne lit même pas. Quant à nous, nous avons préféré nous étendre plus longuement qu'on ne le fait généralement sur les documents historiques (pensant que les leçons du passé peuvent très-utilement éclairer l'avenir), sur la mortalité, le mouvement de la population, les diverses maladies, etc.; ce sont là assurément les éléments principaux, les bases fondamentales qui doivent spécialement servir à tous ceux qui veulent écrire l'histoire médicale d'une ville ou d'une localité quelconque.

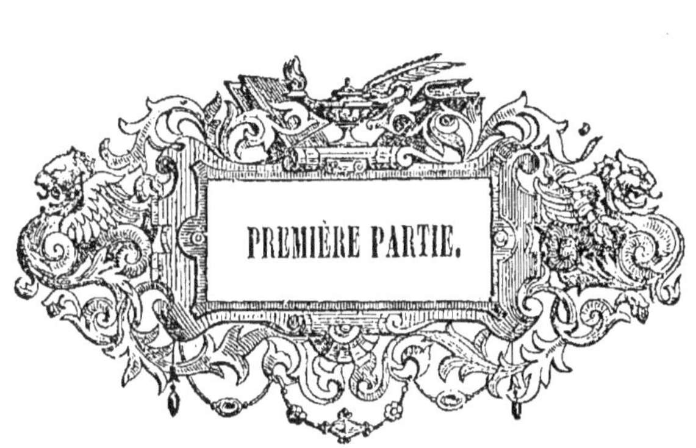

PREMIÈRE PARTIE.

C'est en étudiant les vices et les préjugés
des peuples que l'homme les évite et
se perfectionne.

NOTICE HISTORIQUE.

CHAPITRE PREMIER.

SOMMAIRE.

La ville bâtie par l'empereur Valentinian, de qui elle retient le
nom. — Première invasion des Francs ; leur défaite. —
Destruction de Valenciennes.— Seconde invasion des Francs ;
ils s'établissent dans la forêt charbonnière sous la conduite
de Clodion, leur second roi, malgré les efforts d'Aétius,
général romain. — Irruption d'Attila et d'Odoacre. — France
et Austrasie ; première division de Valenciennes. — Charlemagne réunit ces deux royaumes sous sa domination et
passe l'hiver à Valenciennes. — Il y assemble un concile et
les états de son empire. — Waulier, comte de Mons. —
Seconde division de la ville. — L'Austrasie prend le nom
de Lorraine. — Le Hainaut demeure pour toujours séparé
de la France. — Invasion des Normands ; leur défaite par
les bourgeois de Valenciennes.

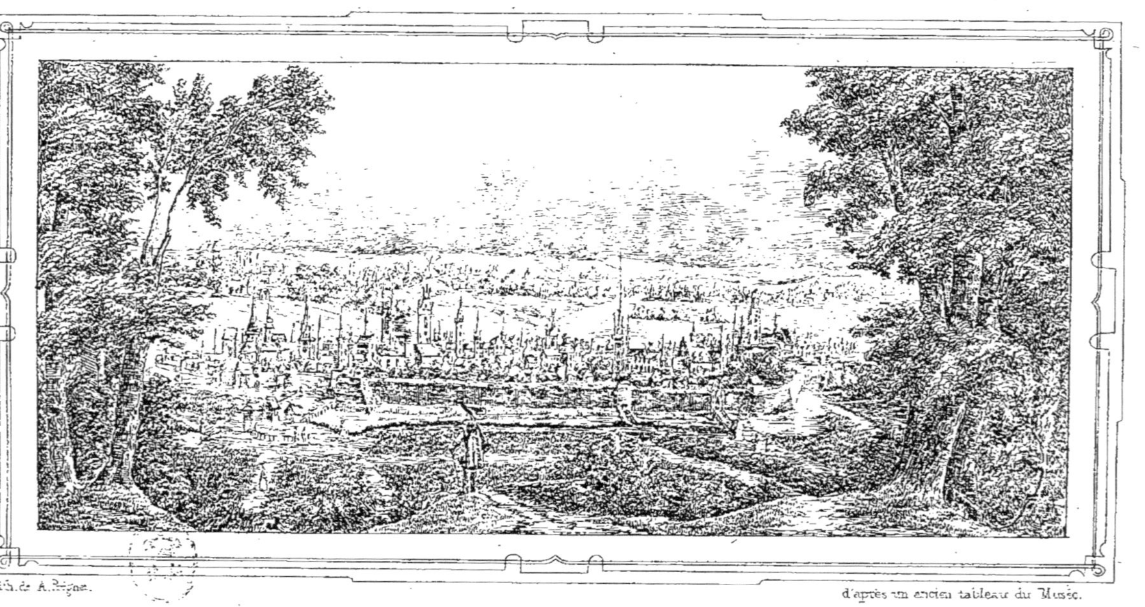

Lith. de A. Régnier.

d'après un ancien tableau du Musée.

VUE GÉNÉRALE DE VALENCIENNES AU XVIᵉ SIÈCLE.

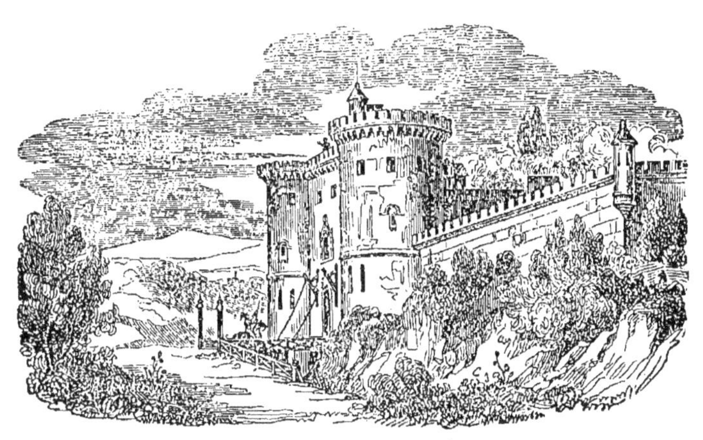

NOTICE HISTORIQUE.

IVe, V^e, VIe, VIIe, VIIIe ET IXe SIÈCLES.

u confluent de l'Escaut et de la Rhonelle, dans un vallon délicieux, s'élevait
un château-fort agréable tant par les
forêts qui l'environnaient au couchant
que par les prairies et les campagnes
fertiles qui semblaient lui sourire au levant, lorsque
l'empereur Valentinian, en l'an 366 de notre ère, vint

visiter ces contrées. Ce site lui plut, il l'agrandit en l'entourant de fossés et de murailles, en forma une ville et lui donna le nom de Valentiniane, que nous nommons aujourd'hui, par abréviation, Valenciennes (1).

(1) Dans une courte notice historique, il ne nous était guère permis, ce que nous sommes bien loin de regretter du reste, de faire un pompeux étalage d'une vaine érudition à propos de l'origine de Valenciennes. Nous avons tout simplement adopté l'opinion des écrivains qui se sont bien avant nous plus spécialement occupés de l'histoire de notre cité, sans nous inquiéter si c'est seulement dans le but tant soit peu puéril de lui donner du relief que Jacques de Guyse, Louis de la Fontaine, Vinchant, d'Outreman, Simon Le Boucq, et plusieurs autres annalistes, lui ont attribué l'empereur romain Valentinian pour fondateur. Néanmoins, M. A. Dubois, dans ces derniers temps (*Essai sur l'histoire municipale de Valenciennes*), dit qu'un fait qui paraît maintenant hors de doute, c'est qu'aucun des historiens ou géographes romains, dont les écrits s'étendent jusques vers la moitié du 5e siècle de notre ère, ne mentionne d'une *manière expresse* la ville de Valenciennes. Ainsi César, Claude Ptolémée, la Carte Théodosienne dite de Peutinger, l'Itinéraire d'Antonin, la Notice des provinces et des cités des Gaules, etc. On s'est ensuite rejeté sur Ammien Marcellin qui ne révèle rien de bien positif à cet égard. Le silence de cet auteur sur cette particularité, dit l'abbé Hossart (*Histoire ecclésiastique et profane du Hainaut*, t. I, p. 27), ne doit point s'alléguer en preuve ; car un historien, quelqu'exact qu'il soit d'ailleurs, omet toujours beaucoup de circonstances qui ne cadrent point à son plan. Le même historien, ajoute-t-il en note, parlant de la Seconde Belgique qui était composée de douze cités, n'en cite que trois : *Huic (secundæ Germaniæ) adnexa est secunda Belgia quâ Ambiani sunt, urbs inter alias eminens et Catalauni et Rhemi* (Amm. Marcellin, *lib. 15, cap. 2*). Dans le même chapitre, on peut remarquer d'autres omissions de même nature. Ce qui, selon nous, pourrait peut-être le mieux servir à prouver que la fondation de Valenciennes est postérieure au règne de Valentinian, c'est que jusqu'aujourd'hui on n'a encore trouvé aucun vestige de bâtisses romaines. Dans une question où il y a tant de doute, n'est-ce pas le cas de répéter avec Baldéric : *Meliùs est tacere quàm falsa proferre.*

L'empereur habita quelque temps ce pays et accorda à
cette ville naissante des lois et privilèges impériaux.
Il admit pour habitants des gens de toute condition.
Valentiniane jouissait en effet d'un droit d'asile où les
endettés, les homicides, les bandits et esclaves pouvaient vivre avec assurance et impunité, pourvu qu'ils
fussent chrétiens. Tels furent les premiers fondements
d'une juridiction qui deviendra souvent la cause ou le
prétexte de sanglantes révolutions dont nous nous proposons d'écrire sommairement l'histoire. Toute atteinte
portée au droit sacré des franchises faisait couler des
flots de sang ; et, dans cette grande circonstance, tout
citoyen devenait soldat, comme nous le verrons plus
tard. Le peuple, dégagé de toute entrave, tenait une
forme de république dont le prince était le protecteur
ou le premier magistrat, mais ne pouvant rien décider
sans l'*octroi* ou le consentement du *Magistrat* ou des
membres du Conseil de la ville, qui étaient appelés les
seigneurs de la ville (1). Valenciennes avait donc
une législation toute particulière qui ne relevait, pour
ainsi dire, que d'elle-même. Aussi, le successeur du
prince avant d'être reconnu, le puissant seigneur avant
de franchir les portes de la cité, devaient faire la promesse solennelle de respecter toutes les lois et coûtu-
mes établies, quand ils ne leur donnaient pas une extension plus libérale.

(1) *Hist. de Valenciennes* par D'Outreman, p. 232.

C'est vers cette époque que la religion chrétienne commença à pénétrer dans ces contrées encore barbares ; Valentinian renversa les temples des idoles, et entre autres celui élevé en l'honneur de la déesse Vesta. Il en chassa les vierges qui entretenaient les feux sacrés pour donner la place aux chrétiens. Sur les ruines du temple des faux dieux, on a bâti depuis un hôpital consacré à saint Gilles et qu'on nomme aujourd'hui l'*Hôtellerie* (1).

Valentinian étant mort l'an 375, Gratian son fils lui succède. Ce fut sous son règne que les Gaules commencèrent à être infestées par les hordes barbares des peuples du Nord. La fortune de l'empire romain, jadis si florissante, était arrivée à une époque de décadence vraiment déplorable. Pressés de tous côtés par de puissants ennemis, les anciens maîtres du monde ne peuvent plus qu'opposer une faible résistance. En l'an 387 (2), ce sont d'abord les Francs ou Sicambres qui franchissent le Rhin ; rencontrant d'abord peu d'obstacles, ils s'avancent dans le pays et pénètrent jusque dans la forêt charbonnière, d'où ils sont repoussés par tous les voisins et alliés sous la conduite de Nannius et Quintinus, braves chefs romains, qui en défirent un grand nombre, comme dit Grégoire de Tours. Quoique

____

(1) *Annales de la province et comté de Hainaut* par Vinchant, p. 57 et suiv.

(2) *Annales du Hainaut*, id. p 59.

battus, ils reviendront plus tard pour conquérir un pays plus fertile et moins sauvage que celui qu'ils habitent. Ce sont ensuite les terribles armées des Huns qui se répandent dans la Germanie, mettant tout à feu et à sang et poussant devant eux les Vandales, les Alains, les Suédois, qui, pour sauver leur liberté, veulent conquérir un asile dans les provinces de l'Empire. Valenciennes ne put résister aux formidables excursions de ces peuples sauvages qui renversèrent tout ce que Valentinian avait fondé.

A cette agitation envahissante de toutes ces bandes guerrières, qui regardaient l'une des provinces de l'empire romain comme sa proie, le peuple-roi abandonne les anciennes limites et en met les bornes le long de la Meuse et de l'Escaut, où il fait élever quelques fortifications.

Mais les provinces au-delà du Rhin, étant presque désertes et ruinées par les pillages continuels, ne devaient plus satisfaire des barbares plus avides de riches butins que de conquêtes glorieuses. Les Francs, quoiqu'ils aient été refoulés au-delà du Rhin, n'ont pas oublié leur première invasion. Désireux d'établir leur domination dans le pays plantureux des Gaules, ils commencent par négocier avec les peuples habitant les autres bords du Rhin des alliances et des mariages qui leur donnent d'assez grandes propriétés. C'était là une espèce de pont qu'ils jetaient entre leurs ambitieux

projets et la conquête qu'ils allaient faire (1). Dès
qu'ils se virent maîtres presque absolus du pays, ils
passèrent le fleuve pour la dernière fois, et créèrent
Pharamond pour leur roi. Pleins d'émulation et de
courage, ils s'avancent sans obstacles sérieux jusque
dans le Hainaut sous la conduite de Clodion, leur second roi, et s'emparent des principales villes fortes.
Cette conquête leur fut d'autant plus facile que les
Goths, malgré la promesse faite à l'empereur Hono-
rius, avaient envahi la Provence et mis le siège devant
la ville d'Arles. Aétius en extermina la plus grande partie et s'empressa, après cette première victoire, de venir à la rencontre de Clodion. Le général romain sur-
prit son armée occupée à célébrer avec pompe, dans un
village, les nôces d'un seigneur franc avec une dame
gauloise. Malgré ce désastre inattendu, Clodion se retira dans les places fortes sans avoir été obligé de repasser le Rhin, comme quelques auteurs le prétendent,
et Aétius tenta inutilement de les chasser de cette conquête. Fidèles à leur ancienne politique, les Francs,
quoique maîtres du pays, se gardent bien d'user du
droit de la victoire et de toute espèce de représailles
sanglantes. Ils proclament, au contraire, la liberté,
respectent les lois établies et veulent délivrer les peuples
du joug honteux des Romains ; ils contractent aussi
des alliances nombreuses. Par ce système de modé-

____

(1) *Annales du Hainaut,* id. p. 65.

ration calculée, ils opèrent une fusion générale et associent plus tard les peuples indigènes à tous leurs projets de conquête. On voit donc que le Hainaut peut revendiquer à juste titre la gloire d'avoir servi de berceau à la monarchie française (1).

Clodion étant mort en 448 ou 50, Mérovée, son lieutenant, usurpe la couronne au préjudice de ses trois fils. L'histoire garde un silence presqu'absolu sur les actes de ce roi ; elle est tout occupée de l'invasion d'Attila, roi des Huns, qui envahit les Gaules à la tête d'une armée de cinq cent mille hommes selon Sigebert, et de six selon De Guyse. Le bruit de cette armée si terrible alarma tout le monde ; aussi, Romains, Francs, Gaulois, amis et ennemis, forment une ligue défensive pour opposer une digue salutaire aux envahissements de cette horde formidable. Les Huns pénètrent jusqu'à Orléans ; mais, battus par Aétius, commandant en chef des armées confédérées, ils se replient sur le Rhin, ravageant le pays qu'ils traversent, brûlant et ruinant les villes de Cambrai, d'Arras, de Tournay, de Valenciennes, etc. (2). Plus tard, on voit se former une nouvelle ligue défensive pour résister à l'invasion d'Odoacre, prince saxon, que certains auteurs appellent le second fléau de Dieu. Les Gaulois

______

(1) *Annales du Hainaut*, id. p. 67. — *Hist. ecclésiastique et profane du Hainaut*, par M. l'abbé Hossart, t. I, p. 34.

(2) *Annales du Hainaut*, id. p. 68.

et les Français ne forment plus qu'un peuple obéissant au même roi.

Après la mort de Clovis, roi de France, le royaume est divisé ; à côté de la France va s'élever un autre pays qu'on appellera l'Austrasie, et l'Escaut est la borne qui partage ces deux contrées. Pour la première fois, Valenciennes est donc divisée en deux parties ; tout ce qui est sur la rive droite du fleuve appartient à l'Austrasie, et tout ce qui est sur la rive gauche revient à la France (1).

Nous glisserons très-rapidement sur les évènements politiques de cette époque, vu que ceux qui sont relatifs à notre cité n'offrent qu'une importance fort secondaire. Ainsi, c'est Clotaire qui vient dans le Hainaut enrichir quelques monastères ; c'est Pépin, maire du palais, qui fait prisonnier le roi de France Thiéry, et chasse son armée de Famars, Cambrai et Valenciennes, dont il rétablit le château et les murailles, et où il bâtit l'abbaye de St.-Jean. Charles Martel, son successeur, remporte une victoire signalée sur les rives de l'Escaut (2) ; illustre guerrier, disposant à son gré de l'autorité royale, mais préférant commander aux rois que de l'être. Son fils, Pépin-le-Bref, est sacré roi de France en l'an 750, et meurt plein de gloire et d'hon-

____

(1) *Hist. de Valenciennes*, par D'Outreman, p. 43.

(2) Bataille de Vincy, près de Crévecœur en Cambrésis, arrivée en 714.

neur en 768, laissant Charles héritier de ses états et
de ses vertus.

Charlemagne était à Valenciennes lorsqu'il apprit la
mort de son père ; et, par celle de son frère Carloman
arrivée en 771, il réunit sous sa domination les deux
royaumes de France et d'Austrasie (1). Après avoir
pris possession de la souveraine puissance, il revint
habiter Valenciennes pendant tout l'hiver. Ce fut à
cette époque et dans cette ville qu'il répudia Hermen-
garde, fille de Didier, roi des Lombards ; il y assembla les états de son royaume et un concile sur lequel
l'histoire garde un silence complet. Après, il fit man-
der tous les ducs, comtes et marquis du St.-Empire
qui relevaient leurs fiefs et seigneuries de son autorité,
afin de leur faire prononcer un serment de fidélité.
Wautier, comte de Mons, refusait de se rendre à cet
appel, parce que le Roi faisait fortifier la ville comme
ses prédécesseurs. Forcé de faire relief, il s'y rendit
pourtant et se présenta très-humblement devant l'Empereur, qui le reçut fort bien. Encouragé par un aussi
bon accueil, Wautier osa se plaindre de ce que Pépin,
roi de France et père de Charlemagne, lui avait usurpé
par force le comté de Valenciennes. Ensuite il pria Sa
Majesté de lui remettre cette ville en main. — Si vous
voulez me servir vaillamment, lui répondit l'Empereur
avec bonté, je vous remettrai Valenciennes et toutes

(1) *Annales du Hainaut*, id. p. 125.

les forteresses que vous ont enlevées mes prédécesseurs ; mais à une condition pourtant, c'est que vous releverez de moi. Le comte Wautier, satisfait de cette proposition, prit des mains de l'Empereur un étendard sur lequel étaient peintes les armoiries de Valenciennes (1). Ce fut probablement aussi à cette occasion que l'Empereur honora la ville de Mons du titre de capitale qu'elle conserva longtemps. Plus tard, Wautier seconda vaillamment les desseins de Charlemagne contre les Saxons dont il envahit le pays et qu'il défit en plusieurs rencontres. Noble et courageux, il devait trouver la mort d'un héros... Il succomba dans une mêlée, laissant trois filles que le Roi protégea et maria fort noblement.

En 843, à la mort de Louis–le–Débonnaire, fils et successeur de Charlemagne, ses enfants se partagèrent son empire, et Valenciennes fut encore divisée en deux parties. Tout ce qui était sur la rive droite de l'Escaut revint à l'Austrasie, qui reçut vers cette époque le nom de Lorraine ; tandis que la France eut tout ce qui était sur la rive gauche. En qualité de ville limitrophe, Valenciennes fut souvent visitée par les rois de France et de Lorraine , et posséda un palais royal. C'est Charles–le–Chauve, roi de France, et Lothaire, roi de Lorraine, qui tiennent une assemblée en cette ville. Par suite d'évènements qu'il serait trop long de

____

(1) *Hist. ms. de Valenciennes*, par Louis de Lafontaine, fol. **17.**

relater ici , Valenciennes revient pour la dernière fois
à la France. — En 879, les états-généraux assemblés
à Meaux, voyant Louis-le-Germanique prêt à se jeter
dans le royaume, lui déléguèrent des ambassadeurs
qui lui firent offrir le comté de Hainaut jusqu'à la rive
droite de l'Escaut. Ce prince, ayant accepté, se retira
avec ses troupes, et fut depuis seigneur de toute la
Lorraine. A partir de cette époque, le Hainaut demeura pour toujours séparé de la couronne de
France (1).

Tiraillé en tous sens par les prétentions aussi ridicules qu'ambitieuses de quelques princes, ensanglanté
par les convulsions de guerres incessantes, le pays ne
pouvait plus opposer qu'une faible résistance aux envahissements de ces intrépides pirates qui voulaient se
créer une patrie par le sort des armes. Les Normands
avaient déjà, sous le règne de Charlemagne, fait quelques courses sur les frontières du royaume ; mais la
prudence de ce prince sut le mettre complètement
à l'abri de leurs pillages. Pour se débarrasser de ce
peuple entreprenant, ses successeurs, aussi faibles
qu'hypocrites, se contentèrent d'acheter une paix
aussi humiliante qu'inutile ; car, en 884, les barbares
se répandirent dans tout le pays, pillant et incendiant
les villages, les monastères, les bibliothèques ; évènements vraiment déplorables qui nous ont ravi la plupart

____

(1) *Annales du Hainaut*, id. p. 137.

des documents historiques des siècles passés. Le Hainaut, comme beaucoup d'autres contrées, devait aussi payer son fatal tribut. La ville de Condé était assiégée ; le comte Regnier, après avoir levé le plus grand nombre de soldats, s'empresse de voler à son secours ; mais il est vaincu et fait prisonnier dans une rencontre qui eut lieu entre Quiévrain et Valenciennes. Après cette défaite, Condé se rend aux ennemis qui, toujours avides de butin, viennent mettre le siège devant Valenciennes. Ils enfoncent la porte *Pissote*, dite aujourd'hui la porte de Paris, et pénètrent jusque vers la rue du Bruille. Dès qu'ils virent les ennemis dans les murs, les bourgeois courent aux armes, et, animés par un courage digne d'éloges, ils pressent les assiégeants et les mettent en déroute, après en avoir laissé un grand nombre sur la place. La commune opinion, dit D'Outreman, reçue de père en fils, est que le chef de ces barbares y fut tué. Ce fut donc par la valeur de ses bourgeois que Valenciennes fut garantie de la fureur des Normands, qui, après avoir brûlé les faubourgs, se replièrent sur d'autres villes (1).

Voilà le premier fait d'armes vraiment remarquable des bourgeois de Valenciennes. Guidés par un instinct national qui ne se démentira jamais, on les verra toujours sur la brèche lorsque les privilèges ou les droits de la cité courront quelques périls.... Cette victoire

(1) *Hist. de Valenciennes*, par D'Outreman, p. 57.

doit exciter d'autant plus notre admiration, que le peuple était en proie aux cruels tiraillements de la famine causée par les mouvements continuels des troupes et à toutes les cruelles représailles de la guerre......

Après toutes ces invasions si désastreuses, on peut facilement se faire une idée de l'état déplorable dans lequel se trouvaient les peuples de la Belgique. Les défrichements commencés par les Romains, tous les progrès introduits par eux dans l'agriculture avaient été complètement abandonnés, et ces premières lueurs de civilisation s'éclipsèrent entièrement devant les ténèbres profondes de la barbarie. Aussi ce pays, qui devait devenir si florissant plus tard par ses manufactures et ses relations commerciales, se trouvait-il infesté par des troupes nombreuses de brigands qui commettaient impunément toute espèce de crime, trouvant dans les immenses forêts qui couvraient toutes ces contrées un repaire certain contre l'autorité publique, qui se trouvait déjà paralysée dans l'exécution de ses devoirs par les intrigues ambitieuses de quelques seigneurs puissants. Dans le 7e siècle pourtant, quelques hommes pieux viennent fonder des monastères au milieu de ces peuples demi-sauvages, dans le double but de les civiliser et de leur donner des mœurs et des vertus (1). Ces communautés ne tardèrent pas à devenir un refuge et un sanctuaire efficace contre les vexations

____

(1) *Vita Sancti Amandi, apud Boll.*, t. I, p. 850.

de tous les hobereaux du gouvernement féodal ; aussi, la plupart des monastères furent bientôt entourés d'habitations et donnèrent naissance à des villes qui retinrent leur nom (1). Les cruautés inouïes et les carnages affreux des Normands vinrent entraver et détruire tous les efforts de ces hommes aussi bienfaisants que dévoués. Rien n'arrêtait la férocité de ces barbares. Les villes, les temples, étaient dévorés par les flammes et ne présentaient plus qu'un amas de débris fumants et de ruines. Un génie destructeur semblait étendre sa main fatale sur toutes ces malheureuses provinces baignées presque partout du sang de ses enfants. Une remarque assez importante à faire, c'est que, pendant cette longue série de siècles, et par un enchaînement funeste de troubles et de divisions, le Hainaut se vit toujours ruiner et devenir la proie des étrangers. Ennemis, pillages, incendies, disette... ce sont là autant d'obstacles que le courage de nos pères a glorieusement surmontés !!!

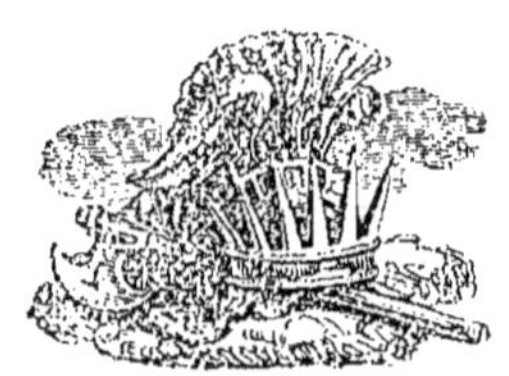

____

(1). St.-Amand, St.-Ghislain, St.-Saulve, etc.

NOTICE HISTORIQUE.

CHAPITRE DEUXIÈME.

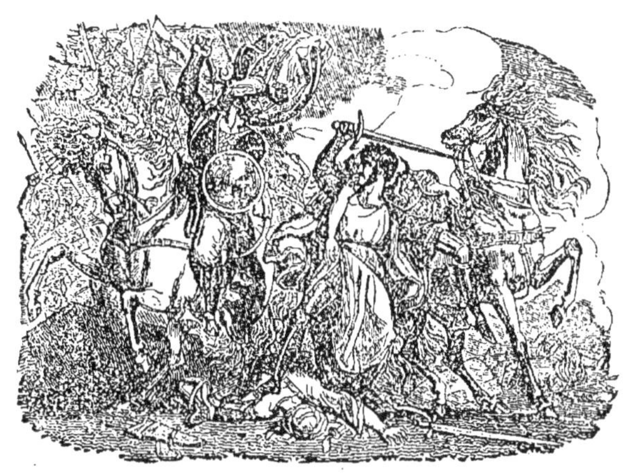

NOTICE HISTORIQUE.

Xᵉ, XIᵉ ET XIIᵉ SIÈCLES.

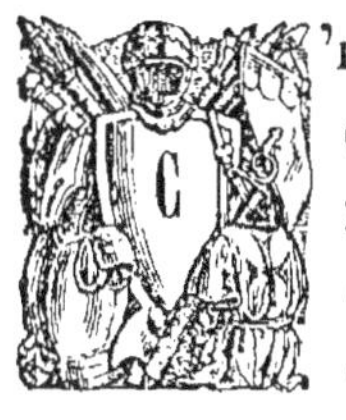'EST après toutes ces terribles secousses
et ces révolutions successives que com-
mença à s'établir le régime despotique
de la féodalité, et que des contrées tout
entières et des villes appartinrent à des
comtes particuliers. Tout occupés de leur intérêt privé,
les seigneurs et le clergé sacrifiaient impunément la

cause générale à leurs ambitieuses prétentions ; tout sentiment patriotique s'éteignait dans le cœur du peuple ; l'esclavage s'établissait insensiblement et devenait la loi commune. Mais, plus tard, un esprit d'indépendance se réveillera dans l'âme des bourgeois vexés et soumis ; une révolution s'opèrera dans les masses ; les villes deviendront des espèces de petites républiques où les bourgeois choisiront eux-mêmes un certain nombre d'hommes probes et capables de gérer les affaires de la *commune*. Chacun sera jugé par ses pairs selon son droit, et le peuple sortira triomphant de l'abrutissement où l'avaient précipité les rapines et la tyrannie du gouvernement féodal.

L'histoire ne nous révèle rien de bien positif sur la situation politique de Valenciennes. Il serait difficile d'établir d'une manière certaine quel était le mode de gouvernement. N'y avait-il qu'un seul comte pour régir Cambrai et Valenciennes ? où bien, jalouse de ses privilèges, cette dernière n'aura-t-elle pas secoué le joug injuste des seigneurs et du clergé ?... ce sont là autant de problêmes historiques fort difficiles à résoudre. Ce qu'il y a de certain, c'est que ce ne fut qu'en 950 que Henri, issu des ducs de Lorraine, fut investi du comté de Valenciennes dont il fut violemment et injustement dépossédé par Regnier-au-long-col, comte de Hainaut. Mais celui-ci ne tarda pas à être dépouillé à son tour de toutes ses terres par l'Archevêque de

Cologne et l'archiduc Brunon, frère de l'empereur Otton. En l'an 1001, Garnier, proche cousin de Henri, le premier comte, posséda le comté de Hainaut et de Valenciennes. Regnier mourut en exil ; mais ses fils Lambert et Regnier récupérèrent par la force l'héritage de leur père et rachetèrent le comté de Valenciennes de Garnier II, fils de Garnier I. Godefroy d'Ardennes, proche parent du vendeur, ne voulut pas consentir à cet arrangement, et jouit du comté en s'associant Arnould, son parent, qui fut aussi comte de Cambrai. Celui-ci fut supplanté par Bauduin-le-Barbu, comte de Flandre, qui se rendit maître du comté et de la ville de Valenciennes. Regnier III, comte de Hainaut, voulut s'opposer à Bauduin ; mais après un débat porté devant l'Empereur, Herman d'Ardennes, plus proche parent d'Arnould, obtint une sentence favorable et fut mis en possession de Valenciennes. Regnier IV, comte de Hainaut, hérita le comté de Valenciennes en vertu de son mariage avec la fille dudit Herman. Regnier ne laissa qu'une fille, qui fut la seule héritière de ses états.

Les évènements qui signalèrent l'administration des premiers comtes de Valenciennes, sont si peu importants, que nous les passerons volontiers sous silence, pour arriver aux dissensions des comtes Godefroy et Arnould avec Bauduin-le-Barbu, comte de Flandre. Celui-ci, n'ayant pas vu arriver avec plaisir Godefroy-le-jeune, fils de Godefroy, comte de Valenciennes, à l'empire de la Lorraine, résolut de se venger en querellant les seigneurs voisins, alliés de l'Empire. C'est par Arnould, comte de Valenciennes, qu'il commence ; il passe l'Escaut, vient mettre le siège devant Valenciennes, et, secondé par la France qui lui expédie un renfort, il oblige bientôt le comte Arnould à se rendre. Après, il se jette dans le Brabant, dont il devient bientôt maître.

L'empereur Henri, offensé de l'audace et des ravages de Bauduin, lui déclare la guerre, envahit le Hainaut à la tête d'une puissante armée, et l'assiège dans Valenciennes. Quoique l'Empereur eût livré plusieurs assauts fort rudes, il leva honteusement le blocus et s'en retourna en Allemagne pour juger les différends des grands qui commençaient à se mutiner. Délivré de ce siège, le prince flamand, croyant que l'évêque Erluin de Cambrai avait soulevé l'Empereur contre lui, fit menaces d'en tirer vengeance. Le pauvre prélat, trop faible pour pouvoir résister, abandonna l'administration de son diocèse à ses archidiacres et alla demander du secours à l'Empereur, qui le garda près de lui jusqu'à ce qu'il fut descendu de nouveau en Flandre avec une forte armée. L'Empereur ne voulut plus risquer son honneur à un nouveau siège de Valenciennes, qui avait résisté une première fois à toutes ses attaques. Il dirigea tous ses efforts contre le château de

Gand où Bauduin s'était retranché ; mais ce siège traînant en longueur, il se vengea en ravageant tout le plat pays et en faisant plusieurs seigneurs flamands prisonniers. Quoique vainqueur, Bauduin connaissait les revers de la fortune et désirait par conséquent de se réconcilier ; il alla trouver à Aix l'Empereur, qui lui remit entre ses mains le comté de Valenciennes. Il est bon de remarquer que cette donation ne se fit qu'après la mort du comte Arnould, et, de plus, que le comté n'appartenait pas seulement à Bauduin, puisque Herman d'Ardennes ou Henzilon, comte d'Eynham, avait aussi, en sa qualité de successeur de son père Godefroy-le-Captif, retenu le titre de comte de Valenciennes.

Après une guerre dont nous passerons les détails sous silence, Regnier IV, comte de Hainaut, rechercha Mathilde, fille du comte Herman dont nous venons de parler, et l'épousa. Il reçut pour dot le Brabant et une partie du comté de Valenciennes. De ce mariage sortit Richilde, héritière des comtés de Hainaut, de Valenciennes, et qui, par l'entremise de l'empereur Conrad, épouse Herman, fils du duc de Thuringe, qu'il ne faut pas confondre comme quelques historiens avec Herman d'Ardennes, aïeul maternel de Richilde. Après la mort de Regnier IV et de sa femme Mathilde qui le suivit de près, Richilde et Herman furent comtes de Brabant, de Hainaut, et en partie de Valenciennes. Mais, voulant probablement jouir de la totalité du comté de Valenciennes, Richilde et Herman donnent en échange le Brabant flamand à Bauduin qui, de son côté, céda tous les droits qu'il avait sur Valenciennes. Cette transaction fait passer notre cité en la puissance des comtes de Hainaut, qui l'ont possédée paisiblement pendant une longue série d'années. Quoiqu'elle n'eût plus de comtes particuliers, Valenciennes retint toute son indépendance antérieure en conservant entièrement ses lois, coutumes et immunités.

Vers cette époque, le pape Léon IX arrive en Hainaut pour visiter la comtesse Richilde, sa parente. Celle-ci alla au-devant de Sa Sainteté jusqu'à Beaumont, accompagnée de son mari et escortée des prélats et seigneurs du pays. La comtesse entoura le Saint-Père des honneurs les plus brillants ; elle lui fit visiter tout son royaume, et le conduisit à Valenciennes comme la ville la plus florissante et la plus considérable de ses états. Après y avoir séjourné plusieurs jours, il quitta le pays pour aller ouvrir un concile à Rheims.

Herman de Thuringe étant mort, la jeunesse, les belles qualités du corps et de l'esprit, les grandes richesses de Richilde, devaient la faire rechercher par des princes puissants. Bauduin, comte de Flandre, s'empressa de la demander pour son fils, âgé de 23 ans, et du même nom que lui. La comtesse n'accueillit pas favorablement la demande du comte qui résolut de la contraindre par les armes à cette alliance. Il pénètre dans le Hainaut à la tête de ses troupes, et se rend bientôt maître de Mons et de Richilde. Se voyant prisonnière, la comtesse accepta sans beaucoup d'instances le mari qu'on semblait lui imposer ; elle épousa donc Bauduin, fils du comte de Flandre, et qu'on nomme à raison de ce mariage Bauduin de Mons. Cette union déplut grandement à l'Empereur et au Pape. Celui-ci commença par excommunier les époux, qui, quoique parents, s'étaient mariés sans dispenses. Mais, quelques années plus tard, il leva cet interdit qui fut encore ratifié au concile de Cologne en 1057. — Quoique tous les seigneurs du pays eussent applaudi à cette alliance aussi utile qu'honorable, l'Empereur en fut vivement contrarié, vu que Richilde s'était mariée sans son agrément au préjudice de son droit et qu'il redoutait la puissance des comtés de Flandre et de Hainaut réunis. La guerre ne tarde pas à éclater ; le Hainaut est envahi par une armée puissante......... Nous ne relaterons pas les évènements de cette nouvelle invasion, parce qu'ils sont étrangers à notre sujet.

Ce fut sous le règne de Bauduin et de Richilde que fut instituée, à Valenciennes, la confrérie de la Halle-Basse, pour régler tous les contentieux relatifs à la draperie, comme on le voit par une charte commençant par ces mots : *Tout ch'est fait, et octroyet dou con-*

sentement du comte Baudouin, de la comtesse Ri-
childe, de Anselin (chatelain) et des seigneurs de
la ville (1).

En 1067, Bauduin-à-la-barbe, comte de Flandre,
étant passé de la vie à trépas, Bauduin de Mons, comme il avait été stipulé à l'époque de son mariage avec
Richilde, réunit la Flandre et le Hainaut. Ces deux
comtés jouissaient des avantages précieux d'une sage
administration et d'une justice éclairée, lorsque ce
prince doux, pieux, affable et ne respirant que les douceurs de la paix, fut rapidement enlevé par une fièvre
forte le 17 juillet 1070. Sa mort divisa de nouveau les
deux comtés entre ses deux fils.

Bauduin II, dit de Jérusalem, eut le Hainaut,
et Arnould obtint la Flandre. Celui-ci étant encore
fort jeune, Richilde prit entre ses mains les rênes
du gouvernement, quoique son mari eût choisi son
frère, Robert-le-Frison, pour être tuteur de ses deux
fils pendant leur minorité et régent de la Flandre seulement. Les Flamands furent d'abord satisfaits de la
prudence et de la sagesse de la comtesse qui, cédant à
de funestes inspirations et à de mauvais conseils, révéla
un caractère altier et impérieux, et se rendit odieuse
par de nombreuses exactions. Les premières charges,
en effet, étaient accordées à quelques courtisans pri-
vilégiés ; chaque ménage devait payer une imposition

____

(1) *Histoire de Valenciennes*, par D'Outreman, pages 110 et 333.

de quatre deniers ; et, pour comble d'imprudence, les députés de la ville d'Ypres et un seigneur de la maison de Gavre eurent, par ses ordres, la tête tranchée. Une aussi cruelle tyrannie lui fit bientôt perdre toutes les sympathies du peuple et excita une haine irréconciliable. Les Flamands déléguèrent secrètement des députés vers Robert-le-Frison, qui, après la mort de Baudouin, son frère, avait réclamé la régence des états de son jeune neveu Arnould. Un autre motif qui le poussait encore à en agir ainsi fut le troisième mariage de Richilde avec le comte Herfort, seigneur de Breteuil, auquel elle fit donner le nom de comte de Flandre. Le comte Robert saisit joyeusement cette occasion et descendit en Flandre où il fut reçu par acclamation. Richilde, pressée par l'ennemi, demande du secours au roi de France. Après avoir perdu deux batailles successives, elle soumet le Hainaut à l'Eglise de Liège pour obtenir de nouveaux secours. Le comte Robert ne perd pas de temps, envahit le Hainaut et défait la nouvelle armée de Richilde. Fier de sa conquête, il ravagea tout le plat pays et éleva un château-fort à Wawréchain où il laissa bonne garnison. Elle n'y fit pas long séjour; car Baudouin, l'ayant attaquée, la mit en pièces.

Voyant que la fortune lui était tout-à-fait contraire, Richilde fut obligée, malgré toute son énergique animosité, d'abandonner la Flandre au comte Robert.....

Après avoir remis le gouvernement du Hainaut entre les mains de Baudouin, son fils, la comtesse consacra ses dernières années à des œuvres de piété. Elle fit de grandes largesses aux pauvres ; ce qui lui acquit le nom de mère des pauvres, titre plus glorieux devant Dieu, dit un historien (1), que celui de princesse devant les hommes. Après avoir terminé l'église de Notre-Dame-la-Grande de Valenciennes, elle se retira dans l'abbaye de Messines en Flandre, où elle jeûnait tous les vendredis au pain et à l'eau, couchant sur un lit fort dur, pansant les lépreux et visitant les églises à pieds nus. Elle mourut le 15 mars 1086.

C'est loin du faste de la cour et du bruit des armées, dans le silence d'un cloître, qu'alla s'éteindre cette vie si agitée. Le calme et l'humilité d'un monastère devaient, en effet, lui convenir pour étouffer ou rafraîchir toutes les glorieuses ambitions, toutes les préoccupations politiques qui ont illustré sa longue carrière !!!...

Dans un siècle aussi superstitieux que guerrier et aventureux, la délivrance du Saint-Sépulcre profané par les infidèles devait exciter un enthousiasme général. Les princes et les peuples s'enrôlent au cri de : *Dieu le veut, Dieu le veut !!!*

L'Europe se dépeuple et se met en mouvement pour

____

(1) *Histoire générale du Hainaut*, par Delwarde, t. II, p. 231.

aller écraser l'Asie. Baudouin II se croise avec Godefroy de Bouillon, Anselme de Bouchain, châtelain de
Valenciennes, Guy de Frasnes, pair du château de
Valenciennes, et plusieurs autres nobles chevaliers de
Hainaut. Arrivés en Syrie, les croisés prennent An-
tioche et mettent en déroute une armée considérable
de Turcs. Après ce double succès, ils veulent connaître positivement les dispositions de l'empereur de
Constantinople. Hugues-le-Grand et Baudouin sont
nommés les chefs d'une ambassade solennelle qui, pendant la route qu'elle avait à faire, tomba dans une embuscade qui lui avait été dressée et où le malheureux
comte de Hainaut perdit la vie. Si Baudouin II fut surnommé par les historiens Baudouin de Jérusalem, ce
fut plutôt pour rappeler ses promesses guerrières que
pour indiquer la part qu'il prit au siège mémorable de
cette ville, puisque l'ambassade où il périt eut lieu
quelques mois avant ce grand évènement.

Baudouin III, l'aîné de ses fils, succède aux états de
son père. Il favorisa grandement Valenciennes, où il
résidait volontiers. Sur l'avis de ses conseillers, il in-
stitua la Loi, qui fut appelée Paix de Valenciennes, et
qui n'était que la confirmation par écrit des privilèges
antérieurs à son règne. Cette loi ou paix fut promul-
guée l'an de Notre-Seigneur 1114. Après s'être fort
échauffé à la chasse, il est saisi d'une fièvre de laquelle
il meurt à Mons en 1133. Sa femme, Iolende, gou-

verna les comtés de Hainaut et de Valenciennes comme
tutrice de ses enfants ; mais, au bout de six ans, Baudouin IV, surnommé l'Edificur à cause du nombre de
châteaux et de murailles qu'il éleva dans plusieurs villes, prit le gouvernement des états de son père. Sa
mère Iolende, qui était encore jeune et belle, se rema-
ria avec Godefroy de Bouchain, châtelain de Valenciennes. De ce mariage naquit Godefroy, qui, se voyant
sans postérité, vendit à Baudouin, son demi-frère, sa
châtellenie de Valenciennes ; ce qui prouve que, jusqu'à cette époque, ce titre n'avait point appartenu aux
comtes de la ville. En vertu de cet achat, Baudouin
voulut remplacer le vieux manoir par un château plus
commode et moins étroit, pour y faire son séjour or-
dinaire. Mais se trouvant trop resserré, et arrêté peut-
être par des scrupules religieux, il acheta un grand vi-
gnoble, situé sur l'Escaut, et au bout de la ville. Il y
jeta les premiers fondements d'un quartier qui prit le
nom de Salle-le-Comte, que ce quartier porte encore
aujourd'hui, et l'incorpora par une muraille d'enceinte
à la ville dont il était jadis séparé (1).

La veille de Pâques, en 1168, Baudouin V, qui fut
depuis surnommé le Courageux, et fils aîné de l'Edificur, est créé chevalier en la ville de Valenciennes.
L'année suivante, il épouse Marguerite d'Alsace, fille
de Thierry et sœur de Philippe, comte de Flandre. On

______

(1) *Hist. de Valenciennes,* par d'Outreman, pp. 124 et 299.

célébra ses nôces avec beaucoup de solennité au Ques-noy-le-Comte. On y remarqua plusieurs princes de distinction et entre autres l'empereur Frédéric. Après les joûtes, les tournois et toutes les réjouissances che-valeresques de cette époque, Baudoin l'Edificur emmena avec lui toute cette grosse noblesse à Valencien-nes, pour lui faire admirer la magnifique disposition de son nouveau palais. Il monte avec plusieurs seigneurs sur les échafaudages qui plient sous leurs pieds, se bri-sent, précipitent en bas tous ceux qui étaient dessus et qui furent plus ou moins endommagés. On s'em-pressa de relever, du milieu des débris, le malheureux prince qui avait les deux cuisses cassées et plusieurs fortes contusions dans d'autres parties du corps. Alix, sa femme, fut tellement effrayée de cet accident, qu'elle en mourut quelques jours plus tard.

Dans ces temps où la gloire et l'amour excitaient l'émulation, les joûtes et les carrousels étaient fort à la mode. La vie et le courage des preux chevaliers étaient tout au service des nobles châtelaines qui versaient dans leurs blessures le baume qui devait les sauver... Siècles de bonheur, de hasard et d'espérance, si poé-tiquement chantés par les ménestrels et les trouba-dours! Baudouin se rendait à un tournoi qui devait avoir lieu au château de Gille de Trazegnies, et que des hé-rauts avaient solennellement publié dans tout le pays. Godefroy de Brabant, son ennemi, avait conduit avec lui une assez forte armée pour surprendre le comte de Valenciennes ; mais celui-ci, ayant eu vent de ces préparatifs, prit avec lui trois mille fantassins et cinq cents chevaux. Ces précautions ne furent pas inutiles, car il ne tarda pas à voir venir à sa rencontre le comte de Brabant à la tête d'une armée beaucoup plus nombreuse que la sienne. Baudouin ne perd pas courage ; il range ses soldats et les ranime en se mettant à leur tête. Il fit si bien qu'il coucha 2,000 Brabançons sur le sable, et en ramena deux cents à Valenciennes, où il reçut vraiment les honneurs d'un triomphe. Tout le peuple alla à sa rencontre avec des rameaux et ayant en tête deux bannières, sur lesquelles brillait le Lion de Hainaut, tenant dans sa griffe redoutable la barre du Brabant.

Dans l'année suivante, Marguerite met au monde Baudouin VI, sur la tête duquel scintillèrent les trois couronnes de Flandre, de Hainaut et de l'Empire de Constantinople. Un grand malheur, qui faillit causer toute la ruine de Valenciennes, signala sa naissance. Les bourgeois, voulant montrer toute l'allégresse de cet évènement, allumèrent des feux de joie dans toutes les rues. Quelques étincelles volèrent sur les toits couverts de chaume et desséchés par les grandes chaleurs du mois de juillet. Mille maisons, selon de Guise, et quatre mille, selon Gilbert qui vivait alors, devinrent la proie de cet embràsement. Quelques mois plus tard, Baudouin l'Edificur quittait ce monde, quand son petit-fils ne faisait que d'y entrer. Avant sa mort, ce prince abolit un usage fort singulier et dont étaient grevées les villes de Mons et de Valenciennes. Chaque fois que le comte arrivait dans l'une de ces deux villes, les habitants étaient obligés de fournir des lits, une vaisselle et enfin tous les meubles qui lui étaient nécessaires, ainsi qu'à sa suite. Il ordonna que désormais tous ces frais fussent supportés par la dette publique.

En 1177, Philippe d'Alsace, comte de Flandre, voulant imiter le zèle de ses ancêtres, s'enrôla pour aller à la guerre sainte. Comme il n'avait point d'héritiers, il fit une assemblée d'état à Lille, où il fit prêter serment de fidélité au comte et à la comtesse de Hainaut, en qualité d'héritiers présomptifs. Quelques années plus tard, le comte de Hainaut contracte de nobles alliances; il marie sa fille Elisabeth avec Philippe, roi de France, et son fils Baudouin avec Marie de Champagne. Le pays ne devait plus jouir longtemps des douceurs de la paix. Bientôt les hostilités éclatent entre Godefroy, duc de Brabant, et le comte Baudouin. A l'exception des villes, tout le Hainaut est ravagé depuis le Cambrésis jusqu'au Quesnoy, que les ennemis assiégèrent sans succès. Baudouin s'était retiré avec toutes ses troupes dans les places fortes, pensant bien que l'ennemi ne resterait pas longtemps

dans un pays complètement ruiné. « Courage, mes-
» sieurs, disait-il à ses gens d'armes, soyons braves
» et généreux ; nos ennemis ne peuvent subsister
» longtemps ; il faut qu'ils se retirent, et ce qui est
» consolant, c'est qu'ils n'emporteront pas nos terres
» avec eux (1). » Cette prévision ne tarda pas à se
réaliser ; les armées commencent bientôt à opérer la
retraite. Alors Baudouin rassemble toutes ses troupes
dispersées dans les diverses places fortes, harcèle l'arrière-garde et pousse avec vigueur tous les confédérés
jusqu'aux limites de ses états. Le comte de Hainaut,
trop faible pour résister à la ligue formidable dans laquelle étaient entrés Godefroy, duc de Brabant, l'Archevêque de Cologne, Philippe, comte de Flandre, et
Jacques d'Avesnes, s'était bien promis de tirer plus
tard une bonne vengeance. Il commença par ruiner et
démanteler Condé, qui appartenait à Jacques d'Avesnes, entra dans ses terres, pilla et brûla cent-dix villages (2). Le duc Godefroy réveillant d'anciennes que-
relles à propos de limites avec Henry, comte de Namur,
la guerre éclate et Baudouin, à la sollicitation du comte
Henry son oncle, envahit le Hainaut à la tête de son
armée. Gembloux, où le Brabançon avait fait enfermer
toutes les richesses des environs, est prise d'assaut et
tous les soldats sont passés par les armes. Après avoir

(1) *Hist. générale du Hainaut,* par Delwarde, t. III, p. 120.

(2) *Hist. générale du Hainaut,* par Delwarde, t. III. p. 127.

fait un riche butin, tout brûlé et saccagé le pays, Baudouin revient en Hainaut pour agrandir les fossés et fortifier les murailles de Mons et de Valenciennes, les deux principaux boulevards de ses états.

La mort de Philippe d'Alsace, comte de Flandre, faisant la guerre en Syrie, devait susciter quelques différends. Le roi de France et le comte de Hainaut se présentaient comme les seuls héritiers qui avaient quelques droits ; mais, jaloux tous les deux d'épargner le sang de leurs sujets, ils firent juger par des arbitres les difficultés de ce procès d'état. La France obtint Arras, Bapaume, Aire, St.-Omer, etc. Le reste de la Flandre demeura avec le titre au comte de Hainaut. A peine Baudouin entre-t-il en possession du comté de Flandre, qu'il se forme contre lui une nouvelle confédération, composée du duc de Brabant, son implacable ennemi, du comte de Namur, du comte de Hollande, du duc de Limbourg. Quoiqu'il eût une armée moins nombreuse, Baudouin remporte la victoire et fait cent-dix-huit prisonniers de la première noblesse. Ce fut dans cette bataille que le fils de Baudouin donna les présages de sa vaillance future.

Le comte Baudouin V était un prince rempli de prudence et de courage : ses nombreux exploits et sa bravoure lui firent donner le surnom de Courageux. Il était toujours à cheval et les armes sur le dos, courant partout où l'on réclamait son secours, combattant de

sa personne comme un simple cavalier (1). Indépendamment des nombreuses conquêtes qu'il remporta sur
des ennemis puissants, il eut encore la gloire, comme
le dit d'Outreman, de nettoyer le pays d'un tas de voleurs qui, sous le manteau de la noblesse, brigandaient
et volaient tout le monde. Il mourut en 1195, entouré du regret de tous ses sujets.

La grande renommée que le comte Baudouin VI
s'était acquise, tant en Flandre qu'en Hainaut, pour sa
vertu et son courage, lui assura le suffrage de tous ses
sujets. Il ne rencontra aucune intrigue pour arriver au
trône de son père, et il fut proclamé comte de Hainaut
et de Flandre à l'âge de vingt-sept ans. On se rappelle
que Philippe, roi de France, avait, après la mort de
Philippe, comte de Flandre et oncle de Baudouin,
détaché quelques villes et contrées qui en faisaient partie. Le comte Baudouin voulut réparer le préjudice
fait à son royaume ; il se ligue avec Richard, roi d'Angleterre, qui ravageait la Normandie, tandis que lui de
son côté envahissait l'Artois. Après plusieurs escarmouches, une paix avantageuse pour le Hainaut fut
conclue à Péronne.

Les malheurs et les souffrances des chrétiens de
l'Orient devaient encore reporter la guerre en Pales-
tine. Le pape Innocent III envoie des missionnaires

---

(1) *Hist. générale du Hainaut,* par Delwarde, t. III, p. 84.

ardents pour prêcher une nouvelle croisade dans la Flandre et le Hainaut. L'ambition de la gloire embrâsa tous les cœurs et fit oublier tous les revers des siècles passés. Baudouin s'enrôle dans cette sainte milice avec la noblesse du pays. Après trois ans de préparatifs, il convoque les états-généraux qui rangent dans un ordre plus méthodique les lois et coutumes du Hainaut. Il institue pour tuteurs de ses enfants et de ses états son frère Philippe, marquis de Namur, son oncle Guillaume et Bouchard d'Avesnes. Les croisés s'acheminent vers Constantinople, qu'ils assiègent. Après une série de prouesses et des prodiges de valeur, la ville est prise et saccagée à plusieurs reprises. Baudouin est proclamé et couronné Empereur à l'âge de trente-deux ans. Cette cérémonie fut célébrée avec une grande solennité le 16 mai 1204. Mais, à toutes les couronnes que son intrépidité enlevait aux infidèles qu'il mettait en déroute, son courage trop bouillant devait lui faire ajouter celle du martyre. Un an plus tard, au siège d'Andrinople, qui s'était révoltée, il se laisse emporter trop avant et tombe dans une embuscade où il fut fait prisonnier et emmené en Valachie. Il périt d'une mort cruelle, à l'âge de 35 ans, après avoir régné un an et treize jours sur l'empire de la Grèce.

Une fois délivrés des invasions spoliatrices des Normands et de tous les barbares septentrionaux, les peuples de la Belgique commencèrent à respirer... Ils

relevèrent leurs murailles détruites et creusèrent d'immenses fossés autour de leurs villes. Les terres incultes
sont sillonnées par le soc de la charrue, et les campagnes sont bientôt couvertes de riches moissons. Quelques manufactures commencent même à s'établir ; mais
il faut arriver au onzième siècle pour voir notre cité
acquérir quelque développement et quelque prépon-
dérance. Tant qu'elle est sous la domination de plusieurs souverains, sa grandeur et son importance se
trouvent annihilées par la jalousie et les intrigues. La
comtesse Richilde réunit enfin à la principauté du Hainaut le comté de Valenciennes, et c'est à dater de
cette époque que commencent à fleurir le commerce
et les manufactures nationales. Quelques années plus
tard, Baudouin de Mons et sa femme Richilde établissent à Valenciennes, comme nous l'avons dit ci-dessus,
la confrérie de la halle-basse pour régler tous les
contentieux relatifs à la draperie. Malgré toutes ces
belles améliorations, les mœurs ne suivaient pas une
aussi heureuse impulsion. La discipline monastique
était tombée dans un discrédit vraiment déplorable.
Les religieux, n'écoutant plus que la voix instinctive
de leurs passions, foulaient aux pieds la piété de leurs
vœux et de tous leurs devoirs. Le célibat paraissait
même à plusieurs un fardeau insupportable.... Les lois
civiles n'étaient pas plus respectées que celles de
l'église. Le vol, le brigandage et le meurtre étaient

partout à l'ordre du jour ; personne n'osait plus affronter impunément le péril des grands chemins, car le plus léger motif suffisait pour faire perdre la vie. Ce siècle et les précédents sont appelés *siècles de fer, siècles de barbarie,* où chacun, au mépris des lois et à la honte du christianisme, se rendait justice à soi-même (1). On croyait avoir beaucoup fait pour l'ordre, quand on était parvenu à empêcher l'usage des armes, du moins les jours de fêtes. Baudouin de Mons, prince pacifique et ami de la justice, fit de généreux efforts pour faire disparaître tous ces abus sanguinaires. Il y parvint en partie, car on pouvait voyager dans ses états en toute sûreté sans porter d'armes (2). Mais les guerres qui éclatèrent plus tard, entre la comtesse Richilde et Robert-le-Frison, devaient tout replonger dans l'ancienne barbarie.

Les calamités nombreuses qui affligeaient les chrétiens d'Orient trouvèrent de l'écho dans le Hainaut. La guerre fut le vœu de toute la nation. Les princes, les seigneurs et les peuples s'enrôlent et veulent tous concourir à la délivrance de leurs malheureux frères. De nombreuses phalanges, commandées par l'élite de nos guerriers, quittent le pays. L'effet immédiat de ces émigrations devait produire des maux affreux, en

---

(1) *Hist. ecclésiast. et profane du Hainaut,* par l'abbé Hossart, t. I, p. 170.

(2) *Hist. génér. du Hainaut,* par Delwarde, t. II, p. 314.

absorbant des trésors immenses , en laissant les terres en friche et en abandonnant les manufactures et le
commerce au chômage. Les seigneurs des villages
augmentaient encore l'anarchie , en semant partout
la crainte par les déprédations nombreuses qu'ils
commettaient impunément. Mais, en examinant ces
évènements historiques d'un point de vue plus élevé
et plus philosophique , on trouve que les croisades
ont préparé cette utile révolution qui devait renverser la tyrannie de la féodalité et ramener dans le
pays tous les éléments nécessaires au bonheur des
peuples. Au retour des croisés, le commerce et les
sciences prennent un développement considérable....
Le caractère farouche et grossier de nos pères fait
place à des mœurs plus polies et à des habitudes moins
sanguinaires. Les villes forment des communes qui se
gouvernent par leurs propres lois , sous l'autorité de
chefs et de magistrats qu'elles se choisissent elles-mê-
mes ; une constitution fixe prend la place de l'anarchie,
et l'égide de la loi offre une protection assurée à l'état
et aux propriétés de tous les citoyens. Pendant toutes
ces expéditions lointaines , quelques princes pourtant
veillaient dans le pays même à l'établissement, de la
justice et du bon ordre. Ainsi, Baudouin V ne voulut
point laisser le crime impuni ; il fit faire d'exactes
recherches contre les coupables et leur fit subir un
châtiment exemplaire. Les uns furent brûlés ou en-

terrés vifs, les autres furent pendus ou noyés. Il ne fit grâce à aucun coupable et n'eut égard ni à la qualité ni au rang des personnes ; car il avait pour maxime que la justice devait être aveugle (1). Quoi qu'il en soit, l'agriculture, le commerce et les manufactures acquirent chaque jour un nouveau degré de perfection, et les provinces belgiques ne tardèrent pas, par la fabrication de leurs toiles, de leurs draps et d'autres étoffes de laine, à se trouver, vers la fin du douzième siècle, en relation avec toutes les parties de l'univers.

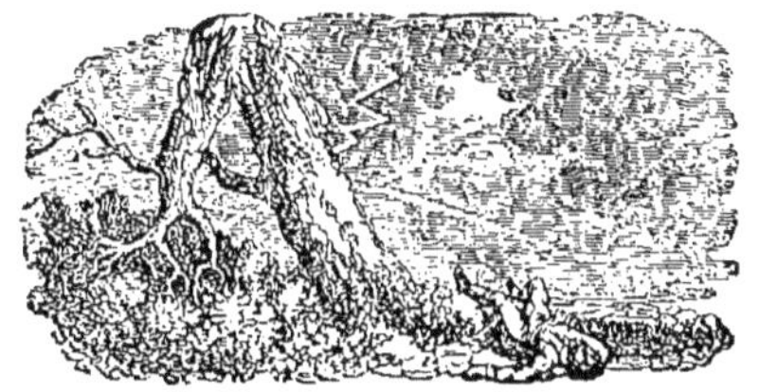

(1) *Hist. ecclésiast. et profane du Hainaut,* par l'abbé Hossart, t. I, p. 270.

NOTICE HISTORIQUE.

CHAPITRE TROISIÈME.

4

SOMMAIRE.

Mariage de Jeanne de Constantinople avec Ferrand de Portugal. — Bataille de Bouvines. — Le comte Ferrand prisonnier. — Le faux Baudouin. — Marguerite hérite les comtés
de Flandre et de Hainaut. — Démêlés entre les Dampierre
et les d'Avesnes. — Marguerite se ligue avec la France et
envahit le Hainaut avec Charles d'Anjou, frère du roi. —
Résistance de Valenciennes. — Négociations entre Marguerite
et les échevins de la ville. — Belle réponse du Prévôt. — Jean II
d'Avesnes est reconnu comte de Hainaut et de Valenciennes.
— Il viole les privilèges de la ville et se brouille avec les
bourgeois, qui résistent à toutes ses attaques pendant six
ans, au bout desquels on conclut une paix. — Mort de Jean II
d'Avesnes.

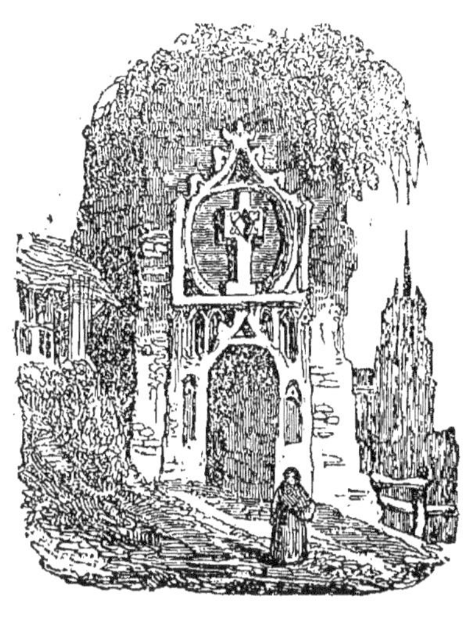

NOTICE HISTORIQUE.

XIIIe SIÈCLE.

AUDOUIN ne laissa que deux filles, Jeanne et Marguerite, pour héritières de ses états. Ces jeunes princesses étaient élevées à Gand, chez Mathilde, comtesse douairière. Le roi de France, Philippe-Auguste, qui avait toujours de grandes mésintelligences avec l'Angleterre , et qui craignait qu'un seigneur anglais ne vînt à épouser l'une des filles de Baudouin , gagna le marquis de Namur, leur tuteur, et les fit venir secrètement à Paris. Dès qu'elles furent en son pouvoir , il ménagea d'abord le mariage de Jeanne avec Ferrand de Portugal. Avant de prendre congé des époux , le roi leur représenta que Philippe , comte de Flandre, avait, avant sa mort, donné à la reine Isabelle, leur tante, tout le comté d'Artois ; mais que leur père l'ayant querellé, il avait cédé à contre-cœur, par un traité conclu à Péronne, les villes d'Aire, St.-Omer et plusieurs autres places fortes de l'Artois ; que c'était là un acte d'usurpation qu'ils s'empresseraient de réparer en lui restituant ce qu'on lui avait si injustement enlevé. Le comte Ferrand n'agréa pas volontiers cette proposition ; mais Louis-le-Dauphin les reconduisit jusqu'à Péronne, où il fit arrêter la comtesse Mathilde et toute sa suite, jusqu'à ce qu'il eût pris possession de tout le pays en litige. De retour en Flandre, où ils furent bien accueillis, Ferrand et son épouse protestèrent contre une pareille violence et formèrent une ligue avec l'empereur Otton, le roi d'Angleterre et plusieurs autres. Ferrand rassemble dans la Flandre et le Hainaut une armée puissante. Le rendez-vous des confédérés est donné à Valenciennes, où le comte reçut l'empereur Otton , qui fut logé à la Salle-le-Comte. Le frère du roi d'Angleterre, le comte de Boulogne et

plusieurs autres princes arrivent avec leurs troupes,
qui, selon Masson, s'élevaient à plus de cent cinquante
mille hommes. Tandis que tous ces princes faisaient
parader leurs armées, on apprend que Tournay vient
de se rendre aux Français. Les alliés, qui se croyaient
sûrs de la victoire, se mettent immédiatement en route
et rencontrent l'ennemi au pont de Bouvines, près de
Tournay. Le premier choc fut terrible.... de part et
d'autre on déploie une grande valeur. Les chefs se
portent des coups d'estoc et de taille et s'exposent aux
plus grands dangers. La destinée de la France est en
péril ; le roi est sur le point d'être fait prisonnier, tandis que l'empereur Otton est blessé et renversé de son
cheval. Ferrand est toujours à la tête de son armée et
soutient héroïquement les efforts des ennemis. La victoire, un moment indécise, reste pourtant à l'impétuosité française..... Les colonnes des confédérés sont
mises en déroute. Le frère du roi d'Angleterre, le
comte de Boulogne sont faits prisonniers. Le malheureux Ferrand orne aussi le triomphe du vainqueur. Il
est emmené lié et garrotté à Paris, où il fut détenu
pendant douze ans dans la tour du Louvre.

Après cette défaite si déplorable pour la Flandre et
le Hainaut, la comtesse Jeanne prit les rênes de l'Etat
pendant l'emprisonnement de son mari. Elle assembla
les états de Flandre à Bruges et ceux de Hainaut à
Mons..... Ce fut vers 1234 qu'arriva un évènement

fort singulier qui mit tout le monde en émoi.... Dès qu'ils eurent établi, sur les ruines de Constantinople, le trône chancelant de l'empire d'Orient, plusieurs chevaliers, désespérant de cette noble entreprise, abandonnèrent le théâtre de leurs exploits guerriers pour revoir leur patrie. Ce ne fut, comme on le conçoit, qu'à travers mille dangers et des embûches continuelles qu'ils devaient retrouver leur pays et leur famille. Ils s'embarquent, et étant près des côtes d'Espagne, ils s'enrôlent dans l'armée du roi de Portugal qui allait faire la guerre au roi de Maroc. Ils font vœu, s'ils échappent à ce nouveau danger, d'entrer dans l'ordre des frères mineurs. De retour en Portugal, ils prennent en effet l'habit de St.-François, et, sans se faire connaître, ils se répandent bientôt dans tout le Hainaut, dont ils ne réclament, pour prix de toutes leurs souffrances et de leurs fatigues, que la solitude et le repos. Mais, à leur tournure guerrière et à plusieurs balafres qui sillonnent leurs physionomies, on distingua bientôt qu'ils avaient été plus habitués à porter une cotte de mailles que le froc d'un moine ou d'un ermite. Alors le bruit se répandit que quelques nobles compagnons du comte Baudouin s'étaient glissés dans le pays et qu'ils y vivaient tout-à-fait inconnus sous le costume religieux ; comme le peuple aime toujours l'exagération, on ajouta bientôt que l'empereur lui-même vivait bien humblement dans un petit ermitage. C'était là plus qu'il n'en fallait pour faire des dupes. Un aventurier champenois qui, après avoir été ménétrier et comédien, s'était fait ermite, s'était retiré à quatre lieues de Valenciennes dans la forêt de Glanchon, près de Mortagne, où il avait une misérable cabane. Un jour qu'il allait faire une quête à Mortagne, il est rencontré par un gentilhomme qui, croyant que c'était un de ces chevaliers errants, lui fit mille questions plus ou moins indiscrètes et auxquelles le malheureux ermite ne savait que répondre. Encouragé par cet embarras. « Ne seriez-vous pas par hasard, lui dit le gentilhomme, l'empereur Baudouin ? » A cette interpellation inattendue, notre anachorète pâlit, et, malgré toutes les dénégations les plus formelles, il a bien de la peine à se débarrasser des importunités du gentilhomme et à regagner honteusement sa pauvre chaumière. L'arrivée des frères mineurs qui avaient jadis suivi Baudouin dans tous ses exploits, l'amour fanatique que le peuple avait pour l'empereur, l'obscurité et la modestie de la vie de l'ermite de Glanchon, contribuèrent à accréditer cette fable. Alors, quelques gentilshommes malcontents, et fatigués du gouvernement de la comtesse Jeanne, vont le trouver secrètement et lui persuadent d'annoncer qu'il est vraiment l'empereur, auquel il ressemble du reste en tous points. Puis, ils lui apprennent sa leçon et quelques petits secrets que l'empereur devait savoir. Le malheureux se laisse tromper en trompant les autres. D'abord on l'emmène à Mortagne, puis à Tournai, et enfin à Valenciennes. Tout le peuple accourt sur son passage et pleure de joie en revoyant son prince chéri qui s'est exposé à mille dangers. A Lille, à Tournai, partout il reçoit des marques de l'attachement le plus sincère ; à Gand et à Bruges l'enthousiasme est porté si loin qu'il y a pour croire que tous les habitants sont atteints de folie. La comtesse Jeanne était fort inquiète et fort effrayée de ces manifestations générales, et elle conçut fort bien que ce serait plutôt par finesse que par force qu'elle parviendrait à démasquer une aussi révoltante fourberie. Elle délégua donc plusieurs gentilshommes vers cet imposteur pour le prier de venir la trouver au Quesnoy, où elle était alors, afin qu'elle pût le faire reconnaître de toute sa cour. Il s'aperçut facilement du piège qu'on lui tendait, et ne voulut point se rendre à cette invitation. Toutes les villes lui ouvraient leurs portes et la noblesse lui formait un cortège nombreux. Il montrait aux personnes nobles et aux gens de piété des cicatrices aux côtés et aux mains, aux pieds et à la tête. Cela fit d'abord impression sur quelques personnes qui avaient quelque familiarité avec l'empereur, telles que Thierry, abbé de St.-Jean de Valenciennes, l'abbé de St.-Vaast, le duc de Louvain, des barons et des gentilshommes qui étaient au nombre de mille environ, sans compter ceux d'une

classe moins élevée qui étaient innombrables (1). Le
seigneur de Materen, gouverneur de Valenciennes,
voyant la perplexité de sa jeune maîtresse, engage plusieurs frères mineurs à le suivre, et se rend avec eux
près de l'évêque de Senlis, auquel ils assurent que
l'empereur Baudouin, dont ils ont été les compagnons
d'armes, est réellement mort en Valachie. Le roi de
France Louis VIII est informé de tous ces détails ; il
vient à Péronne et engage son oncle prétendu à venir
le voir, afin de pouvoir le serrer dans ses bras et le faire
reconnaître de tous ses sujets. L'ermite ne put, pour
cette fois, esquiver le coup : il se rendit donc à Péronne. Le fourbe se faisait porter en litière, précédé
de la croix. Sa barbe était fort longue et il était vêtu
d'une grande robe sur laquelle il portait un manteau de
pourpre. Il se rend donc près du roi, il invective contre ses filles qui le renient, puis il se met à raconter ses
merveilleuses aventures ; de quelle manière il s'était
échappé de la prison de Valachie ; qu'il avait ensuite été
vendu, par d'autres barbares entre les mains desquels
il était tombé, à un paysan de Syrie, auquel l'avaient
racheté des marchands allemands ; que, toujours battu
et maltraité par la fortune, il avait résolu, après tant de
calamités, de vivre loin du faste et des plaisirs de la
société, dans l'austérité d'une cabane, pour expier les
fautes de sa vie passée ; mais que Dieu dans sa bonté

____

(1) *Hist. générale du Hainaut*, par Delwarde, t. III, p. 472.

avait daigné jeter un regard de compassion sur son malheureux sort et qu'il avait permis à ses fidèles vassaux
de le reconnaître, afin qu'il pût reprendre les rênes de
l'état que le Tout-Puissant lui avait confiées. Ses filles
étaient dénaturées et aveuglées par l'ambition. Alors le
roi le prie de les excuser; et, afin de ne plus leur laisser l'ombre d'un doute, il lui dit qu'on allait lui pro-
poser quelques questions auxquelles il répondrait facilement, s'il était l'empereur. Après plusieurs questions
auxquelles il répondit avec assurance, on lui demanda
en quelle ville il avait relevé le comté de Flandre du
roi Philippe, père de Louis VIII ? en quelle ville et
par qui il avait été fait chevalier? Le pauvre grimaud
se trouva court et demanda un délai jusques au lendemain, alléguant que ses misères et désastres lui
avaient fait perdre la mémoire. Mais, pendant la nuit,
il ramassa tout ce qu'il avait de plus précieux et s'enfuit en Bourgogne, où il faisait de grandes dépenses
avec l'argent qu'il avait emporté. On l'arrêta bientôt
comme un voleur, et, après qu'il eut confessé sa ruse,
on l'envoya à Jeanne qui le fit promener dans toutes les
villes de Flandre et de Hainaut, et ensuite étrangler et
pendre à Lille. L'imposteur ne fut pas la seule victime
de ses mensonges ; car la comtesse Jeanne leva une
grosse armée, reprit Valenciennes et les autres villes
fortes qui avaient tenu son parti et les condamna à une
assez forte amende.

Le comte Ferrand et la comtesse Jeanne étant morts sans postérité, Marguerite monta sur le trône de ses pères. Sous son administration arriva un nombre infini de calamités ; l'innocence fut le plus souvent impitoyablement confondue avec le crime ; les sentiments dépravés étaient glorifiés et encouragés (1). Cette princesse avait d'abord épousé Bouchard d'Avesnes, l'un de ses tuteurs, duquel elle eut deux enfants, Jean et Baudouin d'Avesnes. Elle épousa en secondes nôces Guillaume de Dampierre, dont elle eut trois enfants. Avant de prendre possession des comtés de Flandre et de Hainaut, elle prêta le serment accoutumé le 23 de mars de l'an 1245. Alors se révéla toute la haine qu'elle nourrissait contre ses enfants du premier lit ; car elle voulut à tout prix les déclarer bâtards et les exclure de toute succession. C'était là une infraction aux lois et coutumes de Flandre et de Valenciennes, qui, pour ce qui regarde la mère, n'établissent pas de différence entre les bâtards et les légitimes. Cette discorde jeta le pays dans un état de profonde misère pour les guerres terribles qui suivirent. Les débats de cette affaire, qui dura deux ans, furent d'abord aplanis par saint Louis, roi de France, et un légat du pape. On adjugea le comté de Hainaut et de Valenciennes aux enfants de Bouchard d'Avesnes, tandis que la Flandre revint aux enfants du second lit.

---

(1) *Hist. ms. de Valenciennes,* par Louis de Lafontaine.

Cet accord, quoique désavantageux à Jean et à son
frère Baudouin d'Avesnes, déplut à la colère passionnée de la marâtre Marguerite. Le plus léger motif allait suffire pour faire éclater une guerre imminente depuis longtemps. Guillaume de Dampierre, s'étant rendu
à un tournoi donné en grande solennité par le seigneur
de Trazegnies, fut désarçonné et foulé aux pieds des
chevaux. Il mourut des suites de ses blessures, et Marguerite ne manqua pas d'accuser Jean d'Avesnes et son
frère d'être les auteurs ou du moins les complices de
cette catastrophe. De part et d'autre on se prépare à
la guerre. Après une invasion infructueuse de Jean
d'Avesnes en Hainaut, Marguerite déclare la guerre à
Guillaume, comte de Hollande, roi des Romains. Les
deux armées se rencontrent dans l'île de Walcheren,
en Hollande ; les Flamands sont entièrement défaits,
et les deux fils de Marguerite, Guy et Jean de Dampierre, tombent au pouvoir de l'ennemi. Marguerite, ne
pouvant briser la captivité de ses enfants, forme une
nouvelle ligue avec saint Louis, roi de France, et accorde à Charles d'Anjou, frère du roi, tout le comté
de Hainaut et de Valenciennes. Celui-ci envahit tout
le pays à la tête d'une puissante armée et accompagné
de la première noblesse de France. Les villages
d'Haussy, d'Haspres, de Saulzoir, deviennent la proie
des flammes. A la vue de tous ces incendies, les Valenciennois réparent les portes et les murailles de la

ville pour résister à l'ennemi. Ils vont même jusqu'à détruire plusieurs fortes maisons qui se trouvent dehors, mais trop près des murs. Sur ces entrefaites, Charles et Marguerite se présentent devant Valenciennes ; mais à leur approche les bourgeois s'empressent de fermer les portes de la ville. Après douze jours de blocus et cinq assauts successifs, les assiégeants, vaillamment repoussés, sont obligés de lever le siège, laissant un grand nombre des leurs autour de la ville. Tout le Hainaut cependant fait sa soumission, à l'exception de Valenciennes, Bouchain et Enghien. Après avoir été bien accueillis partout, Charles et Marguerite reviennent sur leurs pas pour surmonter la résistance opiniâtre des Valenciennois. Ils livrent inutilement plusieurs assauts, car les bourgeois veillent sans cesse derrière leurs murailles et se défendent avec une rare intrépidité. Marguerite, désespérant de réussir par la violence, prend la voie des négociations ; elle délègue quelques ambassadeurs vers les seigneurs de la ville, en les engageant à venir conférer avec elle hors la porte de Mons, dans la Maison des ladres qu'elle habitait. Ils s'excusent de ne pouvoir accéder à cette invitation et la prient qu'il lui plaise de venir elle-même les trouver. Voyant enfin qu'elle ne pouvait rien obtenir, Marguerite prend des ôtages et se résout à se rendre dans les murs ; à plusieurs reprises elle tente de traiter en secret avec les principaux du conseil, qui refusent de l'entendre, la

priant de dire en public toutes les communications qu'elle avait l'intention de faire. Alors elle commença par se plaindre de la désobéissance des habitants et de leur ingratitude en refusant de reconnaître les droits de leur princesse, qui ne voulait, en cette guerre, que le bien et la tranquillité de la ville. Elle leur reprocha, en outre, d'avoir tué et maltraité ses gens. « Nous avons,
» répondit Gille Minave, prévôt de la ville, tué et
» nous tuerons vos gens comme fauteurs de tyrans ;
» si nous les avons tués, nous n'avons pas été les cher-
» cher dans leur pays ; ils n'auraient pas été aussi du-
» rement traités, s'ils étaient restés en France. Vous
» prétendez que tout le pays vous a reçue : cela nous
» importe peu, vu qu'une ville qui a ses franchises et
» privilèges particuliers doit les soutenir avec courage.
» Est-ce en ravageant ou en incendiant, comme vous
» le faites, les villages voisins, que vous avez voulu
» nous donner des marques de votre bienveillance ?
» Ce n'est certes pas là la conduite d'une bonne prin-
» cesse à l'égard de ses sujets, mais bien d'une enne-
» mie qui a juré guerre ouverte. » Alors le prévôt demanda au peuple assemblé s'il approuvait sa réponse ;
il y eut unanimité pour crier « Oui.. oui...(1). » Après tous ces préliminaires, l'avocat de la comtesse débat-tit la question devant le grand conseil ; il exposa que Marguerite était héritière de sa sœur, qu'à ce titre elle

(1) *Hist. ms. de Valenciennes*, par Louis de Lafontaine.

était maîtresse du pays, et qu'elle pouvait en disposer selon son plaisir. Mais ceux du conseil, de leur côté, alléguèrent que, d'après l'accord fait à Paris entre elle et ses enfants, elle avait cédé la propriété du Hainaut et de Valenciennes à Jean d'Avesnes, à qui ils avaient prêté serment de fidélité ; que, du reste, s'il lui plaisait de disposer de l'usufruit en faveur de Charles d'Anjou, ils étaient tout disposés à lui obéir. La comtesse s'empressa d'accepter cette offre, et cent notables bourgeois, couronnés de roses et ayant un rameau vert à la main, allèrent au-devant de Charles d'Anjou et l'emmenèrent joyeusement en ville, où il prêta serment. Ce fait prouve que ce n'était point par un esprit de turbulence révolutionnaire que les fiers bourgeois de Valenciennes protestaient contre l'usurpation haineuse de leur souveraine, mais bien pour soutenir les droits sacrés de leur indépendance. Deux puissances se trouvaient en face dans la lice. La liberté a renversé dans la poussière tous les efforts du despotisme. Charles d'Anjou ne resta pas longtemps à Valenciennes; car il retourna en France à l'approche de Guillaume, roi des Romains, qui fit, avec Jean d'Avesnes, son entrée solennelle en 1255. A la suite de tous ces démêlés, la paix est enfin conclue. Jean d'Avesnes est rétabli dans ses droits sur les comtés de Hainaut et de Valenciennes, dont il n'eut jamais la jouissance, puisque sa mère lui a survécu.

Après la mort de Marguerite, Guy de Dampierre, son fils, entre en possession du comté de Flandre, et Jean d'Avesnes, son petit-fils, de celui de Hainaut. Nous arrivons à une époque où la gloire et la magnificence de Valenciennes brillèrent d'un éclat qui éclipsa toutes les villes voisines (1). L'étendue de ses relations commerciales, la victoire qu'elle venait de remporter sur la comtesse Marguerite, tout contribuait à la mettre en relief et à lui donner un rang fort distingué. Les bourgeois, enrichis par un négoce fort lucratif, étaient vraiment les seigneurs de la cité, qu'ils administraient avec un esprit d'indépendance et une popularité qui devait grandement déplaire au prince dont ils relevaient. Les soins qu'ils mettaient à faire respecter les lois et coutumes du pays augmentaient encore la considération dont ils jouissaient ; nobles et vilains, seigneurs et bourgeois étaient égaux devant la loi....Tels étaient les principaux éléments qui dominaient notre ville, lorsque Jean II d'Avesnes hérita les comtés de Hainaut et de Valenciennes. D'abord il se montra fort doux et affectionna beaucoup la cité qui avait vu naître son père, son grand-père et son aïeul; mais, poussé plus tard par de mauvais conseillers dans une route funeste, il fut gagné par les ennemis de la ville et ne tarda pas à s'aliéner toute la bourgeoisie. Il voulut exercer une souveraineté absolue et indépendante des

______

(1) *Hist. ms. de Valenciennes,* par Louis de Lafontaine, fol. 187.

coutumes et privilèges que les empereurs et les anciens
comtes avaient octroyés à la ville. Oubliant le serment
qu'il avait fait à son entrée, il fait emprisonner plusieurs
notables bourgeois et veut les soumettre à la juridiction de Mons, etc. Les Valenciennois protestèrent avec
énergie contre une aussi révoltante tyrannie et contre
une violation évidente des franchises de la ville. La
méfiance se glisse dans les deux partis; on s'observe
de part et d'autre avec la plus scrupuleuse attention.
Un jour le comte Jean commence à munir son château
et à le ravitailler en toutes choses. Malgré tout le soin
que le comte met à cacher ces préparatifs, les principaux de la ville apprennent par quelques émissaires que
le comte voulait les dompter par la force et les asservir à toutes ses volontés. On ne garda plus de ména-
gements; on résolut de se mettre en état de défense,
et on éleva vis-à-vis du château ennemi deux tours,
l'une sur le bord de l'Escaut et qui reçut le nom de St.-
Gille, patron de la ville, l'autre sur le rempart et appelée Vaucelles. Après quelques petites escarmouches,
on entre en conférence. La paix est conclue; Jean
d'Avesnes ratifie les privilèges qu'il voulait abolir et
paraît se réconcilier avec ceux de la ville. Mais cette
paix fut de courte durée. Le comte semblait se repentir de la condescendance qu'il avait eue envers ses sujets, et la garnison renouvela toutes ses insolences
passées à l'égard des bourgeois qui gardaient les deux

tours. Ceux-ci, de leur côté, ne manquaient pas d'user
de représailles, et on ne tarde pas à en venir à une
guerre ouverte. La cloche convoque les membres du
grand conseil ; on propose d'attaquer vigoureusement
les soldats du château et de les dénicher d'un lieu si
précieux pour la ville..... Au commencement de l'année suivante, on invite, par un édit public, tous les
bourgeois restant hors de la ville à rentrer au plus tôt
et à ne pas sortir sans un congé délivré par le magistrat. Tous les citoyens devaient participer à la défense
des libertés menacées. Le comte, de son côté, est loin
de s'endormir ; il recrute des soldats, se ligue avec le
comte de la Marche, les seigneurs de Horne, de Cuyck,
Gérard, comte de Juiliers, et quelques autres. L'empereur Rodolphe, à l'instigation du comte Jean, prononce une sentence contre les Valenciennois, sans
vouloir écouter aucune de leurs réclamations ; il casse
leurs anciens et principaux privilèges et décharge le
comte du serment qu'il avait fait de les conserver.

Exposée à toute la colère vindicative de plusieurs
princes puissants, et par conséquent à la veille de sa
ruine totale, la ville cherchait un abri salutaire pour
résister courageusement à la tyrannie et aux projets
cruels de vengeance médités par le comte Jean. Le
conseil s'assemble, et, après un examen approfondi de
cette sérieuse affaire, un de ses membres vient exposer
au peuple assemblé sur la place du marché tous les

dangers, toute la perplexité de la position. « Vous sa-
» vez, messeigneurs, que la ville de Valenciennes est
» la plus noble, la plus puissante et ancienne ville que
» les autres cités voisines. C'est une chose vraiment
» déraisonnable à Dieu et à la nature que, libre et no-
» ble depuis tant d'années, elle soit soumise à la ty-
» rannie du comte Jean et qu'elle laisse sacrifier ses
» privilèges authentiquement donnés par ses prédé-
» cesseurs de bonne mémoire, comtes de Hainaut et
» seigneurs de Valenciennes, et confirmés jadis par
» lui-même, comme il est prouvé par lettres signées
» de sa main et scellées de son grand sceau. Je me
» transporterai, ajoute William Rousseau, avec Jac-
» quemon le Pères, vers le roi de France Philippe-
» le-Bel pour nous assister ; et nous lierons avec lui
» notre ville à perpétuité ; et je crois que votre bon
» sire et protecteur ne vous laissera dans le besoin où
» vous êtes présentement. Voilà le conseil que je vous
» propose, il me reste à savoir s'il est conforme à vo-
» tre volonté. » Tous répondirent que cet avis leur
plaisait et qu'ils y resteraient fidèles de corps et d'âme.
Les deux bourgeois partirent donc pour la France,
vers le roi Philippe-le-Bel, qui leur fit l'accueil le plus
bienveillant et leur accorda des lettres en faveur de
leur ville. Il les engagea, en outre, à avoir recours à
Guy, comte de Flandre, ou à un des siens, pour soutenir la justice de leur cause contre les oppressions de

leur seigneur. Dès qu'on connut cette heureuse nouvelle, on la publia à la Bretesque sur le marché en
audience publique. Les uns poussèrent des cris de
joie, les autres en furent profondément affectés. Un
bourgeois fort en renom, nommé Jacquemon Seylbars,
en eut pitié et les reconforta en ces termes : « O mes
» frères et mes amis, il me semble que je vous vois
» en grande amertume et douleur de cœur, et que je
» vous vois mourir de plus de mille morts. Pourquoi
» vous tourmentez-vous ainsi ? Vous savez qu'il vous
» faut une fois mourir ici ou autre part. Combien de
» vaillants hommes sont morts devant vous et combien
» encore en aura-t-il après ? N'est-ce pas chose trop
» griève à mourir une fois, car ce pas est tôt passé.
» Encore, à mon escient, mieux vaut mourir que
» tant vivre.... Il vaut mieux, que me semble, que
» nous mourions ensemble fraternellement pour nos
» lois soutenir et pour nos franchises et nos libertés
» défendre, que nous vivions en chétivité et servaige
» des ennemis. La porte et la voie est ouverte à tous
» et à chacun, qui a peur ou doubte s'y s'en voise à
» la garde de Dieu. Mais quant à moi, pour vivre et
» pour mourir je demeurerai avec vous (1). » Ces
paroles, empreintes d'un aussi noble patriotisme, firent une vive impression et relevèrent l'esprit abattu

____

(1) *Hist. ms. de Valenciennes*, par Louis de Lafontaine, fol. 109
à 110.

des citoyens qui se préparent à une courageuse défense, si par aventure Jean d'Avesnes leur déclarait
la guerre. Des députés sont immédiatement délégués
vers Guy de Dampierre, qui vint renouveler le Magistrat à la mi-mai et laissa son fils, Robert de Béthune,
en qualité de général et de défenseur de la cité. Les
bourgeois sont impatients de se mesurer avec l'armée
du comte Jean. L'attaque du château est décidée de
nouveau ; mais on apprend bientôt que le comte s'a-
vance à la tête d'une puissante armée. Les Valenciennois, confiants dans leur courage et dans la justice
de leur cause, vont à sa rencontre jusqu'au village de
Bruai. Pendant que les hommes se battent, les femmes
prient dans les églises et se vouent à la Ste.-Vierge.
Les Hennuyers sont culbutés au premier choc..... Le
comte prend la fuite, laissant ses meilleurs soldats sur
la place. Après une aussi brillante victoire, les bourgeois, chargés de butin, rentrent en ville où ils sont
reçus avec tous les honneurs du triomphe. On allume
des feux dans toutes les rues ; chacun est joyeux de
cette glorieuse journée. Chagrinés de ces réjouissances publiques, les soldats du château lancent des traits
nombreux dans les rues et les maisons. Le grand conseil s'assemble pour délibérer sur ce nouvel outrage,
et il est résolu de livrer un nouvel assaut. L'attaque est
dirigée sur deux points : l'un au dehors de la ville,
l'autre à l'endroit de l'Escaut. Le château est emporté

au premier assaut. La garnison est égorgée ou préci-
pitée dans le fleuve ; le fort et le donjon sont démolis
et rasés. A cette fâcheuse nouvelle, le comte est trans-
porté de colère ; il veut venger ce nouvel affront, et
lève immédiatement une nouvelle armée. Les Valenciennois marchent à sa rencontre au nombre de trente
mille, avec tentes et pavillons armoyés du lion de la
ville. Le comte n'osa hasarder le sort d'une nouvelle
bataille. Il se retira lâchement sans attendre l'ennemi.
Peu après, il envoya, sous la conduite du seigneur de
Montigny, un camp volant autour de Valenciennes
pour lui couper les vivres. La cloche sonne l'alarme ;
les bourgeois sortent par la porte Montoise et vont cul-
buter, au pas de course, les troupes de Jean d'Avesnes, qui se trouvaient entre Estreux et le Rollcur.
Malgré tous ces désastres, le comte persiste dans ses
premiers projets ; les revers successifs qu'il éprouve
n'abattent pas son animosité. Il lève de nouvelles troupes et vient camper près de St.-Amand à la tête de
vingt mille hommes. Ceux de Valenciennes ne tardèrent pas à l'attaquer ; la victoire ne fut pas longtemps
indécise. Malgré tous les efforts du comte, qui fut lui-
même désarçonné, son armée fut complètement mise
en déroute, et les Valenciennois victorieux rentrent en
ville bannières déployées. Une autre bataille fut encore
donnée à Préseau, sous les ordres du grand bailli de
Hainaut, qui fut aussi malheureux que son maître. Au

mois d'août suivant, le comte vient à la tête d'une nouvelle armée livrer plusieurs assauts à la porte Cardon.
Il est courageusement repoussé à deux reprises différentes, et un grand nombre d'Hennuyers sont étendus
morts dans les fossés. Voyant les Valenciennois toujours prêts à se défendre, Jean d'Avesnes se retira à
Mons, abattu de tant de défaites (1). Pendant tout le
cours de toutes ces guerres civiles, aussi désastreuses
pour la ville que pour le comte lui-même, l'empereur
Rodolphe vient à mourir et Adolphe de Nassau lui succède. Il tint aussi le parti du comte Jean et cita à compa-
raître devant lui cinquante des principaux bourgeois,
sous peine d'être mis au ban de l'empire. Un autre
évènement qui devait exercer une haute influence sur
la destinée de Valenciennes fut le mariage d'Edouard,
prince de Galles, fils du roi d'Angleterre, avec la fille du comte de Flandre. Le roi de France fut fort
mécontent de cette alliance, prétendant que le comte
relevant de son autorité ne devait point, sans son consentement, donner sa fille à son plus grand ennemi. Le
roi de France attire le comte à Paris et l'emprison-
ne dans la tour du Louvre avec sa femme. Les fils de
Guy de Dampierre se liguent avec le roi d'Angleterre,
tandis que le roi de France se joint à Jean d'Avesnes.
Les troupes qui étaient sous les ordres de Robert de
Béthune se retirent en Flandre. Valenciennes se voit

______

(1) *Hist. ms. de Valenciennes,* par Louis de Lafontaine, fol. 117.

abandonnée de tous ses alliés et se trouve livrée à ses propres ressources, épuisées par tant de guerres meurtrières. Jean d'Avesnes, croyant alors l'occasion favorable, se remet en campagne à la tête d'une armée forte des secours qu'il avait reçus de Hollande et de ses frères Guillaume, évêque de Cambrai, et Bouchard, évêque de Metz. Tous ses efforts vinrent encore échouer devant l'intrépide résolution des bourgeois. Voyant qu'il ne gagnait rien, Jean, qui était allié avec le roi de France, le chargea de vouloir bien négocier une paix qu'il désirait peut-être autant que la ville rebelle. Celui-ci délégua des ambassadeurs à Valenciennes ; mais les principaux bourgeois ne voulurent point les recevoir, en leur répondant qu'ils étaient sujets du comte Guy, et que ce n'était que sur l'avis de Philippe-le-Bel lui-même, qui dans le temps leur avait promis aide et secours, qu'ils avaient fait relief du comte de Flandre. Sous aucun prétexte, messieurs du Magistrat ne permirent l'entrée de la ville aux envoyés du roi, quoique le peuple penchât pour la paix. La majorité des habitants était fatiguée de toutes ces guerres civiles. Jean d'Avesnes apprend, par quelques espions qui s'étaient secrètement glissés dans l'intérieur de la cité, ces dispositions pacifiques ; il envoie donc immédiatement vers Valenciennes les seigneurs Haurech et De Fontaine, que le peuple accueillit avec beaucoup d'honneur et de déférence. Après plusieurs jours de

discussion et six années de guerre , la paix fut enfin
conclue. Le comte Jean devait respecter les privilèges
et franchises accordés par la charte donnée par lui en
1290. Son château lui serait remis à condition de ne
faire aucune fortification, ni d'employer annuellement
à sa réparation plus de 40 sols tournois. La ville, de
son côté, livrerait au comte douze des principaux bourgeois qui avaient fomenté toutes ces discordes. Leurs
biens devaient être confisqués et leurs enfants déclarés
incapables d'avoir ni exercer aucune charge publique.
Cette dernière sentence atteignit aussi les six échevins
en exercice. Dès que toutes les clauses furent signées,
le peuple de Valenciennes se réjouit ; on fit des feux
de joie et des danses dans toute la ville pendant trois
jours ; on sonna les cloches et on fit une procession
en l'honneur de la paix. Jean d'Escarmaing reçut *onze
livres pour la bonté qu'il fit à la ville de chou qu'il
dénonça au prévost et as jurez le mal et le trahison
que Jacques le Pères et ses compagnons voulaient
faire à la ville* (1). D'un autre côté, les malheureux
bourgeois qui avaient versé leur sang pour la défense
des libertés populaires étaient arrachés de leurs maisons et impitoyablement livrés entre les mains d'Aubert
Hangest, gouverneur de Tournai, et le prévôt de Paris. Le comte les reçut sous un chêne entre le Quesnoy
et Valenciennes, sans chapeaux ni rabats, la corde au

____

(1) *Hist. de Valenciennes,* par d'Outreman, p. 152.

cou.... Il leur accorda la vie pour les condamner à une détention perpétuelle. Ils furent tous enfermés dans la prison du Quesnoy-le-Comte appelée les Marquottiers, où, au milieu des plus cruelles tortures, ils périrent d'ennuis et de misères (1). Quant aux échevins, ce ne fut ni le prince, ni son conseil, qui prononcèrent leur condamnation, mais bien les bourgeois qui dressèrent eux-mêmes l'acte d'accusation.... Ce dernier fait prouve à quels revirements, à quels caprices versatiles sont soumises les réputations et les faveurs populaires. On est condamné à l'ostracisme, quand on touche à l'immortalité.

Après avoir étouffé quelques étincelles de révolte qui menaçaient de nouveau d'embraser son royaume, Jean put enfin jouir des douceurs de la paix. Plus tard même, il vécut en très-bonne intelligence avec ses bourgeois mutins qu'il aima beaucoup. Il introduisit dans la cité plusieurs améliorations notables, et mourut en 1304 à Valenciennes où il fut enterré.

Malgré la victoire des Français à Bouvines et tous les démêlés des Bouchard et des Dampierre, la pros-

---

(1) La postérité doit connaître les noms glorieux de ces malheureuses victimes qui préférèrent la mort à la servitude. Les douze bourgeois furent : *Régnier Saumon, Wautier Brochon, Jean de St.-Pierre, Jean Brochon, Jean d'Angréau, Jacques du Chastel, Guillaume Roussel ou Rousseau, Roger Capron, Hue de Trith, Jacques le Pères, Colard ou Nicolas Gouchez, Jean le Sauvage.* — Les échevins s'appelaient : *Enghelbert Noghès, Jean Carbons, Wautier le Loup, Jacques Créteau, Jean le Prévost, Gérard Roussel ou Rousseau.*

périté commerciale et manufacturière des provinces belgiques ne fit que prendre de l'accroissement. Dans presque toutes les villes, on établit des foires franches où se trouvaient réunis les négociants de la France, de l'Allemagne, de la république de Venise et de l'Espagne. Marguerite de Constantinople en établit une à Valenciennes , qui durait depuis la St.–Mathieu jusqu'à la St.–Remi et qui est aujourd'hui remise au huit de septembre , jour de la nativité de la Ste.–Vierge, patronne de la ville (1). Les lois furent soumises à des révisions aussi utiles que nécessaires ; on abolit une foule d'anciens usages aussi barbares qu'absurdes. Au milieu de toutes ces améliorations fort louables, on voit avec douleur conserver la preuve par le feu et le duel judiciaire. Il faut encore attendre plusieurs siècles avant de voir disparaître du code des nations ces deux monstruosités législatives. C'est dans ce siècle que le pouvoir de la bourgeoisie puisa de nouvelles forces dans son indépendance. L'esprit étroit du municipe est honoré par tous les riches marchands de nos villes. C'est contre Marguerite , accompagnée de Charles d'Anjou, que ce pouvoir plébéien essaie ses premières forces et qu'il remporte une glorieuse victoire; pendant six années consécutives il bat partout les armées puissantes du comte Jean d'Avesnes. Pendant toutes

(1) *Hist. ecclésiastique et profane du Hainaut,* par l'abbé Hossart, t. II, p. 50.

ces guerres, la place du marché ressemble au forum
de la république romaine. De riches marchands deviennent tout-à-coup de hardis tribuns qui montent à
la Bretesque, espèce de tribune aux harangues, pour
adresser à la foule assemblée des récriminations aussi
courageuses que passionnées. Le peuple ne se laisse plus guider que par les magistrats qu'il a nommés. C'est lui qui déclare la guerre ou la paix et qui
choisit ses alliés. Sa voix de Stentor, trop longtemps
comprimée, fait trembler les tourelles du Château-le-
Comte, et ses mains de fer réduisent en poussière les
derniers anneaux de la chaîne rivée par le despotisme
brutal de la féodalité.

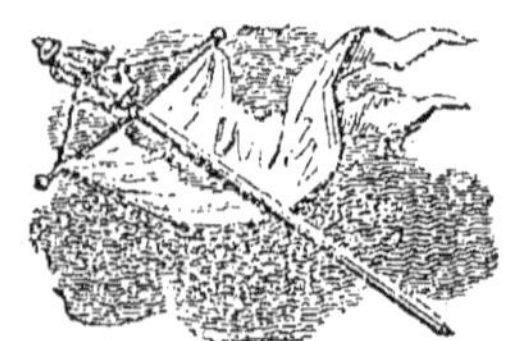

NOTICE HISTORIQUE.

CHAPITRE QUATRIÈME.

Guillaume surnommé le Bon. — Sa générosité envers les Valenciennois.— Guillaume II, son fils, dit le Hardi. Il moleste
les bourgeois de Valenciennes. — Arrivée du roi d'Angleterre. — Le Hainaut est ravagé par Jean, duc de Normandie.— Le comte Guillaume marche contre les Français, puis
contre les Frisons, et est tué dans la mêlée sans être reconnu. — Marguerite de Bavière arrive en Hainaut ; elle y établit son fils comme gouverneur. — La guerre éclate entre la
mère et le fils.— Victorieuse d'abord, Marguerite est ensuite
battue, et conserve les comtés de Hainaut et de Valenciennes. — Guillaume, son fils rebelle, lui succède, devient fou
trois ans plus tard et est enfermé au Quesnoy-le-Comte. —
Albert de Bavière, son frère, administre ses états. — Il veut
lever des tailles et des gabelles. — Valenciennes s'y oppose.

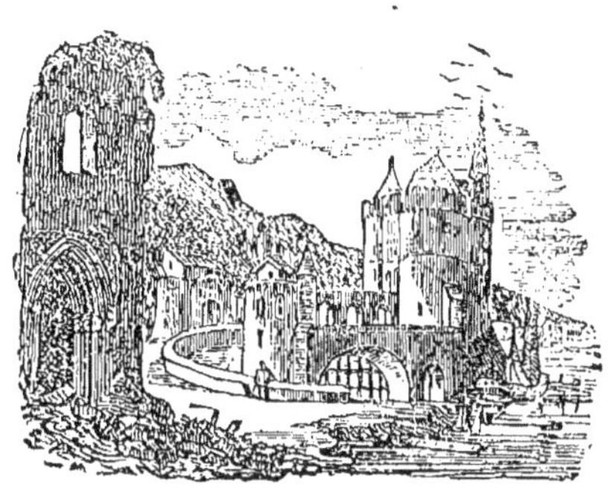

NOTICE HISTORIQUE.

XIV° SIÈCLE.

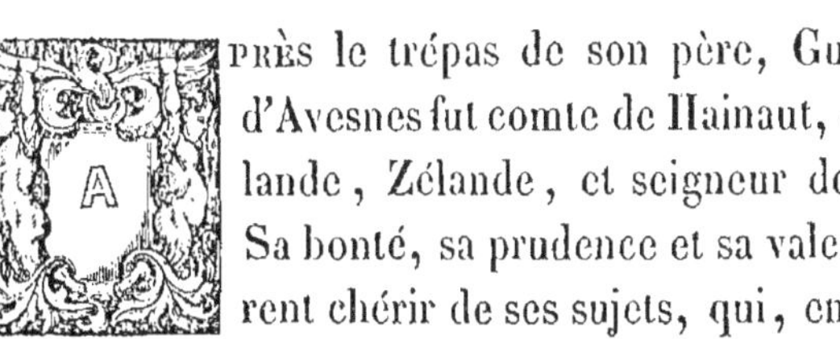

Près le trépas de son père, Guillaume d'Avesnes fut comte de Hainaut, de Hollande, Zélande, et seigneur de Frise. Sa bonté, sa prudence et sa valeur le firent chérir de ses sujets, qui, en le surnommant Guillaume-le-Bon, lui décernèrent le plus beau titre qu'un prince puisse jamais ambitionner. Un

historien du temps l'appelle le maître des soldats et le
gouverneur des princes. Aussi fut-il, pour sa vertu,
nommé vicaire de l'empire. Ce fut sous son règne que
le pouvoir des grands baillis du Hainaut reçut une extension plus étendue. Désormais, vu les occupations
nombreuses du Hainaut, ils auront la puissance, dans
certaines occasions, de faire prendre les armes au peuple pour tenir tête aux ennemis ; aussi cette charge
fut-elle depuis briguée par les premiers seigneurs du
pays. En l'an 1322, la guerre éclate entre Louis,
comte de Flandre, et Guillaume, comte de Brabant ;
mais, grâce à l'intervention, la paix fut conclue presqu'en même temps que la déclaration de guerre ; et,
parmi les divers articles du traité, il fut stipulé que les
bourgeois de Valenciennes qui avaient tenu le parti du
Flamand rentreraient en la ville, *ne fût que la loi de
ladite ville leur seroit contraire, et qu'elle ne le
pourroit souffrir. Cecy pourtant ne les empêchera
pas qu'ils ne puissent aller par tout le pays de
Hainaut.* On voit par cette clause que le Hainaut
était distinct de notre ville et qu'il avait une législation
toute particulière (1).

L'an 1324 ou 25 fut remarquable par plusieurs incendies considérables. Le comte Guillaume ne fut pas
insensible à toutes ces désastreuses catastrophes. Il
employa une partie de sa fortune à réparer les préju-

____

(1) *Hist. de Valenciennes,* par d'Outreman, p. 155.

dices causés à la ville par ces terribles embrasements. Trait de bonté vraiment honorable pour un prince ami de son peuple et de son pays !!!

Le 7 de juin 1337, ce bon prince meurt à Valenciennes, entouré des regrets bien sincères de tous ses sujets. Sur le point de rendre le dernier soupir, il fit venir près de son lit son fils Guillaume, comte d'Ostrevant, et lui recommanda de faire justice à chacun selon son droit, de gouverner ses pays et sujets toujours en bonne paix, de les défendre de tout mal et dommage, de pratiquer toujours la vertu, et de ne jamais oublier que la prudence s'allie à la valeur..... Il gouverna pendant trente-trois ans (1).

Guillaume II succède à son père en ses comtés et seigneuries. Mais à peine a-t-il pris les rênes du gouvernement, qu'il oublie complètement les sages recommandations qu'il lui a faites à son lit de mort, et qu'il attaque les principaux bourgeois que son prédécesseur avait chéris et honorés. Il les fait citer devant lui et veut les faire incarcérer dans les prisons du château de Mons comme coupables de dilapidations des deniers publics, et d'avoir par ban et édit défendu aux bourgeois et au peuple de Valenciennes de se plaindre à leur seigneur et comte d'être grevés d'impôts par le prévôt et les échevins. MM. du Magistrat répondirent

____

(1) *Hist. ms. de Valenciennes*, par Louis de Lafontaine, fol. 151.

à ces accusations d'une manière victorieuse, en prouvant que les dettes de la cité ne provenaient point de malversation de leur part, mais bien de la prodigalité que l'on avait montrée envers les anciens comtes ; que, du reste, la plupart de ces dettes avaient commencé sous le règne du comte Jean d'Avesnes. Malgré toutes les bonnes raisons qu'ils purent faire valoir en leur faveur, les bourgeois furent ou emprisonnés ou bannis et leur postérité déclarée incapable d'exercer aucune charge publique..... Plus tard, après un mûr examen, on reconnut toute la vérité ; les malheureux exilés furent honorablement rappelés et réhabilités dans leur honneur si indignement outragé. Exemple remarquable de l'injustice aveugle des grands et de l'instabilité de leurs faveurs !!!...

Le roi Edouard d'Angleterre, revendiquant la couronne de France, envahit ce royaume à la tête d'une puissante armée, après avoir formé une ligue avec les comtes de Brabant et de Flandre. Il vient à Valenciennes, où il est reçu avec toutes sortes d'honneurs par le comte Guillaume, son beau-frère, qui le conduit par la main, à travers la ville, en son palais de Salle-le-Comte. En montant l'escalier, l'évêque de Lincoln lui enjoint, de la part de l'empereur, d'assister le roi Edouard à reprendre Cambrai. Guillaume promet de le seconder dans le recouvrement des villes qui appartenaient à l'empire ; mais il veut servir le roi de France (*en sa qualité de vassal*) dès qu'on l'attaquera sur ses terres. On changeait de bannière en changeant de pays. C'était là une conséquence inévitable de la confusion féodale. Comme il l'avait promis, il accompagna les Anglais au siège de Cambrai ; mais dès qu'ils l'eurent levé pour ravager la Picardie, le comte Guillaume se retira à Valenciennes. Averti qu'on allait en venir aux mains, il alla se joindre au roi de France avec cinq cents lances ; c'était un renfort de deux mille hommes, chaque lance ayant sous lui deux archers et un coutelier (1). Le roi le reçut assez mal et lui fit mille reproches. Le comte de Hainaut parut suspect de fidélité ; aussi la garnison française qui était dans Cambrai vint-elle, après la levée du siège, brûler le village et le monastère d'Haspres. Le comte apprend cette fâcheuse nouvelle avant le jour ; il se lève précipitamment, court au marché de la ville, fait sonner la cloche d'alarme, rassemble tous les soldats et les bourgeois qu'il peut trouver et se met la à poursuite des pillards qui s'enfuient dans Cambrai , chargés d'un riche butin. Cette invasion fut le signal d'une déclaration de guerre contre la France ; le comte s'attache au parti du roi d'Angleterre, et Thibaut, abbé de Crespin, est chargé de porter de sa part un cartel au roi de France. Celui-ci n'en fit que rire et demanda *si son neveu le comte*

---

(1) *Hist. ecclésiastique et profane*, par l'abbé Hossart, t. II, p. 116. D'après Olivier de la Marche, p. 240.

de Hainaut devenoit fol.... Le comte Guillaume ou-
vrit la campagne au printemps de l'an 1340. Après
plusieurs ravages sanglants, il se retire en Hainaut
pour fortifier ses principales villes, où il envoie de courageux chevaliers pour les défendre. Il passe ensuite
en Allemagne pour intéresser plusieurs princes dans sa
querelle. Pendant son absence, Jean, duc de Normandie, envahit le Hainaut à la tête d'une armée de 14,000
hommes. Valenciennes est sommée à plusieurs reprises de se rendre à la France ; mais les deux lettres
qu'on envoya à cet effet demeurèrent sans réponse.
Le duc de Normandie va planter son camp à Forest,
dans le Cambrésis. Le sénéchal de Hainaut, averti de
toutes ces dispositions, sort la nuit de Valenciennes
avec plusieurs seigneurs et quarante lances. Profitant
de la grande obscurité, les Valenciennois franchissent
les retranchements, pénètrent dans le camp où tout
repose, tuent un grand nombre d'ennemis et en ramè-
nent plusieurs en ville. Dès le lendemain, le duc tira
une cruelle vengeance de cette alarme. Il commence
par faire brûler Vertigneul, Escarmain, Vendegies-au-
Bois, sur Ecaillon, Villers-Cauchie, Gommegnies, Po-
telles, Frasnoy, et attaque inutilement le château de
Verchin. Après tous ces ravages, le duc va camper
entre Haussy et Saulzoir, et dès le lendemain il bloque
le Quesnoy. Repoussé, il se rejette sur les villages.
Les deux Wargnies, Artres, Sepmeries, Curgies, Es-

treux , Aulnoy et Famars deviennent la proie des flammes ; puis il vient se poster sur le mont de Castres. Un
jour, les soldats français viennent brûler les faubourgs;
le sénéchal de Hainaut et le prévôt gardent les portes
afin de ne laisser sortir personne. Les bourgeois, indignés des ravages et des exactions des ennemis, son-
nent la cloche et sortent pour chasser l'ennemi; mais,
à leur grande surprise, ils ne rencontrèrent personne ;
tout le monde avait pris la fuite.

Après avoir pillé , incendié et dévasté tout le plat
pays, le duc voyant qu'il n'avait pas assez de forces
pour assiéger Valenciennes se retira vers Cambrai. Sur
ces entrefaites, le comte Guillaume revint d'Allemagne
avec quelques forces et s'empressa de voler au secours
du château d'Escaudœuvre, qui était assiégé par les
Français. Bientôt il prend et brûle Seclin et tout le
Mélanthois. D'un autre côté, les Français qui tenaient
garnison à St.-Amand brûlent l'abbaye d'Hasnon et
se disposent à faire subir le même sort à celle de Vicoigne. Mais l'abbé s'étant échappé accourt à Valenciennes demander quelque secours. Le prévôt lui donne un
bon nombre d'arbalétriers : ceux-ci passent derrière
Raismes et s'enfoncent dans le bois qui regarde sur la
chaussée. Retranchés derrière les arbres, ils font pleu-
voir un nombre infini de traits sur les assiégeants et les
mettent en déroute après en avoir tué un assez bon
nombre. St.-Amand, Mortagne, Orchies, Marchien-

nes sont pillés et livrés aux flammes. Jeanne de Valois, religieuse de Fontenelles, belle-mère du roi d'Angleterre et sœur de celui de France, affligée de tous ces affreux désastres, négocie une trève qui ne dure qu'un an, au bout duquel la guerre recommence.

Le comte Guillaume, après avoir vaincu et soumis les habitants d'Utrecht, marcha contre les Frisons qui s'étaient révoltés, et fut tué dans la mêlée, sans être reconnu, le 26 septembre 1345.

Le comte Guillaume étant mort sans postérité, ses états passèrent entre les mains de Marguerite, sa sœur et femme de l'empereur Louis de Bavière. Lorsqu'elle fit son entrée en Hainaut, elle fut escortée par un grand nombre de seigneurs et reçue par les acclamations triomphales du peuple. Elle constitua Jean de Hainaut, sire de Beaumont, son oncle, gouverneur de Hainaut, puis déclara Guillaume, son fils aîné, comte d'Ostrevant, gouverneur de la Hollande, Zélande et Frise, et lui abandonna l'usufruit de ces principautés moyennant une somme de dix mille écus d'or qu'elle se réservait annuellement. Mais ce fils dénaturé, reniant ses premiers engagements, refusa de payer la somme convenue. Louis de Bavière étant venu à mourir, elle voulut reprendre les rênes du gouvernement des principautés qu'elle venait d'hériter. La guerre ne tarde pas à éclater entre la mère et le fils. Victorieuse d'abord, Marguerite est battue dans une seconde rencontre, finit par perdre la Hollande, la Zélande et la Frise, conserve les comtés de Hainaut et de Valenciennes, et meurt au Quesnoy le 23 de juin 1356. Guillaume, son fils, lui succède et devient fou trois ans plus tard. On ne manqua pas de considérer ce malheur comme un juste châtiment d'un fils ingrat qui n'avait pas craint de porter les armes contre sa mère. Il fut enfermé dans la ville du Quesnoy, où il mourut en 1388.

Tandis que Guillaume délire au Quesnoy, son frère Albert de Bavière administre ses états et devient son héritier présomptif. Faute d'historiens, nous ne connaissons qu'imparfaitement les détails historiques de cette époque. Nous savons pourtant que le duc Albert, ayant fait trancher la tête au duc d'Enghien dans la ville du Quesnoy sans aucune forme de procès, eut une guerre à soutenir contre les frères de ce dernier, ligués avec le comte de Flandre, pour venger la mort de cette malheureuse victime. Les Flamands envahissent le Hainaut et détruisent tout ce qu'ils trouvent sur leur passage. Pour se mettre à l'abri des pillages et des vengeances de l'ennemi, tous les paysans se retirent dans les villes et les forteresses avec leurs familles et ce qu'ils ont de plus précieux. Le comte ordonne de lever des tailles, des gabelles et autres impositions, pour subvenir aux frais de cette guerre. La ville de Valenciennes qui, selon un auteur contemporain, était alors la principale ville de Hainaut, s'opposa très-for-

tement aux desseins du comte comme à une exaction
inouie. Les autres villes suivirent ce mouvement d'opposition. Le prince en eut du ressentiment. Toutes les
villes cependant offrirent de contribuer aux frais de la
guerre, pourvu que le clergé et la noblesse y partici-
passent comme la bourgeoisie. Cette proposition si
généreuse fut loin d'apaiser le ressentiment du duc,
et son indignation contre les bourgeois de Valenciennes et ceux des autres villes jeta un grand trouble dans
les esprits ; car ils se disaient entr'eux : « Si nous
» faisons comme on fait à Paris et ailleurs dans la
» France, nous deviendrons esclaves et nous sommes
» perdus, car les drapiers se retireront du pays et
» iront porter ailleurs leur industrie et leurs richesses ;
» puis ces impôts une fois établis seront peut-être
» considérés plus tard comme un droit (1). » La guerre continua ; mais on ne paya pas de tailles.... On voit
quel esprit d'égalité et d'indépendance animait ces fiers
et durs bourgeois du moyen âge. Le prestige de l'autorité n'exerçait aucune influence sur ces hommes habitués à prêter un concours éclairé aux affaires publiques. Point de gabelles, point de tailles, point d'impôts, tant ils craignent d'être, comme en France, esclaves et soumis. Ils veulent bien, tous ces riches marchands, contribuer pour leur part aux frais de la guerre ;
mais ils exigent que le clergé et la noblesse payent

____

(1) *Hist. générale du Hainaut,* par Delwarde, t. IV, p. 208.

comme eux. Que leur importe la colère de leur prince ?
Pour eux l'industrie ne grandit et ne prospère qu'à
l'ombre de la liberté......

L'administration aussi prudente que paternelle de
Guillaume-le-Bon produisit, au commencement de ce
siècle, des améliorations nombreuses et promettait un
avenir de plus en plus heureux. Mais aux douceurs de
la paix et aux bienfaits de l'ordre allaient bientôt succéder les désastres et les ravages de l'invasion. Les
Pays-Bas ne présentent bientôt plus que des ruines et
toutes sortes de calamités. Toutes les campagnes sont
dévastées, pillées et livrées aux flammes. Les paysans
et toutes leurs familles fuient la colère impitoyable de
l'ennemi et vont chercher un refuge dans les villes affa-
mées ; et, pour comble de malheurs, des bandes de
voleurs attroupés achevaient de ruiner le plat pays et
quelquefois même les villes. Comme on le conçoit facilement, les lois, les mœurs, les manufactures nationales ressentirent de cet état de troubles de funestes
commotions. Etrangère aux divisions intestines qui désolaient presque toutes les villes de la Flandre, Valenciennes s'appliqua de plus en plus à réparer les brèches
faites à sa prospérité commerciale. Aussi, dans la
guerre que le duc Albert de Bavière eut à soutenir
contre le comte de Flandre, ceux de Valenciennes arrivèrent les premiers au rendez-vous général avec plusieurs pièces de canon, ce dont il ne faut point être

étonné, dit un historien (1), car cette ville était très-florissante. L'origine des compagnies bourgeoises de la plupart des villes du Hainaut remonte à cette époque.

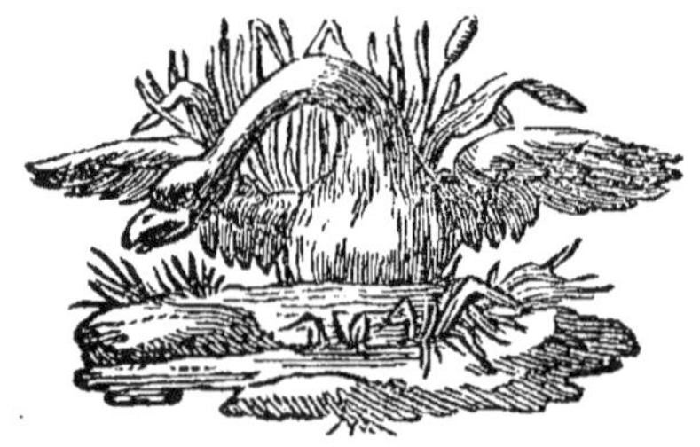

(1) *Hist. ecclésiastique et profane du Hainaut*, par l'abbé Hossart, t. II, p. 156.

NOTICE HISTORIQUE.

CHAPITRE CINQUIÈME.

SOMMAIRE.

—

Guillaume IV. — Jacqueline de Bavière. — Elle se sépare du
duc de Brabant, son mari, et se réfugie en Angleterre, où
elle épouse le duc de Glocester, frère du roi. — Elle descend
en Hainaut avec le duc de Glocester qui est reconnu comme
souverain légitime. — Guerre. — Jacqueline est faite prisonnière et remise entre les mains du duc de Bourgogne.—
Elle s'enfuit à l'aide d'un déguisement et gagne la Hollande.
— Le duc de Bourgogne devient son héritier présomptif et
l'administrateur de tous ses états. — Son nouveau mariage
et sa mort. — Philippe-le-Bon, duc de Bourgogne. — C'est
le premier qui réunit tous les Pays-Bas sous sa domination.
— Les Ecorcheurs. — Charles-le-Téméraire. — Il célèbre à
Valenciennes la fête de la Toison d'or. — Il meurt devant
Nancy.—Marie de Bourgogne.— Machinations de Louis XI.
— Fidélité et courage de Valenciennes.— Faucheurs de blés
verts. — Marie de Bourgogne épouse Maximilien d'Autriche.
— Mort déplorable de la duchesse Marie. — Maximilien devient empereur — et les états des Pays-Bas sont gouvernés
par l'archiduc Philippe-le-Bel. — Prospérité de son règne.

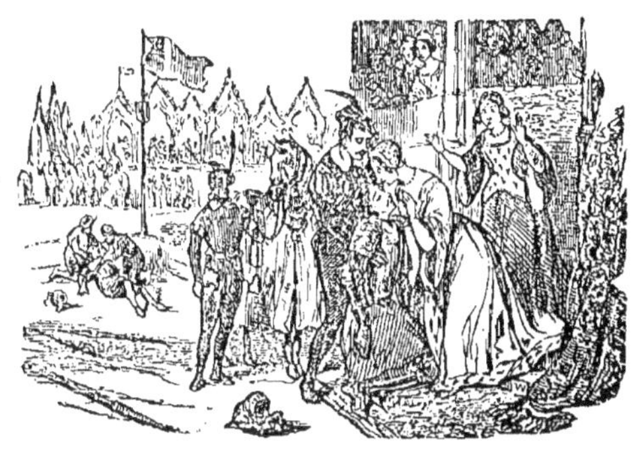

NOTICE HISTORIQUE.

XVᵉ SIÈCLE.

UILLAUME IV succéda en 1404 aux états de son père à l'âge de trente-huit ans. Pendant tout son règne, il n'eut aucune guerre à entreprendre ni à soutenir au sujet du Hainaut. Toutes les hostilités se passèrent en Hollande, et, quoique notre comte ait remporté des avantages signalés, nous nous garderons

d'en parler , vu qu'elles sont tout-à-fait en dehors
de notre sujet. Guillaume IV régna treize ans et mourut en 1447.

Jacqueline de Bavière, fille unique de Guillaume,
fut son héritière. Quoique favorisée par la nature et la
fortune, cette princesse éprouva toutes sortes de dis-
grâces et de tracasseries. A peine fut-elle fiancée à
Jean de Touraine, dauphin de France, que celui-ci
mourut empoisonné. Dès que son père fut mort, elle
trouva un dangereux et redoutable ennemi dans Jean
de Brabant, évêque de Liège, son oncle paternel.
Après avoir fait couler des ruisseaux de sang pour se
maintenir sur son siège, cet indigne prélat abandonna
les ordres sacrés pour contracter mariage et assouvir
sa cruelle ambition en ensanglantant les états de sa
nièce. Jacqueline prend bientôt pour second mari Jean,
duc de Brabant.... Mais la discorde ne tardera pas à
rompre ces nouveaux liens , et au bout de deux ans la
princesse s'enfuit en Angleterre où elle épouse le duc
de Glocester, frère du roi. Cette espèce de concubinat
fit naître plusieurs guerres dans le pays, comme nous
allons le voir. Jacqueline débarque à Calais avec son
nouvel époux, et, escortée d'une petite armée, elle
descend en Hainaut où le duc de Glocester est d'abord
reçu comme seigneur et légitime mari de la comtesse.
Mais l'année d'après, le duc , se voyant serré de près,
retourne en Angleterre dans le dessein de chercher

quelques secours. Il laisse sa femme à Mons entre les mains des Etats, qui lui promirent une fidélité inébranlable. Sur ces entrefaites, le duc de Brabant envahit le Hainaut et vient mettre le siège devant Mons, qui, se trouvant pressée de toutes parts, remit la princesse entre les mains du duc de Bourgogne, qui devait la tenir en séquestre jusqu'à ce que le pape eût rendu son jugement sur le double mariage. La comtesse fut vivement indignée de la lâcheté des Montois, et fut conduite à Gand par le prince d'Orange. Elle s'échappa de cette ville sous le déguisement d'un homme, chevaucha avec deux de ses amis pendant toute une journée, gagna Bréda et plusieurs autres villes de Hollande, où on la reçut magnifiquement. Ses partisans poussèrent des cris de joie et s'enrôlèrent volontairement pour soutenir les droits de leur dame naturelle. Mais, malgré tout le zèle et le dévoûment qui animaient ses généreux défenseurs, le malheur s'attache encore à la destinée de Jacqueline. L'annulation par le pape du mariage qu'elle avait contracté en Angleterre, la mort inattendue du duc de Brabant, devaient changer complètement la face des affaires ; le duc de Bourgogne devient l'héritier présomptif de Jacqueline, qui, se voyant abandonnée de toutes parts et pressée par le duc Philippe, consent à lui remettre l'administration de ses états.

Après quatre ans de contrainte et de dissimulation, la princesse épouse secrètement, dans sa chambre,

François de Borselle, auquel elle avait de grandes obli-
gations pour des sommes d'argent qu'il lui avait généreusement prêtées. Dès que le duc Philippe eut connaissance de cette nouvelle alliance contractée à son
insu, il se saisit de Borselle et le retint en prison.
Cette violence força la duchesse de céder le Hainaut
et ses autres états pour racheter la liberté de son mari.
Elle conçut tant de chagrin de se voir dépouiller de
tous ses états, qu'elle en mourut trois ans plus tard, à
l'âge de trente-six ans, en 1436. Avec elle s'éteignit
la maison de Bavière, et les comtés de Hainaut et de
Valenciennes passèrent sans contestations entre les
mains du duc de Bourgogne.

Philippe-le-Bon fut le premier qui réunit sous la
domination d'un seul prince tous les états des Pays-
Bas; il hérita de son père les comtés de Flandre,
d'Artois et la seigneurie de Malines; de Jean de Brabant, son cousin, les duchés de Brabant, de Limbourg
et le marquisat du St.-Empire; de Jacqueline, sa cou-
sine, les comtés de Hainaut, de Valenciennes, Hollande, Zélande et la seigneurie de Frise. Il avait, de
plus, acheté depuis peu de temps le comté de Namur
du comte Jean, et le duché de Luxembourg de la duchesse Elisabeth.

En 1437, une famine cruelle désolait le Hainaut et
toutes les contrées limitrophes. Bon nombre de pauvres mouraient de faim, et la justice était impuissante

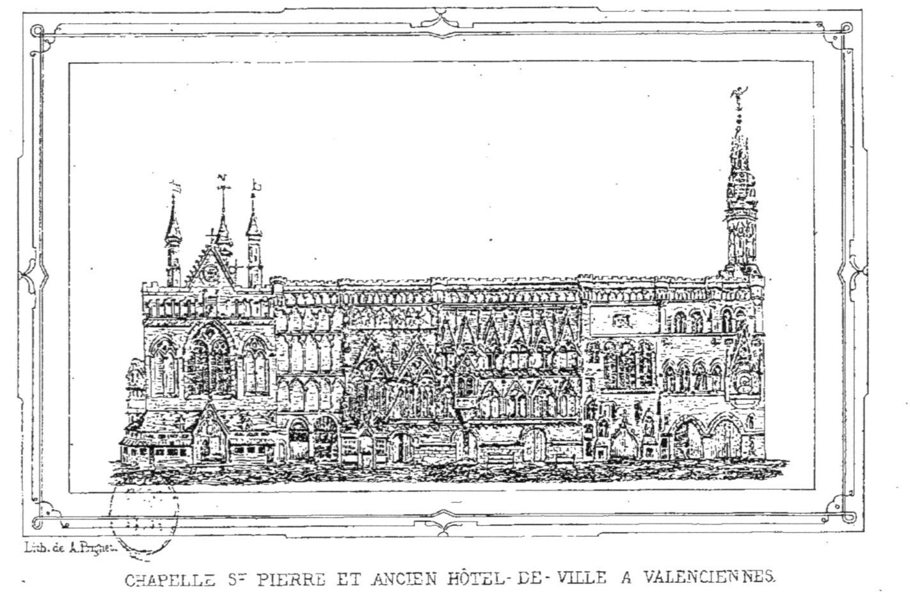

Lith. de A.Pignet.

CHAPELLE St PIERRE ET ANCIEN HÔTEL-DE-VILLE A VALENCIENNES.

pour réprimer toutes les exactions que commettaient
les malheureux poussés par la nécessité. Pour comble
de malheurs, une compagnie de brigands français vint
camper à Haussy et à Solesmes ; de là ces indignes pillards faisaient des excursions dans tout le Hainaut, ruinant tout le plat pays, et mettant en chemises tous ceux
qui tombaient entre leurs mains ; ce qui leur fit donner
le nom d'Ecorcheurs. Ils étaient à peu près 2,000 ca-
valiers. Ils avaient déjà été attaqués inutilement par le
grand-bailli de Hainaut, qui avait été défait avec les
troupes qu'il commandait. Indignés des ravages qu'ils
commettent, ceux de Valenciennes se rassemblent au
nombre de 1,000 à 1,100 pour débarrasser le pays
des désordres commis par les Ecorcheurs. Mais ceux-
ci, en ayant eu vent, décampent à la hâte et se retirent vers Guise pour gagner la Champagne.

Nous passerons sous silence la plupart des évènements politiques qui arrivèrent sous le règne de Philippe de Bourgogne, vu que ceux relatifs à notre cité
n'offrent qu'un intérêt fort secondaire. Ce prince porta
un règlement pour terminer les difficultés qui naissaient
continuellement entre les habitants de Valenciennes et
ceux de la ville de Mons, au sujet de leurs droits réci-
proques : il y avait plus de deux siècles que ces deux
villes se disputaient l'une à l'autre la primauté, et l'on
avait toujours vu celle où le souverain faisait son séjour
vouloir donner la loi à l'autre et soumettre à son chef-

lieu ce qui n'était point de sa compétence. Ces contestations avaient été assoupies, à la vérité, par l'autorité des derniers comtes de la maison ducale de Bavière ; mais la jalousie était trop invétérée pour ne point éclater sous d'autres prétextes, et c'est ce qui arriva au temps de Philippe-le-Bon, où le prévôt, le magistrat et le conseil de ville de Valenciennes molestaient ceux de Mons et de Hainaut. Le grand-bailli et le procureur-général de Hainaut chagrinaient à leur tour ceux de Valenciennes, quand ils en avaient l'occasion. Pour rétablir l'ordre et l'harmonie, Philippe-le-Bon, de l'avis de son grand-conseil, porta une ordonnance qui mit fin à tous débats (1).

Aux avantages et aux douceurs de la paix, nous allons bientôt voir succéder les agitations et tous les cruels désastres de la guerre. En 1465, le bon duc Philippe, se voyant miné par la vieillesse et les fatigues de l'administration de ses vastes états, déclara son fils Charles, comte de Charolais, gouverneur de son royaume. Ce prince, d'un caractère bouillant et emporté, entre dans une confédération qui, sous le prétexte de réformer les abus et de soulager le peuple, n'a d'autre but que de maintenir certains droits seigneuriaux abaissés par le roi de France, Louis XI. Les confédérés couvrent leurs ambitieux desseins du nom de Ligue du bien pu-

____

(1) *Hist. ecclésiastique et profane du Hainaut,* par M. l'abbé Hossart, t. II, p. 280.

blic, et qui fut plus tard appelée Ligue du mal public.
La guerre éclate, le comte de Charolais lève des hommes dans tous ses états, et la ville de Valenciennes lui
fournit pour sa part bon nombre de gens à pied et à
cheval, qui signalèrent leur bravoure à la sanglante
bataille de Montlhéry, où, malgré des prodiges de
valeur déployés de part et d'autre, la victoire demeura
indécise.

Deux ans plus tard, s'éteignait à Bruges le bon duc
Philippe, à l'âge de soixante-douze ans, après en avoir
régné quarante-huit. Sa mort causa les regrets de tous
ses sujets ; car il fut l'un des meilleurs et des plus
grands princes qui gouvernèrent les Pays-Bas. « Sa
» modération était sans avarice, sa magnanimité sans
» mépris, son courage sans faste : sans imposer de
» nouvelles charges au peuple, l'argent ne lui man-
» quait jamais. Personne ne fut plus enclin à pardon-
» ner que lui, magnanimité que ses plus grands en-
» nemis ne purent se défendre d'admirer. Il était li-
» béral en temps et quand il convenait ; il se rendait
» affable à tous ceux qui avaient besoin de sa protec-
» tion ; il aimait naturellement la paix, il la faisait et
» l'entretenait adroitement avec ses ennemis même les
» plus jurés ; quand il faisait la guerre, il s'éloignait
» toujours du brigandage et de la cruauté ; il avait le
» corps sain, robuste, et n'avait pas son pareil ni à
» pied ni à cheval ; il était lent à la colère, hormis sur

» la fin de ses jours. La postérité n'aurait que des élo-
» ges à lui donner, s'il eût été plus modéré en dépouil-
» lant Jacqueline de Bavière de ses états et qu'il eût
» su dompter son incontinence. »

Charles, comte de Charolais, son fils unique, fut héritier de tous ses états et l'un des princes les plus puissants de cette époque. Aussi ce seigneur, qui joignait à un caractère fougueux une animosité toute haineuse contre le roi de France, ne manqua pas, à la mort du duc de Guyenne, frère du roi, de publier un manifeste dans lequel il accusait Louis XI d'avoir fait mourir son frère par *poison, maléfices et sortilèges;* que c'était un parricide que tous les princes devaient mépriser. Des deux côtés on reprend les armes; Valenciennes envoie cent hommes bien équipés. Charles, dit le Téméraire, fait la guerre en furieux et vient échouer au siège de Beauvais, où il perd deux mille hommes.

Après cet insuccès, il revient à Valenciennes célébrer la fête de la Toison d'or. La ville accueille son prince avec de grandes pompes. Les fêtes publiques succèdent aux festins, et les tournois et les carrousels font briller la valeur des preux chevaliers.

A cette époque, toute idée de clémence était étouffée par les exigences ambitieuses de la politique. Depuis huit ou dix ans, Louis de Luxembourg, comte de St.-Pol, connétable de France, avait été le principal

instigateur des guerres soulevées entre la France et les
Pays-Bas. Il venait encore de jouer les deux monarques de ces deux pays, en promettant à chacun d'eux
la place de St.-Quentin, dont il était maître. Le comte
s'était retiré à Mons, près de son meilleur ami, le grand-
bailli de Hainaut, pour se mettre à l'abri des vengeances cruelles de Louis XI. Le roi de France somme le
duc de lui livrer l'infidèle connétable. Charles assiégeait alors Nancy, et, ne voulant pas être troublé dans
cette conquête, il ordonna l'arrestation du malheureux
connétable, qui fut d'abord amené à Valenciennes,
puis livré entre les mains des gens du roi. Son procès
fut poussé avec une vigueur incroyable. On le conduisit sur la place de Grève, où on avait élevé un échafaud
richement tapissé de fleurs de lys. Dès qu'il eut gravi
les marches fatales, on lui ôta le collier de son pour-
point, on lui mit sur les yeux un bandeau de velours
cramoisi, puis il se prosterna religieusement à genoux
en se tournant vers l'église Notre-Dame de Paris.
Après qu'il eut rempli tous ses devoirs de chrétien, il
tendit le col, et d'un seul coup le bourreau fit rouler sa
tête loin du fatal billot. Pour prix de cette indigne lâcheté, le roi de France devait remettre à Charles-le-
Téméraire la ville de Nancy qu'il assiégeait. Mais la
providence devait infliger un juste châtiment à cet acte
de trahison et de déloyauté; car deux ans plus tard,
après avoir été battu à Granson et à Morat par les Suis-

ses, Charles fut tué devant cette même ville que le fourbe Louis XI devait lui livrer. Ce fut un prince riche et tellement puissant, qu'il espérait ériger ses états en royauté indépendante. Il aurait pu rendre ses peuples fort heureux, s'il n'avait été sans cesse tourmenté par une ambition vraiment insatiable.

Louis XI apprit avec une grande joie la mort de Charles-le-Téméraire, et, ne redoutant plus la puissance des ducs de Bourgogne, il ne perdit pas un seul instant. Au lieu de protéger la jeune princesse Marie, l'unique héritière de Charles et de plus sa très-chère filleule, il expédia dans toutes les villes des négociateurs habiles, et fondit en même temps sur le pays avec des troupes nombreuses. Il soumit tout d'abord une grande partie des états de Bourgogne sans beaucoup de résistance et prit ensuite Bouchain d'assaut, puis descendit en Hainaut où il ne put se rendre maître de Landrecies, du Quesnoy et d'Avesnes qu'après des sièges longs et meurtriers. Valenciennes ne demeura pas moins fidèle à la cause de la jeune orpheline sa maîtresse ; à l'approche des armées royales, les bourgeois prennent à leur solde des hommes d'Allemagne, et 150 arquebusiers (1), brûlent une partie des faubourgs, et élèvent un boulevard de terre devant la porte de Cambrai. Ces préparatifs n'étaient pas inutiles, car le roi Louis XI ne tarda pas à venir les as-

---

(1) *Hist. ms. de Valenciennes*, par Louis de Lafontaine, fol. 269.

siéger. Les bourgeois résolurent de se défendre avec courage, et jurèrent de manger chiens et chevaux plutôt que de se rendre. Le roi envoya à trois reprises différentes sommer la ville de se soumettre. La première fois le héraut eut audience ; mais, à la seconde sommation, il éprouva plus de difficultés ; tandis que l'envoyé français parlementait, la populace et les enfants s'emparèrent de son cheval, lui déchiquetèrent toute la peau en forme de croix de Bourgogne, et le lui renvoyèrent pour prouver au roi de France tout l'attachement du peuple à la cause de la jeune et innocente Marie de Bourgogne (1) ; à la vue de cette résistance furieuse, le roi Louis, qui n'aimait pas de jamais tenter la fortune, leva le siège et s'en retourna en France.

En 1477, les hommes de la loi de Valenciennes sont renouvelés d'une manière extraordinaire ; c'est le peuple qui élit ses magistrats : « Cette année seule-
» ment, disent les lettres délivrées à Bruges par la
» princesse Marie, ils pourront élire en chacune des
» paroisses de la ville, jusqu'au nombre de 37 per-
» sonnes des plus gens de bien et de conscience pour
» faire ladite élection et par iceulx.... eslires 13
» personnes notables et gens de bien suffisante :....
» dont l'un ils dénommeront prévost. » Ces électeurs s'appelaient *Edwards* et choisirent pour prévôt Georges de Quaroube. Les bourgeois, de leur côté,

____

(1) *Hist. de Valenciennes*, par d'Outreman, p. 183.

nommèrent le seigneur de Maingoval, capitaine de la ville.

Malgré tous les désastres et les calamités de toute espèce qui affligeaient le pays depuis plusieurs années, de nouveaux fléaux allaient encore s'abattre sur nos malheureuses contrées. Les Valenciennois apprennent que le seigneur de Clary s'était traîtreusement jeté dans le parti du roi, et qu'en prenant l'écharpe blanche, il avait livré la ville de Péronne. Pour se venger d'une aussi lâche défection, ils vont ruiner le château qu'il avait à Beuvrages et retiennent prisonnières sa femme et sa fille , qui ne furent remises en liberté qu'à la sollicitation de la princesse Marie. Le seigneur de Clary jura de tirer une cruelle vengeance d'un pareil outrage..... Louis XI, qui aimait bien de voir châtier un pays qui avait refusé de le reconnaître, s'empressa de mettre à sa disposition une troupe de dix mille hommes. Le sire de Clary arrive bientôt en Hainaut pour assouvir sa colère , et pour mieux faire connaître toute la lâcheté d'un cœur traître et parjure.... Il arme ses dix mille hommes de faulx et leur fait impitoyablement moissonner tous les blés verts à trois lieues à la ronde. Indignés d'une aussi basse vengeance, les divers corps de métiers prient le Magistrat de rendre leurs bannières, courent aux armes avec tous les autres bourgeois et soldats, et , sous la conduite de leur capitaine, ils font débusquer l'ennemi de St.-Saulve, où il s'était logé. Le courage des bourgeois redouble, les faucheurs sont repoussés et plusieurs même sont amenés à Valenciennes, où, comme le dit d'Outreman, ils sont festoyés selon leur mérite. Pendant cette retraite forcée, les Français mettent tout à feu et à sang ; tous les villages situés entre St.-Guislain et Valenciennes deviennent la proie des flammes. Les bourgeois veulent aussi user de représailles.... Ils vont , sous le commandement des seigneurs de Ravestain et d'Egmond, prendre d'assaut la ville de St.-Amand, qu'ils livrent au pillage ainsi que l'abbaye (1).

Un autre jour , un escadron de six cents chevaux français de la garnison du Quesnoy et d'autres places voisines, étant allé à la picorée, arriva dans Crespin et se logea tant dans le village que dans l'abbaye. Une paysanne, plus courageuse que les autres, accourt à Valenciennes et conjure les chefs et soldats de venir au secours de sa commune ; mais ceux-ci furent insensibles à ses plaintes. Alors la bourgeoisie se pique de la lâcheté de la garnison, et plusieurs forment le complot d'aller surprendre et dénicher les Français. Ils sortent par petits pelotons et par des portes différentes, afin de n'éveiller aucun soupçon, et se réunissent à St.-Saulve, lieu du rendez-vous, au nombre de quatre cents, tant archers qu'arbalétriers. De là, ils marchent vers Crespin sous la conduite de Pierre de la Vignette, brasseur,

____

(1) *Hist. de Valenciennes,* par d'Outreman, p. 184.

bon archer et homme d'entreprise. Ils envahissent l'abbaye en franchissant la petite rivière du Honneau et en escaladant les murailles. Soudain ils font sonner les trompettes en criant de toutes leurs forces : Tue, tue !! Les Français sont surpris et déconcertés. Deux cents restent sur la place ou sont faits prisonniers, tandis que la ville n'eut que neuf victimes à déplorer. Les chevaux des Français servirent de remonte aux Valenciennois (1). Comme on vient de le voir, la fidélité de nos pères était aussi inébranlable que leur courage...... Quand l'étranger violait les limites du territoire ou commettait quelques ravages, ces intrépides bourgeois se réunissaient immédiatement , en secret , hors de la ville, nommaient un chef entre eux, et marchaient à l'ennemi de leur propre mouvement. La victoire le plus souvent n'était jamais incertaine. Quoique la fin de cette guerre désastreuse fut , comme toujours, la désolation et la ruine totale du pays, Valenciennes eut la gloire , au milieu de tant de couardise et d'infidélité, de défendre victorieusement le drapeau qu'elle avait adopté. Avesnes, Landrecies, Bavai, Condé, Le Quesnoy, Bouchain et toutes les villes voisines, avaient reconnu l'autorité de la France, tandis que notre cité, fière de son isolement au milieu d'un pays vaincu, résistait courageusement à toutes les dangereuses batteries de Louis XI. Ni la famine, ni l'or, ni les incendies,

---

(1) *Hist. de Valenciennes*, par d'Outreman, p. 185.

ni les séductions de toute espèce ne purent amollir l'héroïque intrépidité de nos pères. Libre et forte, Valenciennes était le boulevard, le salut du pays. Ici, comme jadis et comme toujours, il faut d'autant plus admirer les formes gigantesques de l'esprit national qui enflammait le cœur de nos ancêtres, que la puissance colossale de la maison de Bourgogne était presqu'anéantie. Cette énergique loyauté leur avait valu une haute influence et une suprématie bien méritée. Le seigneur de Mouy, gouverneur de Tournai pour le roi de France, vint attaquer la ville de Condé. Réduits au désespoir et ne pouvant plus résister longtemps aux vigoureuses attaques des assiégeants, les malheureux Condéens étaient sur le point de se rendre. Dans cette extrémité, quelques-uns des assiégés se mettent à crier de toutes leurs forces : Valenciennes !! Valenciennes !! Cette ruse leur réussit parfaitement ; car ce nom jeta l'effroi dans l'esprit des Français, qui levèrent honteusement le siège pour se retirer dans leur ville.

Pendant tous ces troubles, les Etats du pays ne trouvèrent de meilleur remède à leurs malheurs que de marier leur souveraine. La main de cette jeune princesse fut ambitionnée par plusieurs princes puissants et entre autres par le dauphin de France. Mais Maximilien d'Autriche, fils de l'empereur Frédéric III, lui fut préféré. C'était un prince âgé de 19 à 20 ans, d'une fort belle figure. A son arrivée dans les Pays-Bas, il fut accueilli comme un libérateur, et les gens des villes et des campagnes se précipitaient sur sa route, lui promettant un attachement inébranlable. Ce mariage fut pourtant un évènement bien funeste, puisqu'il engagea le pays dans une longue série de guerres et de destruction. Le premier soin de Maximilien fut, comme on le conçoit, de chasser les Français des villes de Hainaut. Il vint donc à Valenciennes, fit camper son armée à St.-Saulve et assembla le conseil de la ville pour lui demander quelques secours. Celui-ci décida qu'on lui accorderait cinq cents hommes soudoyés et entretenus. De toutes parts les Français sont expulsés, la ville de Cambrai est secourue et M. de Boussu y met une garnison payée par les habitants de Valenciennes.— Les paysans imitaient le zèle et l'ardeur qui animaient les citoyens fidèles à la cause de la maison de Bourgogne. Les Français de la garnison de Bouchain, irrités de ce que le village de Wallers tenait pour le parti bourguignon, sortent de leur ville pour aller réduire en cendres le pauvre village rebelle. Mais plusieurs paysans, en étant informés, se placent en embuscade, tombent à l'improviste sur les lâches incendiaires, prennent leur chef prisonnier et mettent courageusement le reste en déroute.

Le roi Louis, voyant sa santé minée par les maladies et doutant toujours de la fortune, fut bien aise de conclure, avec l'archiduc, une trève de sept mois, qui devait commencer au mois d'août 1480. Elle fut ensuite prolongée d'un an. Cet armistice devait produire des malheurs d'une autre espèce. Les troupes, se trouvant mal payées et sans occupation, se mirent en divers cantonsde Hainaut pour piller et voler les passagers. Malgré les plaintes et les représentations pleines de justice faites aux états-généraux par le prince de Chimay, personne ne s'avança pour anéantir toutes ces hordes de voleurs. Plus tard , pourtant , ceux de Flandre et de Valenciennes purgèrent le pays des ravages de tous ces pillards (1).

Deux ans plus tard survint un évènement aussi triste qu'imprévu et qui devait changer complètement la face des affaires. Marie de Bourgogne était sortie de Bruges, sur une haquenée, pour voir le combat du héron et du faucon qu'elle aimait beaucoup. Tout-à-coup le cheval prend mors-aux-dents, les sangles se brisent et la duchesse est fortement lancée contre les racines d'un arbre qui lui entrent dans le corps. Par pudeur, dit-on, elle refusa de se laisser panser ; le mal s'envenima, et elle mourut trois semaines après, des suites de sa chûte, à l'âge de vingt-cinq ans , au grand regret de l'archiduc et de tous ses fidèles sujets. Une révolution devait bientôt éclater. Le peuple était épuisé par les dépenses considérables que faisait Maximilien ; et pour comble de malheurs, les gardes du prince, n'étant point payés,

____

(1) *Hist. générale du Hainaut,* par Delwarde, t. V, p. 248.

faisaient des courses assez fréquentes en Brabant et en
Hainaut. Les indociles Gantois, travaillés par les espions de Louis XI, refusent d'obéir à un étranger et
s'emparent des deux enfants de Maximilien. Bruges ne
tarde pas à lever aussi l'étendard de la révolte. Ceux
de Gand arrivent bientôt pour porter secours et Maximilien est retenu prisonnier pendant quatre mois. Mais
là ne s'arrêta pas la fureur populaire. Plusieurs de ses
ministres furent ou massacrés ou pendus sous l'accusation de péculat. Indignés d'un aussi grave attentat, les
députés de Lille, de Douai, d'Orchies, de Valenciennes, que Maximilien avait fait venir avant la sédition
pour traiter de la paix avec la France, se retirèrent
tous dans leurs villes respectives (1). Après bien des
pourparlers et des négociations, les bourgeois rebelles
veulent bien rendre la liberté à leur souverain; mais
ils le forcent à conclure avec le roi de France le traité
d'Arras, par lequel il donnait en mariage au dauphin
de France, Marguerite, sa fille, qui aurait pour dot
l'Artois et la Franche-Comté. Pour se rendre en
France, cette jeune princesse passa par Valenciennes,
où les bourgeois l'accueillirent avec beaucoup de distinction. On joua, en la Salle-le-Comte, une petite
comédie ou pastourelle. Celui qui représentait le dauphin de France portait une guirlande faite de margue-
rites, et celle qui jouait le personnage de la princesse

---

(1) *Hist. générale du Hainaut,* par Delwarde, t. V, p. 298.

fiancée portait une couronne de pièces d'or qu'on appelait *Carolus*. Ces allusions dramatiques beaucoup trop transparentes furent plus tard une sanglante épigramme pour la malheureuse princesse ; car Anne de Bretagne, que Maximilien avait épousée par procuration, supplanta Marguerite en se mariant à Charles de France en 1491. Cette union était un double affront pour Maximilien, qui se voyait enlever sa femme et répudier sa fille. Il éclata en invectives, en récriminations de toute espèce. Les courtisans faisaient de mauvais quolibets : un âne, disaient-ils, avait mangé la marguerite. Ce fut le signal d'une guerre terrible, et Maximilien se rendit maître de la ville d'Arras.

L'empereur Frédéric III étant mort le 20 d'août 1493, on reconnut Maximilien, son fils, comme successeur à l'empire. L'archiduc Philippe, dit le Bel, prend entre ses mains les rênes des états des Pays-Bas à l'âge de 17 ans et fait sa joyeuse entrée à Valenciennes au commencement de 1495. L'an suivant, il épouse Jeanne d'Espagne, fille de Ferdinand d'Arragon, et, par cette alliance, il devient quelques années plus tard héritier présomptif des couronnes d'Espagne. Il ne jouit pas longtemps de ces deux royaumes, car il mourut d'une pleurésie à Burgos, à l'âge de vingt-huit ans. Ce fut sous son règne tout pacifique que les Pays-Bas acquirent une puissance et une autorité vraiment remarquables. Le Hainaut surtout était devenu, pour ainsi dire, l'entrepôt de tout l'univers. Les progrès rapides du commerce, des fabriques nationales, de l'agriculture, des arts et des sciences, jetèrent sur le règne de l'archiduc un lustre que l'envie n'a pas même essayé de ternir. La magistrature mit plus d'ordre et de justice dans ses arrêts ; la discipline civile devint plus sévère ; et les droits sacrés de la religion et de l'humanité furent plus justement respectés. Sous l'influence bienfaisante d'une administration aussi sage qu'indépendante, tout florissait dans les Pays-Bas, l'abondance régnait partout, et l'archiduc Philippe sut conquérir l'attachement et l'estime d'un peuple qui s'était révolté plusieurs fois contre ses souverains.

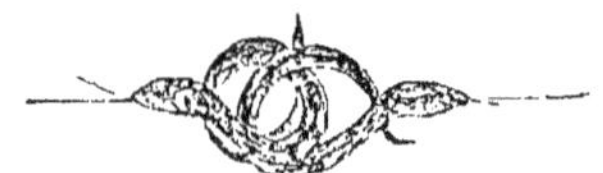

NOTICE HISTORIQUE.

CHAPITRE SIXIÈME.

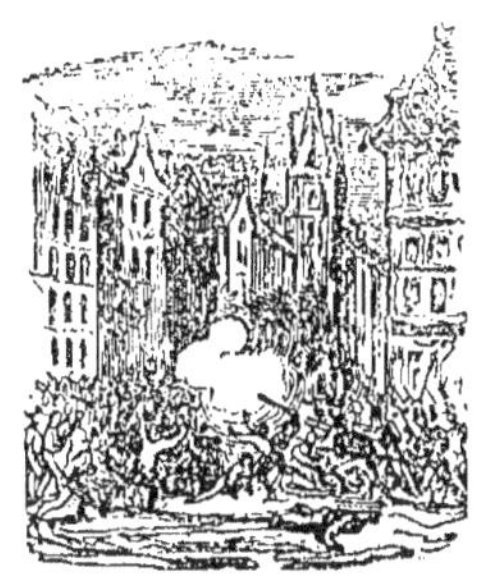

NOTICE HISTORIQUE.

XVIe SIÈCLE.

ET état de calme et de prospérité ne devait avoir qu'une durée fort restreinte. Le funeste génie de l'ambition, qui dévore si souvent l'âme des esprits supérieurs, est presque toujours pour les nations un fléau bien terrible. Persévérant dans les entreprises les plus téméraires, ces bourreaux de l'humanité ne sont arrê-

tés par aucun obstacle ; ils se rient du bonheur des
peuples, et, pour satisfaire les caprices insensés de
leurs aveugles prétentions, ils baptisent leurs premiers
succès dans des flots de sang et préparent à leur pays
une longue et douloureuse série de calamités. C'était
là la triste révolution que devait produire Charles, fils
de Philippe d'Autriche. Héritier de la maison de Bourgogne, de l'empereur Maximilien et du roi Ferdinand,
il croyait, en arrivant au trône, n'avoir que des droits
à revendiquer et des injures à venger (1). — Il n'était
qu'âgé de sept ans lorsqu'il vint à Valenciennes avec sa
tante, Marguerite d'Autriche, gouvernante des Pays-
Bas, qui, au nom de son neveu, prêta le serment
accoutumé. Charles fut élevé dans les Pays-Bas et eut
pour gouverneur M. de Chièvres, qui le forma de bonne
heure au maniement des affaires. Il n'avait que seize
ans lorsqu'il fut appelé à la succession des royaumes
d'Espagne. A la mort de son aïeul Maximilien, roi des
Romains, il va, pour la première fois, se trouver en
opposition avec François Ier, roi de France, en revendiquant la couronne impériale ; il n'avait alors que dix-
neuf ans et rien n'annonçait en lui l'étendue et la force
de caractère qu'il déploya plus tard. Les princes électeurs de Francfort accordèrent la préférence à Charles,
au grand déplaisir du roi de France, qui avait employé

(1) *Observations sur l'Histoire de France,* par l'abbé de Mably,
t. III, l. VII, p. 359.

l'intrigue et l'argent pour l'obtenir. En apprenant cette heureuse nouvelle, les Valenciennois allument des feux de joie dans toutes les rues et carrefours ; mais un incendie assez violent vint bientôt arrêter toutes ces démonstrations de réjouissance publique. De ce moment, les sentiments de cordialité qui semblaient unir les deux monarques s'effacèrent complètement devant le dépit et l'égoïsme de la politique. Chacun s'empresse de rechercher l'appui d'alliés puissants. Le roi d'Angleterre devient tour-à-tour l'ami du roi de France et de l'empereur, selon que l'un ou l'autre gagne l'esprit ambitieux et avide du cardinal Wolsey, qui gouvernait le roi selon son désir et qui mettait à l'encan la haute influence dont il jouissait à la cour.

A l'instigation du roi de France, Guillaume de la Marck déclare la guerre à Charles-Quint. Les Français ne tardent pas à envahir le Hainaut, brûlent Landrecies et se replient sur Valenciennes, qui venait d'être fortifiée et ravitaillée par ordre de l'empereur. François 1er se retire à Denain à la tête de son armée, composée de soixante mille hommes, et jette des ponts sur l'Escaut pour secourir Tournai, qui avait été tout récemment rendu à la France par le crédit de Wolsey. Le comte de Nassau sortit de Valenciennes à la tête de sept ou huit mille hommes, dans l'intention d'inquiéter l'ennemi, mais sans aucun résultat. Enfin les Français finissent par se diriger vers Douai, ruinant complètement la contrée et mettant tout à feu et à sang. Le pays n'était pas délivré pour longtemps de tous ces ravages et de toutes ces ruines. En 1523, le roi d'Angleterre se ligue avec Charles-Quint, après avoir envoyé un héraut d'armes défier François Ier à Lyon. Mais le duc de Vendôme prévient les confédérés ; il fait des courses nombreuses dans le Hainaut et l'Artois, détruit tout, et enlève hommes et bêtes. Les troupes anglaises, s'étant enfin réunies à celles des Pays-Bas, s'avancent jusqu'aux bords de l'Oise, jetant l'épouvante partout et jusque dans Paris (1). Mais, craignant d'être attaqués en arrière par le duc de Vendôme et en avant par La Trémouille qui était accouru au secours de la capitale, les alliés se décidèrent à la retraite. Cette crainte sauva probablement la France ; car on ne sait ce qu'il serait arrivé s'ils avaient poursuivi leur marche. Le Hainaut va jouir pendant une dixaine d'années de quelque repos ; et si les frontières de ces malheureuses contrées furent moins souvent le théâtre de guerres sanglantes et meurtrières que les deux illustres antagonistes se livraient dans les plaines de l'Italie, il faut en rendre grâces à l'habileté et à la modération de Marguerite, gouvernante des Pays-Bas.

En 1529, après tous les ravages et les massacres terribles qui avaient eu lieu, tous les peuples étaient épuisés par les contributions et la misère, et par con-

____

(1) *Hist. générale du Hainaut,* par Delwarde, t. V, p. 393.

séquent fatigués de la guerre. Un autre motif plus puissant encore et qui devait arrêter l'animosité guerrière de l'empereur et du roi de France, c'est que leur trésor était vide. Dans des circonstances aussi critiques, on entama une trève à Cambrai. Les plénipotentiaires furent deux femmes : la duchesse d'Angoulême pour François Ier, et Marguerite d'Autriche pour Charles-Quint. L'empereur se désista de ses droits sur la Bourgogne, et le roi renonça à toutes ses prétentions sur la Flandre et l'Artois. Ce traité fut depuis appelé *la paix des dames*.

En 1539, l'empereur Charles-Quint traverse la France et arrive à Valenciennes accompagné des enfants de François Ier, pour aller châtier la nouvelle rébellion des Gantois. La ville déploya en cette circonstance une magnificence extraordinaire, et, depuis la porte de Cambrai jusqu'au palais de la Salle-le-Comte, on avait élevé des théâtres dans chaque rue, cinq arcs-de-triomphe, des statues, des fontaines de vins, éclairés par quatre mille flambeaux plantés à double rang de trois en trois pieds. Mille jeunes gens environ, revêtus d'un riche costume et montés sur des chevaux richement caparaçonnés, allèrent à sa rencontre. Une fois dans ses états, Charles ne s'inquiète pas s'il manque à ses serments, et répond aux ambassadeurs délégués par le roi de France, au sujet de l'investiture du Milanais, qu'il lui avait promise, qu'il n'a pris aucun enga-

gement. C'était là le signal d'une nouvelle rupture.
François Ier se ligue avec le duc de Clèves. La guerre
éclate de tous côtés.... Le dauphin s'empare des châteaux d'Aimeries, de Berlaimont, des villes de Maubeuge, de Landrecies, et fait des courses jusqu'aux
portes de Mons et de Valenciennes. Après tous ces exploits, François Ier établit son camp à Maroilles, entoure
Landrecies de fortifications, y laisse une garnison et se
retire en France avec le dauphin. Après avoir soumis
le duc de Clèves, l'empereur vient attaquer Landrecies
à la tête d'une armée puissante. Loin de se rendre, les
assiégés se signalent par un sang-froid et une bravoure
vraiment héroïques. De temps à autre, ils font des sorties où ils ont souvent l'avantage, harcèlent l'ennemi
et parviennent à enclouer leurs canons. Mais les vivres
vont bientôt manquer.... Si l'on ne vient à son secours,
la brave garnison assiégée devra capituler.... Le roi
de France est informé de tous ces détails; il rassemble une armée à la hâte et vient se loger au Cateau-
Cambrésis. L'empereur marche à sa rencontre.... Les
deux armées se trouvent en présence, et l'on s'atten-
dait à voir les deux camps en venir à une action déci-
sive; mais aucun des deux chefs ne voulut donner le
signal de l'attaque. Comme on le conçoit, cette diver-
sion fut avantageuse aux courageux assiégés de Landrecies, qui eurent le temps de ravitailler la ville.
Pendant la nuit, le roi de France se retira prudemment

vers Guise avec son armée, et Charles-Quint ne put que charger son arrière-garde (1). Il revint à Bouchain, puis à Valenciennes, où il laissa toute son artillerie, et les grandes pluies qui survinrent ne tardèrent pas à lui faire lever le siège de Landrecies.

Dix ans plus tard, Philippe II, fils de l'empereur Charles-Quint, arrive dans les Pays-Bas et y est reconnu comme seigneur et héritier de son père. Le luxe que la ville déploya pour sa réception surpassa tout ce qu'on avait fait jusqu'alors. Des arcs-de-triomphe, des théâtres, des statues, des guirlandes de fleurs et de lierre avec un écusson portant un P d'or couronné, se trouvaient partout sur leur passage. La garde des portes des appartements habités par l'empereur fut confiée à cent cinquante hommes des compagnies qui allèrent à sa rencontre..... Le lendemain, les deux princes firent le tour des murailles et visitèrent soigneusement tous les ouvrages de fortifications. Philippe fut insensible à toutes ces fêtes données en son honneur, il n'exprima aucune reconnaissance pour tous ces magnifiques sacrifices ; au contraire, il ne dissimula pas même la

____

(1) Ce fut à l'occasion de cette retraite qu'on fit le quatrain suivant :

> L'an mil cinqz cent quarante trois
> En novembre le roy François
> Honteusement fit la chuette (chouette)
> Sans tamburin et sans trompette.

(Extrait d'une vieille chronique manuscrite relative à Valenciennes et appartenant à la bibliothèque publique.)

hauteur, la réserve de son caractère , et la partialité qu'il montrait pour les Espagnols. Une pareille conduite devait nécessairement blesser la fierté des bourgeois, lui aliéner toutes les sympathies et donner aux peuples un funeste présage pour l'avenir.

En 1552 , les hostilités recommencent avec la France.... On ne voit que compagnies de soldats passer et repasser à Valenciennes. Le duc de Vendôme envahit le Hainaut, et, quoique la saison fût déjà fort avancée, il ravagea douze lieues de pays, incendia Haspres et plus de quarante villages environnants. L'empereur prit sa revanche au mois de juin de l'année suivante par la prise de la ville de Thérouanne. Tous les Pays-Bas, hommes et femmes, contribuèrent au siège de cette malheureuse cité ; ils voulaient, disaient-ils, se délivrer d'un loup qui se trouvait au milieu de leur bergerie. La ville fut battue avec furie ; l'héroïsme de la brave garnison ne put triompher de tant de forces réunies : elle fut prise d'assaut et complètement rasée ; il n'en resta depuis que le nom. Au mois de septembre suivant, l'armée de l'empereur vint camper entre Maing et Thiant d'abord , puis sur le mont Hauwis et au bois de Fontenelles, sous la conduite d'Emmanuel Philibert, prince de Savoie. A peu près vers la même époque, le roi de France, Henri II, s'avançait vers le Hainaut à la tête d'une forte armée. Il lance en passant quelques volées de canon sur Cambrai qu'il ne peut prendre et

se dirige vers Valenciennes. Mais le duc de Savoie y avait mis une bonne garnison, tandis qu'il se tenait retranché sur le mont Hauwis, situé à une demi-lieue de la ville, avec le reste de son armée. Les Français campent à deux lieues des Impériaux ; ils s'approchent même si près, qu'on croit en venir aux mains d'un moment à l'autre. Après quelques escarmouches et quelques attaques infructueuses, les Français opèrent la retraite....... Quoiqu'on n'eût pas signé de traité de paix, tout fut tranquille jusqu'au mois de juin de l'année suivante ; « alors l'armée française, dit Rabutin, com-
» mença à faire son entrée dans le pays de Hainaut,
» si furieusement, qu'étant ruinée et mise à perdition
» toute la contrée, brûlait et détruisait tous les bourgs,
» châteaux et villages, sans qu'il y en eût un seul qui
» osât faire résistance. » Les villes de Maubeuge et de Bavai furent prises et saccagées par le roi de France, qui vint camper entre Valenciennes et Le Quesnoy ; mais, voyant diminuer ses vivres et l'armée impériale qui s'avançait, il abandonna le Hainaut, ne laissant derrière lui que la mort et des ruines.

En 1555, après trois années de désolations et de calamités, un grand évènement devait étonner le monde. L'empereur Charles-Quint allait vivre en solitaire et oublier dans une humble retraite toutes les sanglantes nécessités d'une politique insatiable. Il convoque à Bruxelles tous les états-généraux et se dé-

pouille, en leur présence, de ses vastes empires en faveur de son fils, Philippe II, pour se retirer dans le monastère de St.-Just en Espagne, où il trépassa trois ans plus tard, à l'âge de cinquante-huit ans. « Ce fut
» là, dit Robertson, qu'il ensevelit dans la solitude et
» le silence sa grandeur, son ambition et tous ses vas-
» tes projets qui, pendant la moitié d'un siècle, avaient
» rempli l'Europe d'agitations et d'alarmes. Ses amu-
» sements se bornaient à des promenades sur un petit
» cheval, le seul qu'il eût conservé, à la culture d'un
» jardin et à des ouvrages de mécanique. »

Après avoir tracé l'esquisse sommaire des principaux évènements politiques du règne de Charles-Quint, jetons un dernier regard sur l'état de nos contrées à cette époque si pleine de troubles et de désastres. Egoïste à l'excès, Charles fit fouler tyranniquement sous les pieds de ses soldats le bonheur des peuples ; il sacrifia, sans crainte ni remords, les intérêts commerciaux, la prospérité nationale et toutes les libertés du pays, à des rêves insensés, à des utopies ambitieuses de domination universelle. Après la mort de Marguerite, qui avait été pendant quelque temps l'ange tutélaire de ces contrées dont elle était gouvernante, les Pays-Bas sont ravagés avec une férocité sans exemple. Non-seulement les villes prises d'assaut, mais encore celles qui se rendent à la discrétion du vainqueur sont mises au pillage, deviennent la proie des flammes, et les malheureux habitants sont passés par les armes. Les engagements les plus solennels sont souvent violés ; les populations fuient leurs habitations dévastées et leurs moissons détruites. Tant de ravages devaient, comme on le conçoit, changer bientôt ce pays si fertile, si peuplé, en un immense désert. Siècle d'horreur et de carnage, où tous les sentiments généreux de l'humanité sont étouffés par les projets barbares et criminels du despotisme. Quoique les jugements de l'histoire doivent être aussi sévères pour les princes les plus illustres que pour tous les autres hommes, quelques écrivains, éblouis par la puissance colossale de Charles-Quint, n'ont pas manqué de faire un éloge pompeux de l'énergie et de l'activité de son caractère, oubliant qu'il fut la ruine de tous les peuples soumis à sa domination. A dater de cette époque, cet esprit d'indépendance et d'égalité qui animait si glorieusement le cœur de nos pères est flétri et attaqué jusque dans ses racines si vivaces. Pendant quelques siècles, les peuples oublieront toutes ces phases si mémorables, si héroïques, des temps passés ; on ne verra plus briller, de temps à autre et quand le fardeau sera trop lourd à porter, que quelques légères étincelles incapables de galvaniser le génie expirant de la liberté.

Nous arrivons à une des époques les plus intéressantes de notre histoire. Qu'on nous permette donc d'esquisser le tableau sommaire des causes principales qui

firent pénétrer les doctrines réformatrices de Luther et
de Calvin dans les Pays-Bas, et des révolutions religieuses qui, pendant plusieurs années, ensanglantèrent
si cruellement notre malheureuse cité...... Pendant le
règne de Charles-Quint, l'hérésie commençait déjà à
se glisser dans la Belgique, par les relations commerciales que les habitants avaient avec les négociants de
l'Allemagne. Mais les nouveaux sectaires n'osaient pas
encore professer et soutenir publiquement les dogmes
de leurs croyances, peut-être autant par la crainte qu'ils
avaient de Charles-Quint que par l'épuisement causé
par les dernières guerres. De nombreux prosélytes
prêchent, avec un enthousiasme profondément convaincu, leur nouvelle foi en Allemagne, en Suisse, en
France et dans plusieurs autres contrées de l'Europe.
Ils se déchaînent contre les abus et les scandales de
l'église de Rome. L'hérésie ne va pas tarder à s'infil-
trer et à s'étendre dans les diverses provinces des Pays-
Bas. Tout semblait, du reste, contribuer au soutien et
au développement de la nouvelle religion. Philippe
n'avait ni respect ni condescendance pour des peuples
fort jaloux de leurs libertés et de leurs anciens privilèges. Sa conduite altière et sévère n'admettait aucun
ménagement.... Il fâcha à la fois les trois ordres de
l'Etat. La noblesse était indignée de voir la préférence
exclusive que l'on accordait aux Espagnols, et toute
la puissance entre les mains d'Antoine de Granvelle,

évêque d'Arras, qui, quoique d'une basse extraction,
avait un caractère hautain et dédaigneux. Le peuple ne
pouvait souffrir que, contre la promesse qu'on avait
faite, on retînt encore dans les villes frontières les
troupes espagnoles qui commettaient d'affreux désordres; et les rigueurs de l'inquisition que le roi voulait
absolument établir soulevaient toute son indignation.
Le clergé, de son côté, et surtout les anciens évêques
et les abbés, se plaignaient hautement de ce qu'on avait
entrepris d'ériger de nouveaux évêchés aux dépens de
leurs diocèses et de leurs abbayes. (Le roi Philippe
croyait pouvoir préserver les Pays-Bas en multipliant
les dignités ecclésiastiques.) En présence de toutes ces
protestations, le prince craignit une révolte générale,
dont il était réellement menacé. Il dissimula et parut
céder à la nécessité.... Il commença par retirer ses
soldats espagnols des villes du Hainaut et rappela son
ministre Granvelle, qui ne put obtenir plus de considération et de crédit, quoiqu'il lui eût procuré le cha-
peau de cardinal. Quant aux autres points et spécialement à l'établissement de l'inquisition, il résolut de ne
pas fléchir; il voulut au contraire empêcher, par des
édits sanguinaires, la propagation des principes de Luther et de Calvin dans ses états, oubliant avec son siècle qu'en religion comme en politique l'indifférence
tue, tandis que la persécution réhabilite et forme autant de prosélytes que de spectateurs. La mésintelli-

gence ne fit que prendre de l'accroissement. Les ministres prédicants ne tardent pas à se montrer.....
L'amiral de Coligny avait soin d'en envoyer une foule dans le Hainaut exciter. les peuples à soutenir leur liberté que le roi d'Espagne et le pape voulaient, disaient-ils, leur ravir (1). La plus petite étincelle allait suffire pour embraser tout le pays. Le peuple, ennemi de tout asservissement, n'eut que du mépris pour les règlements contre la liberté, sans craindre les foudres hypocrites de l'inquisition. Les idées nouvelles pénétrèrent rapidement dans les masses, et Valenciennes fut l'une des premières villes des Provinces-Unies qui leva l'étendard en faveur du protestantisme. En 1561, la Réforme, malgré tous les obstacles qu'elle rencontrait et en dépit de la sévérité du gouvernement espagnol, étendait dans le pays des racines aussi nombreuses que profondes. Les religionnaires commençaient déjà à tenir des conventicules, des assemblées nocturnes, à faire des prêches particuliers ; et l'écho silencieux de la nuit répétait au loin le chant des psaumes de Marot ; puis, dès l'aube du jour, le peuple se pressait aux portes des églises ou sous les portiques nombreux des monastères, pour y lire des placards incendiaires ou des récriminations menaçantes. Dans une soirée du mois d'octobre de la même année , la police descend dans une maison des faubourgs et y trouve

(1) *Hist. générale du Hainaut*, par Delwarde, t. V, p. 496 et suiv.

Simon Faveau et Philippe Mallart occupés, avec plusieurs adeptes, à exorciser une jeune fille possédée du diable. Les deux sous-diacres de Calvin sont emprisonnés; mais le Magistrat recule pendant sept mois consécutifs devant leur exécution, tant il craint l'animosité de leurs co-religionnaires. Chaque nuit, il est vrai, on n'entendait que cris et menaces, et, l'impunité rendant les Huguenots plus hardis, on les voyait aller en troupes sous les murs de la prison encourager les prisonniers et leur promettre aide et secours. On communiqua tous les détails de ces troubles à madame la gouvernante, qui, méprisant le danger, ordonna de passer outre. Le 27 avril 1562, Simon Faveau et Philippe Mallart comparaissent, de grand matin, devant leurs juges; ils entendent bientôt prononcer un arrêt qui les condamne à être immédiatement brûlés vifs sur le marché, comme hérétiques. Cette terrible sentence se répand dans toute la ville avec la rapidité de l'éclair. Chacun se donne rendez-vous sur le marché pour porter secours à leurs malheureux frères.... Les deux bûchers sont préparés.... La cloche sonne; on amène les deux condamnés au lieu du supplice. Dès qu'ils paraissent, un mouvement d'agitation se montre sur tous les visages.... C'était là le prélude de l'orage qui allait éclater. Dès que Simon Faveau s'approche de l'endroit où il devait perdre la vie, il promène ses regards sur toute la foule qui l'entoure et s'écrie de toutes ses forces : Père Eternel !!.. Tous les Huguenots lui répondent immédiatement en entonnant un psaume. Une femme délie sa galoche et la jette après le bûcher. On pousse un cri général de délivrance ! « Courage, mes frères, à la rescousse !! Plus d'inquisition, à bas le roi d'Espagne ! Vive la liberté de conscience !!!.. Les barrières sont rompues, les bûchers sont détruits, et les pavés qu'on arrache sont lancés contre les soldats et ceux qui présidaient à l'exécution. M. de Goignies arrive sur ces entrefaites avec son frère et quelques hommes d'armes ; il parvient avec peine à soustraire les prisonniers et à les reconduire en prison. Pendant que les hommes de la loi délibèrent pour savoir s'ils doivent faire immédiatement trancher, dans la prison, les têtes des condamnés et les faire jeter par le bourreau au milieu de la place du marché, les Huguenots se rangent deux à deux et se dirigent vers le couvent des Dominicains, qui était près du marché, dans l'intention de le piller. Mais ils changent tout-à-coup de résolution ; ils reviennent sur leurs pas et se poussent tumultueusement vers la prison. Après bien des efforts, ils en enfoncent les premières portes, ils culbutent les quelques soldats qui veulent s'opposer à leur entrée, et arrivent enfin, en poussant des cris de victoire, jusqu'aux malheureux condamnés, qui avaient pieds et poings liés. On les emporte en triomphe et on va briser leurs chaînes dans une maison voisine. A une heure après midi, les Huguenots se rassemblent sur le marché aux bêtes, qui était alors sur la place Verte, pour faire un prêche et remercier Dieu de son heureuse protection (1). Cette journée fut appelée, depuis, journée des *Maubrulés*.

Les échevins déléguèrent immédiatement vers Liège, où se trouvait pour le moment le marquis de Berghes, grand-bailli de Hainaut et de Valenciennes, Jean Rolin, seigneur de Locron, et Nicolas de la Croix ; Michel de la Houe, lieutenant de la ville, fut député vers la gouvernante pour lui faire rapport de cette révolte et lui demander des secours. Peu de jours après arrivèrent la bande d'ordonnances du comte de Boussu et une partie de celles du marquis de Berghes, qui vint aussi, quelques jours plus tard, avec la compagnie du duc d'Arschot. Le grand-bailli allait tirer une cruelle vengeance de cette rébellion...... Il en recherche immédiatement les principaux auteurs et la prison est bientôt trop étroite pour les contenir. Hommes et femmes sont indistinctement condamnés à être brûlés vifs ou décapités sur la place du marché. Quelques-uns seulement sont ou fustigés ou bannis (2). Ces cruelles exactions allaient allumer un feu caché sous la cendre et produire, comme nous allons le voir bientôt, un ter-

(1) *Histoire particulière des troubles advenus à Valenciennes*, par Doudelet, p. 2.

(2) *Chronique ms. relative à Valenciennes*, année 1562.

rible incendie. Une destinée providentielle semblait veiller sur Simon Faveau et Philippe Mallart, les deux principaux auteurs de tous ces troubles, car ils échappèrent encore une fois aux tortures et aux supplices. Nous les verrons reparaître sur la scène, mais avec moins de bonheur ; car les sbires de l'inquisition ne laisseront plus échapper ces deux *trompettes de l'hérésie*. Tel fut le prologue de la tragédie sanglante qu'on devait voir représenter quelques années plus tard.

Comme aux premiers temps du christianisme, loin d'étouffer dans des flots de sang les convictions vives et ardentes de la Réforme ; loin d'effrayer, par les tortures et les supplices, les croyances ferventes des dissidents, on ne fit que cimenter plus solidement les convictions nouvelles. Plus d'un nouveau croyant ambitionnait la palme du martyre. Jusqu'alors on n'avait fait les prêches que dans les maisons des particuliers ; on commença bientôt par s'assembler dans les bois voisins, puis aux monts Hauwis et d'Anzin, au marais de l'Epaix et aux campagnes environnantes. [A cette nouvelle, la duchesse de Parme envoie le marquis de Berghes à Valenciennes avec quatre compagnies de chevaucheurs et autant de gens de pied. Ces troupes faisaient le guet sur les remparts, nuit et jour, et montaient la garde à la halle de Messieurs de la ville. Malgré tous les efforts et les défenses du Magistrat, le gouvernement espagnol, s'apercevant bien que les peuples se

détachaient de sa cause , eut recours à un moyen dont
on a souvent abusé depuis, mais qui n'a jamais donné
un appui bien solide aux gouvernements qui y ont eu
recours.... Il fit prêter à tous les bourgeois, entre les
mains du grand-bailli de Hainaut, un serment de fidélité au roi d'Espagne. Le 13 d'octobre 1564, M. de
la Hamaïde est chargé d'engager cent piétons pour la
garde de la ville , en remplacement des quatre enseignes des gens de pied. Mais, le 10 décembre suivant,
la dissolution de cette nouvelle troupe est prononcée,
et on organise trois compagnies de bourgeois compo-
sées chacune de cent hommes. On choisit pour les
commander trois honorables et fameux habitants, qui
étaient Michel Herlin, seigneur de Jeanlain, que nous
retrouverons plus tard comme l'un des principaux chefs
de la lutte sanglante qui se préparait, Jean Pottier et
Claude Delehove (1). Les prêches continuaient et les
ministres de la Réforme voyaient avec plaisir augmenter chaque jour le nombre de leurs partisans. A dater du
7 juillet 1566, le prêche se tient quotidiennement au
marais de l'Epaix, dans un lieu appelé les Baillettes, et
au mont d'Anzin. On y compta d'abord cinq mille personnes, et quinze jours plus tard le nombre s'éleva jusqu'à douze mille. La police voulut troubler ces réunions
si nombreuses ; alors les novateurs s'armèrent de fu-
sils, d'épées, de hallebardes et placèrent des sentinelles

(1) *Histoire particulière des troubles advenus à Valenciennes*, par
Doudelet, p. 7 et suiv.

pour garder leurs avenues. Des affiches toutes spéciales indiquaient le lieu et l'heure du rendez-vous. Le prédicant montait sur une chaire que les plus zélés avaient apportée sur leurs épaules ou sur un charriot; sa tête était abritée contre la pluie ou le soleil par une toile qu'on avait tendue. Le peuple, fanatisé par ses ministres, expliquait l'évangile à sa manière et n'avait plus que du mépris pour les dogmes sacrés de l'église de Rome. Débordé par le zèle enthousiaste et l'exaltation frénétique des réformés, le Magistrat, dans la bonne intention d'apaiser tous ces troubles, délègue vers la duchesse de Parme François d'Outreman, Simon Logier et sept autres de la ville qu'on croyait partisans déclarés de la secte calviniste. Pendant qu'ils attendent à Bruxelles leur tour d'audience, ils apprennent que leurs frères en Christ d'Anvers ont abattu les images et saceagé les églises. Deux d'entre eux, sans communiquer leurs desseins à leurs compagnons, montent à cheval et galoppent vers Valenciennes. A cette nouvelle, le peuple arrive en foule sur la place dès six heures du matin, entonne quelques psaumes, puis se jette dans les églises et les couvents, où il brise les images et les statues, ruine les autels, les orgues, les fonts baptismaux et brûle tout ce qui peut servir au rite catholique (1). Là s'arrêtent le vandalisme et la ven-

____

(1) *Histoire particulière des troubles advenus à Valenciennes*, par Doudelet, p. 12 et suiv.

geance de ce peuple aveuglé par le fanatisme. Tous les individus appartenant aux ordres religieux sont respectés et à l'abri de toute espèce d'outrages. Ce qui prouve, du reste, que ce n'était pas un instinct de cupidité et de pillage qui poussait les novateurs à toutes ces barbares destructions, c'est que l'or fondu sortait de plusieurs églises et spécialement de celle du cloître de St.-Paul. Révoltés de tous ces désastres vraiment déplorables, quelques bourgeois catholiques s'exilèrent volontairement à Condé, abandonnant, dit un historien, tous leurs biens à *la gueule de ces loups affamés.* Cette sédition eut lieu le 24 août 1566. Le Magistrat n'avait plus assez de puissance pour arrêter toutes ces dévastations. La masse de la bourgeoisie n'écoutait plus que la voix entraînante de ses ministres et que les ordres du Consistoire, espèce de pouvoir exécutif composé de six membres : 1° Michel Herlin fils, 2° François Patou, marchand, 3° Jean Theillier, jadis marchand de sayes, âgé de cinquante ans environ, homme riche et de bonne réputation, 4° Pierre Delerue, fabricant de cires en la rue Cardon, âgé de trente-cinq ans et doué d'une éloquence naturelle qui lui permettait parfois de remplacer le ministre, 5° Mathieu Delhaye, drapier et sayeteur, 6° Roland Leboucqz, marchand de sayes (1).

(1) Ce nom, se trouvant effacé dans la plupart des chroniques manuscrites, a permis à tous ceux qui ont étudié les douloureux évé-

La guerre était imminente. Les deux mois suivants se passèrent en trèves et en négociations qui ne servirent qu'à rendre les conditions du Consistoire plus exigeantes et à souffler dans son sein cet esprit d'insubordination qui devait lui être si fatal plus tard. Tandis que les ministres de la Réforme préparent la Cène à St.-Géry, les trois compagnies de bourgeois sont cassées par ordre de M. de Noircarmes. Deux capitaines, Delchove et Pottier, obéissent et sortent de la ville; mais le troisième, Michel Herlin, devient, pendant le siège qui allait se faire, commandant en chef des mu—

nements de cette époque de faire une foule de conjectures sur le rang de ce membre du Consistoire et sur l'importance de sa famille. M. Arthur Dinaux, dans son savant article sur les Huguenots à Valenciennes (*Archives du Nord*, t. II, 1re série, p. 432), dit que quelques descendants rentrés dans le sein de l'église n'ont voulu laisser aucune trace de ce *crime de famille*. Nous avons été assez heureux pour découvrir ce nom si mystérieux dans une histoire manuscrite appartenant à la bibliothèque publique de Valenciennes et dont voici le titre : *Brief recueille de plusieurs histoires commenchant au commenchement du monde*. C'est une espèce de chronique qui concerne principalement Valenciennes et qui finit en 1606. Voici probablement, du reste, comment s'est effectuée cette petite lacune historique. Simon Leboucqz, l'historien, ne partageant pas les sympathies religieuses de son parent et ne désirant pas que la postérité connût qu'il fut l'un des plus chauds partisans de la Réforme, biffa son nom dans toutes les histoires particulières des troubles de l'historiographe Doudelet ; mais, par un oubli involontaire et que beaucoup de gens comprendront fort bien, il laissa de côté le manuscrit dont nous venons de parler, quoiqu'il lui appartînt. L'impartialité de l'histoire doit être égale pour tous ; elle doit fort peu s'inquiéter de toutes ces susceptibilités, de tous ces petits arrangements de famille. A chacun ses œuvres, la vérité pour tous ; voilà ses devoirs !!!

tins. De part et d'autre on ne se fait aucun quartier ;
si M. de Noircarmes harcèle ceux de la ville, ceux-ci
n'épargnent pas les soldats royaux ; et loin de reculer
devant la lutte qui se présentait, les rebelles semblent
braver hardiment les avertissements du grand-bailli.
Valenciennes offre un aspect tout militaire ; tout le
monde devient soldat, et les pierres des tombeaux sont
enlevées pour réparer les brèches que le temps a faites
aux murailles. Philippe Lefebvre, Jean Mathieu et
Georges Leblon deviennent les capitaines improvisés
des compagnies de soldats à deux patars et des tout-
nuds qui vont piller les abbayes de Fontenelles et de
Crespin. Les couvents et les églises sont bientôt remplis de munitions de bouche et de guerre ; et, dans
chaque paroisse, le Consistoire délègue des commissaires pour lever des impôts extraordinaires qui doivent
être employés aux travaux des fortifications. La plupart
des arbres et des maisons des faubourgs sont abattus
et les prairies inondées. « Le 17 décembre, un édit
» public déclare la ville rebelle au roi, prononce la
» confiscation des biens des habitants, et défend aux
» populations des autres communes des Pays-Bas de
» les secourir de conseils, d'armes, d'argent, d'aller
» sur leurs terres en armes, d'y faire des assemblées,
» sous peine d'être déclarés ennemis du roi et de la
» patrie. » Les ministres, qui savaient que la reddition de la ville était pour la foi nouvelle un véritable ar-

rêt de mort, semblent se multiplier.... Tantôt ils vo-
lent aux remparts pour soutenir le courage des bourgeois, tantôt on les voit monter en chaire pour entretenir, par des harangues pleines de feu , la fougueuse
exaltation de leurs adeptes. Les promesses de secours,
données de temps en temps par leurs frères en Christ
des villes voisines, venaient seconder efficacement les
déclamations des prédicants en augmentant la confiance
de leurs auditeurs. Michel Herlin père est élu commandant en chef, et les soldats-artisans, remplis d'un
enthousiasme fanatique, ne doutent plus de leurs pro-
chains succès. Michel Herlin veut remplir dignement
les fonctions dont on l'a honoré et tâche de remplacer
son inexpérience dans la stratégie militaire par une activité incessante. Ses soins s'étendent sur toutes les dispositions qu'on prend dans cette grave circonstance...
Il place lui-même des sentinelles avancées ; il dirige
des patrouilles et dispose de la police pour les plus
grands avantages de la ville. Noël Leboucqz, surinten-
dant de l'artillerie , surveille la pose et le feu de vingt
pièces de canon (1). Mais de fâcheuses nouvelles vien-

(1) D'Outreman et tous les historiens qui l'ont copié ont prétendu
que M. de Noircarmes enleva de la ville quatre-vingts pièces de canon. C'est là un chiffre évidemment exagéré. Du reste, dans une histoire de Valenciennes du même auteur, appartenant à la bibliothèque
publique et annotée par l'historien Simon Leboucqz qui eut entre les
mains les registres des munitions de guerre de cette époque, on
trouve que ce fut vingt pièces seulement et non quatre-vingts qui
furent *enlevées*.

nent quelque peu déconcerter tous ces préparatifs guerriers.... Le bruit se répand que les *Gueux* ont été défaits sur tous les points, qu'ils sont en fuite partout, et qu'on ne doit plus attendre de secours que de la providence. Quoique livrée à ses propres ressources, et malgré son isolement, la ville rebelle ne perd rien de son courage et de son énergie. Au mois de janvier 1567, on renvoie de la ville toutes les bouches inutiles, c'est-à-dire les religieux et religieuses, qui vont se réfugier à Condé. Vers le 12 mars, une dernière conférence a lieu à Beuvrages entre les députés de la ville, le duc d'Arschot et le comte d'Egmond, délégués par la gouvernante pour négocier un accommodement. Le Consistoire repousse avec dédain les conditions qu'on lui propose, et, trois jours plus tard, le malheureux prévôt Rasoir, qui voyait toutes ces calamités avec une peine déchirante, va reporter, malgré lui, cette triste réponse aux commissaires du gouvernement espagnol. Comme on le conçoit, les hostilités allaient se rallumer avec plus d'acharnement que jamais. La ville est immédiatement serrée de plus près. C'est alors qu'on voit les compagnies des tout-nuds faire de fréquentes et vigoureuses sorties et attaquer l'ennemi avec le même sang-froid que de vieux soldats. Une fois entre autres, ils sortent par la porte du Quesnoy et donnent sur les Royaux avec tant d'impétuosité, qu'en un moment ils détruisent tous les ouvrages des assiégeants et jettent l'épouvante jusque dans l'esprit même des chefs. Mais le seigneur de Noircarmes leur arrache cette première victoire en fondant sur eux à la tête de sa cavalerie et en les refoulant derrière leurs murailles avec l'épée dans les reins. Quelques jours plus tard, l'armée du roi s'empare de quelques maisons du faubourg de la porte Montoise, établit des retranchements et se met à l'abri du canon de la ville. La batterie est bientôt posée, et, pendant que le carillon joue les airs des psaumes de Marot, le canon gronde sans relâche. Les habitants effrayés envoient à Noircarmes des parlementaires, qui lui offrent de rendre la ville aux mêmes conditions que le duc d'Arschot et le comte d'Egmond leur avaient proposées quelques jours avant. Mais Noircarmes leur répondit d'un ton moqueur : « Quoi, vous croyez que votre condition » soit la même qu'elle était il y a trois jours ? Vous » vous avisez trop tard, Messieurs de Valenciennes ; » et, pour moi, je ne fais point de condition avec un » ennemi que je tiens déjà vaincu (1). » Pendant trente-six heures on tire trois mille coups de canon contre les remparts de la ville. Un pan de murailles tombe avec la tour St.-Nicolas qui vole en poussière, et le fossé est tout-à-fait comblé. A cette vue, le peuple est aux abois ; son courage l'abandonne ; il se ré-

____

(1) *Histoire de la guerre des Pays-Bas*, par Famien Strada, t. II, p. 24.

fugie dans les églises qu'il a jadis pillées, et apprécie maintenant toute l'horreur de la position fâcheuse qu'il s'est créée par son fol entêtement. Déjà le soldat espagnol sautait librement sur les remparts et la ville allait être livrée au pillage ; mais M. de Noircarmes fait sonner la retraite et rappelle toute la modération que la gouvernante avait recommandée de la part du roi ; puis il se met à la tête de son armée et s'avance vers la ville. A son approche, une troupe innombrable de femmes et d'enfants, tenant des rameaux verts à la main, viennent se précipiter à ses genoux pour demander pardon et miséricorde. De Noircarmes se rend droit à la Salle-le-Comte et préserve la ville du pillage et du massacre dont elle était grandement menacée. Les bourgeois sont désarmés, les vingt pièces de canon sont enlevées avec toutes les munitions de guerre. Le Magistrat est déposé, les habitants sont privés de tous leurs anciens privilèges et immunités, et le gouvernement militaire de la ville est confié à M. de la Hamaïde, prévôt-le-comte. Ce succès valut une gloire immense à Noircarmes. Dès qu'ils virent que tout était perdu sans retour, les ministres Pérégrin de Lagrange et Guy de Bray étaient parvenus à s'échapper avec Michel Herlin fils, quoique les portes eussent été immédiatement fermées après la reddition de la ville. Leur bonheur fut de courte durée ; car ils furent arrêtés à Rumegies par le prévôt de St.-Amand, de là conduits à

Tournai, puis à Valenciennes. Dès les premiers jours,
Michel Herlin est fait prisonnier avec trente-six des
principaux chefs rebelles ; quelques jours plus tard,
les arrestations continuent et cent dix notables bourgeois gémissent bientôt dans les prisons. Le 18 de
mai, le procureur-fiscal de la Flandre arrive pour pro-
céder à leur exécution. Le malheureux Herlin devait
encore se trouver à la tête des nombreuses victimes
qui devaient tomber sous les rigueurs inexorables du
despotisme espagnol. Quoique gardé à vue dans sa
maison, il ne veut point subir la mort honteuse de
l'échafaud, et se frappe courageusement de six coups
de couteau. Malheureusement, ses blessures ne furent
pas mortelles, et, sur la fin de mai, on le transporta
faible et languissant, dans un fauteuil, sur l'échafaud
où le bourreau le décapita d'un seul coup. Michel Herlin fils et Jean Mathieu marchent au supplice en chan-
tant les psaumes de Marot ; les deux ministres sont
d'abord pendus sur le marché et rependus dans l'après-
dîner au mont d'Anzin. Ces terribles exécutions gla-
cèrent tous les esprits. Ce n'était là pourtant que la
première page du livre lugubre que nous devons par-
courir ; car le duc d'Albe, ce tigre à figure humaine,
devait bientôt signaler son arrivée par un redoublement
de violence et de terreur plus déplorable, en inondant
toute la Belgique du sang de ses malheureux habitants.
C'est le 22 du mois d'août qu'il arrive à Bruxelles à la

tête de son armée. Dans le commencement du mois suivant, des arrestations nombreuses s'opèrent dans cette ville, et les comtes d'Egmond et de Horne sont arrêtés dans l'hôtel de Cullembourg, où le duc les avait lâchement attirés. Ce coup d'état répandit une consternation générale et beaucoup de citoyens se condamnèrent à un exil volontaire. La gouvernante Marguerite, se voyant dépouillée de toute l'autorité et ne voulant pas servir d'instrument aux instincts féroces du nouveau gouverneur, adressa au roi des plaintes amères et demanda sa démission, qui lui fut accordée. Ce fut alors que le duc établit le *Conseil des troubles,* dont les cruautés inouies lui firent donner le surnom de *Conseil de sang*. Malgré ses formes expéditives, il ne pouvait frapper toutes ses victimes à la fois. Des satellites furent donc délégués, avec des pouvoirs illimités, dans quelques villes principales, où ils semèrent la terreur et la mort. On devait infliger un châtiment tout exceptionnel à Valenciennes, qui avait défendu avec tant de persistance les doctrines de la Réforme et qui ne s'était rendue qu'à la dernière extrémité. Cinq exterminateurs arrivent donc pour assouvir, pendant deux années consécutives, les vengeances impitoyables d'un roi aussi cruel que bigot et qui se laissait conduire par les conseils perfides de l'inquisition. Leurs noms, quoique flétris, doivent être voués à la juste indignation de la postérité. C'était : 1° Claude de la Hamaïde,

2° Sanson Le Vilain, manant et bourgeois de cette ville, 3° Antoine Lebrun, montois, 4° Clarembault, colonel d'Arras, 5° et Jean Delval, artésien (1). Bientôt chaque jour est marqué par une exécution. Le sang coule sans relâche et les malheureux détenus n'espèrent plus de protection de la justice, dont toutes les formalités sont indignement violées. Les échafauds, les gibets et les bûchers sont en permanence sur la place du marché, au mont d'Anzin et au Rolleur. Chaque citoyen tremble pour ses jours et ceux de sa famille. Le 2 mars 1568, trente-quatre habitants sont arrêtés, et le 16 vingt-un notables bourgeois sont condamnés à un exil perpétuel, avec confiscation de tous leurs biens ; enfin, depuis cette époque fatale jusqu'au mois d'août suivant, quatre-vingt-quinze victimes paient de leur vie quelques moments d'enthousiasme religieux. Châtiment d'autant plus terrible, que ces hommes, qu'on faisait alors monter sur un échafaud ou que l'on pendait à un gibet et qu'on accablait souvent d'humiliations dégradantes, ne s'étaient portés, lorsqu'ils étaient victorieux et maîtres, à aucune voie de fait contre les individus qui n'adoptaient pas leurs croyances. Qui croirait que c'était pour venger les outrages commis envers la divine morale du Christ que se commettaient toutes ces vengeances meurtrières ? C'était là un énorme blasphême, bien digne, en effet, d'aussi cruels

____

(1) Doudelet. *oper. citato,* fol. 20.

assassins!!!... Chacun, du reste, cherchait son salut
dans la fuite ou des retraites inconnues ; et le 5 septembre on compta deux cent-douze personnes absen-
tes de la ville. C'était à regret que les bourreaux
voyaient échapper leurs victimes. Pour découvrir ceux
qui se cachaient dans les provinces, on eut recours à
la ruse et au mensonge. Le duc d'Albe adressa à toutes les municipalités un placard par lequel il promettait
un pardon général. Tout le monde reconnut facilement
la perfidie de ce piège cruel, et personne ne se montra. Alors, enivré par un fanatisme de cruauté digne
des bêtes féroces, il fit redoubler l'activité des recherches.... Les échafauds furent de nouveau inondés de
sang et les bûchers s'allumèrent avec une nouvelle ardeur. Cette amnistie menteuse ralentit pourtant le
nombre des exécutions violentes, et, pendant les quatre derniers mois de l'année, Valenciennes n'eut à déplorer que six victimes. On ne tarda pas à voir que
cette modération n'était que feinte et ne devait servir
qu'à préparer de nouveaux excès. Dans le mois de janvier 1569, cinquante-sept personnes sont livrées entre les mains du bourreau. A la vue de toutes ces tortures et de ces nombreux supplices, la fuite des habitants se renouvelle, et c'est à cette époque qu'on peut
rapporter l'émigration des ouvriers en laine. La plupart
allèrent chercher un asile dans l'Angleterre , qui n'eut
pas lieu de s'en repentir ; car tous ces artisans y établi-

rent des manufactures d'étoffes de laine qui augmentè-
rent considérablement les forces et la prospérité de ce
pays. Après ces nombreuses fournées du mois de janvier, le nombre des victimes alla en diminuant, et, jusqu'à la fin de l'année, on n'exécuta plus par le fer ou la
corde que seize hérétiques. Aux échafauds et aux gibets
qu'on fait enlever au mois de juillet devaient bientôt suc-
céderd'autres désastres. D'abord Valenciennes est privée detous ses droits, privilèges et franchises ; à l'imita-
tion de leurs chefs, les soldats ne gardent plus de mesu-
reet menacent chaque jour de livrer la ville au pillage.
Tous les biens, rentes et héritages de tous ceux qui
avaient pris quelque part aux derniers troubles, sont
confisqués au profit de Sa Majesté très-catholique ; et,
voulant enchaîner pour toujours l'esprit d'indépendance des bourgeois-artisans, le duc d'Albe fait bâtir,
entre les portes d'Anzin et de Paris, un château appelé
la Redoute et pour lequel les habitants dûrent payer
cinquante-huit mille livres. Quelques enseignes d'Espagne arrivent bientôt avec toutes leurs *ribaudes* pour
y tenir garnison. C'était probablement avec de misérables prostituées que les commissaires de Philippe II
espéraient combler le vide qu'avaient produit toutes
leurs atrocités et leurs lâches persécutions.

Après tant de proscriptions et de massacres, Valenciennes n'avait plus assez de forces pour secouer le
joug honteux sous lequel elle courbait son front jadis

si glorieux. Quelques courageux bourgeois espéraient
délivrer la cité de la tyrannie espagnole en entretenant
quelques intrigues avec les huguenots français. Chaque jour, on voyait arriver de France, par escouade de
six ou dix, beaucoup de gentilshommes et de soldats
huguenots. Ils venaient à Valenciennes comme à une
fête de délivrance...... « Réjouissez-vous, mes amis,
» disaient-ils aux paysans qu'ils rencontraient, nous
» venons en ce pays pour votre bien ; vous ne serez
» plus sujets aux Espagnols ; vous jouirez de la liberté
» de conscience. » Le 24 mai, vers dix heures du
soir, les *Gueux*, commandés par les seigneurs de Famars et de Marquette, s'assemblent sur la place du
marché, attaquent l'hôtel-de-ville, en chassent M. de
la Hamaïde, prévôt-le-comte, qui ne dut son salut
qu'au courage et à la bonne contenance des hallebar-
diers. Les *Gueux* s'emparent des clefs de la ville, et,
pendant toute la nuit, ils parcourent les rues en criant :
Orange, Orange ! Liberté, liberté !!.. Presque toute
la bourgeoisie se jeta dans le parti de ces nouveaux li-
bérateurs qui, une fois maîtres absolus, se mirent à
piller les monastères, les églises, et à enlever toutes les
argenteries et les ornements les plus précieux. Les
Espagnols retranchés dans la *Redoute* lancèrent quelques bordées de canon et brûlèrent neuf ou dix maisons. Cet état de choses dura jusqu'au 29, jour où M.
de Cappre vint de Tournai avec trois enseignes de pié-

tons ravitailler la citadelle. A cette nouvelle, les chefs des *Gueux* montent à cheval et s'enfuient bride abattue, abandonnant lâchement tous leurs partisans à la colère des ennemis. Les troupes du château s'avancent immédiatement dans la ville, sans rencontrer de résistance, et livrent tout au pillage. Les habitants connaissent fort bien tout le ressentiment terrible de leurs anciens maîtres ; aussi, tous les bourgeois, femmes et enfants, abandonnent leurs maisons et se sauvent en poussant des cris et des lamentations déchirantes. Le soldat irrité ne respire plus que la vengeance ; un riche butin ne peut le satisfaire entièrement, il ne craint pas d'attenter à l'honneur des femmes et des filles qu'il peut rencontrer. Tout le monde se pousse tumultueusement vers la porte Cardon , qui était la seule porte ouverte ; mais chacun met tant d'empressement à vouloir fuir, que tout ce peuple effrayé formait, pour ainsi dire, une masse immobile. Dans leur désespoir, plusieurs bourgeois et quelques jeunes femmes qui préfèrent la mort au déshonneur se précipitaient courageusement du haut des murailles avec leurs jeunes enfants. Après tous ces horribles massacres, la ville est saccagée pendant huit jours consécutifs par une soldatesque avide et brutale qui remplit le château d'immenses richesses. Quelques jours plus tard, les bateliers de Condé et de Tournai sont mis en réquisition pour emmener ce riche butin et le vendre dans les villes voisines. La plupart des Français périrent à la porte Cardon ; et quant à ceux qui s'échappèrent , ils avaient reçu des blessures si graves qu'ils succombèrent en route. On en fit quatre-vingt-cinq prisonniers de guerre, et, le 18 du mois d'août, cinquante-quatre furent noyés, vers huit heures du soir, par le bourreau de la ville. Cette noyade eut lieu à l'arc de la Salle-le-Comte, près la poterne. On les liait à neuf ensemble, puis on les précipitait dans l'Escaut, qui engouffrait les derniers cris de ces malheureuses victimes. Le reste fut pendu et enterré dans une fosse commune, derrière la halle aux draps.

Telle fut à Valenciennes la fin déplorable d'une guerre entreprise en faveur de la liberté de conscience et qui ne produisit qu'*une tempête de sang* (1). Après tant de forfaits et de cruautés, le duc d'Albe ne craignit pas de se faire élever une statue en bronze dans la citadelle d'Anvers. Le peuple et la noblesse étaient à ses pieds, et sur le piédestal était gravée une inscription fastueuse qui le représentait comme l'appui de la religion, le restaurateur de la paix et de la justice dans les Pays-Bas. C'était là une dernière insulte qui souleva toute la juste colère des peuples et que la plupart des historiens ont flétrie avec une noble indignation. Après avoir fait mourir par la main du bourreau dix-huit mille personnes, comme il s'en vantait lui-même ;

(1) *Histoire de la Guerre des Pays-Bas*, par Famien Strada, t. II, p. 33.

après avoir ruiné et frappé au cœur l'industrie et la prospérité de la Belgique ; après avoir enchaîné toutes les belles libertés du pays et transformé de riches et populeuses contrées en un immense désert, ce n'était point le glorieux héritage d'un Titus ou d'un Trajan que le duc d'Albe devait revendiquer, mais bien celui d'un Néron ou d'un Caligula.

Quand on a lu toute cette longue série de crimes et d'atrocités ; quand on a suivi toutes les souffrances, assisté à toutes les convulsions qui ont, dans ces époques désastreuses de réaction et de violence, décimé les populations, on recule tout épouvanté.... On voudrait se retirer du monde pour oublier toutes les sanglantes tragédies du passé et se livrer tout entier aux espérances flatteuses de l'avenir. Mais, hélas ! les lois qui régissent les peuples sont immuables comme celles de la nature. Après le duc d'Albe apparaissent Cromwel et Robespierre !!!

En 1573, Don Louis de Requesens, grand-commandeur de Castille, fut chargé du gouvernement des Pays-Bas. Malgré tous les impôts et les confiscations extraordinaires dont son prédécesseur avait surchargé les peuples de la Belgique, il trouva à son arrivée les finances complètement épuisées et le pays tout-à-fait ruiné et sans ressources. Le soldat, ne recevant plus de solde depuis deux ans, n'écoutait plus les ordres de ses chefs et n'assiégeait plus les villes ennemies que dans l'espoir de faire quelque riche butin. Les Etats, de leur côté, refusaient leur concours et le peuple ne dissimulait plus sa haine contre les Espagnols. Il n'y avait point d'artisan dans les boutiques ni de paysan dans les campagnes qui n'employât le gain de son travail pour acheter un casque et une arquebuse (1). L'année suivante, Philippe de Lalaing fut nommé grand-bailli de Hainaut et gouverneur de Valenciennes, à la satisfaction générale; le Magistrat de la ville fut recomposé et quatre cents citoyens formèrent, comme par le passé, quatre belles compagnies bourgeoises. Malgré tous ses soins et sa bonne volonté, Don Louis ne put arrêter les mutineries des troupes espagnoles et rétablir dans le pays l'ordre et la sécurité ; la mort vint le surprendre en 1576, accablé sous le poids des fatigues et des préoccupations de la guerre et de l'administration. Selon les coutumes et privilèges du pays, le pouvoir fut remis entre les mains du conseil-d'état, qui était composé de partisans dévoués et d'ennemis secrets de l'Espagne. Le roi Philippe eut le tort de croire que ce fractionnement de l'autorité aurait pu conjurer l'orage qui grondait dans les Provinces-Unies. Mais les évènements qui survinrent en décidèrent tout autrement. Les soldats espagnols, irrités de ne pas recevoir d'argent, parcourent le Brabant et mettent tout à feu et à sang.

(1) *Histoire de la Guerre des Pays-Bas,* par Famien Strada, t. II, p. 261.

Enhardis par leurs crimes et leurs brigandages, ils surprennent Alost, ville voisine de Bruxelles. A cette nouvelle, le peuple de cette capitale se soulève, parcourt les rues en criant aux armes, et, dans son enthousiasme guerrier, il choisit pour gouverneur le jeune comte de Hornes, grand ennemi de l'Espagne. Les principaux membres du conseil-d'état sont arrêtés, et les députés des provinces sont chargés des soins de l'administration. Quelques mois plus tard, les Espagnols sont déclarés, par un édit public, ennemis du roi et de la patrie. De tous côtés le peuple court aux armes pour délivrer le pays des tyrans qui l'oppriment. Valenciennes ne demeura pas étrangère à ce mouvement patriotique. Le placard des Etats est lu à la bretesque sur la place du marché. Immédiatement après cette lecture, les soldats du château veulent se venger et piller la ville. La cloche d'alarme sonne ; les bourgeois arrivent de tous côtés avec l'arquebuse sur l'épaule et refoulent les pillards dans la forteresse. Le siège de la Redoute est résolu, et l'on ouvre immédiatement des tranchées près des Chartriers ; chaque corps de métier fournissait dix hommes, qui travaillèrent avec ardeur, malgré le feu de l'ennemi. Pendant la direction de ce siège, les troupes allemandes, qui étaient logées en ville et qui avaient probablement quelqu'intelligence avec les Espagnols, se rassemblent en armes sur la place du marché. Malgré ce fâcheux contre-temps, les bourgeois ne perdent pas courage.... Bientôt la place du marché est cernée de toutes parts, et à chaque fenêtre on voit briller la gueule d'un mousquet ou d'une arquebuse. Les Allemands, effrayés de la fermeté et de la bonne contenance des bourgeois, déposèrent les armes et se rendirent à discrétion. Après cette première victoire, les bourgeois retournent au siège qu'ils ont entrepris. Dans les premiers jours du mois de novembre, on envoie une sommation au nom des Etats, et le 8 les Espagnols abandonnent la citadelle, tambour battant et enseignes déployées. En signe de réjouissance, ceux de la ville firent tirer le canon, sonner les cloches et chanter un *Te Deum*. L'année suivante, tous les anciens droits, privilèges et franchises sont rendus à la ville, et le 22 du mois d'octobre la Redoute est démolie et rasée au pied en présence du gouverneur, comte de Lalaing. Tout le monde travailla avec une ardeur et un enthousiasme vraiment incroyables, et les bourgeois célébrèrent avec une franche allégresse cette victoire remportée sur leurs oppresseurs.

A dater de cette époque, deux partis vont, pendant le reste de ce siècle, plonger toute la nation dans les désordres de l'anarchie. Le pays est sans cesse sillonné par les armées du roi et des états-généraux, qui, dominés par les insinuations révolutionnaires du prince d'Orange, ont levé l'étendard de la révolte. Les deux factions, aveuglées par une haine passionnée, se font une guerre acharnée... Partout le peuple est livré aux tortures de la misère et de la famine ; partout les campagnes ravagées sont inondées de sang, et, de la ville, on peut voir les villages environnants dévorés par les flammes. Ce fut lors, dit d'Outreman (1), que l'on sentit à Valenciennes les trois fouets de Dieu, c'est-à-dire la peste, la guerre et la disette. Malheurs affreux allumés par l'ambition et la torche infernale des guerres civiles !!!

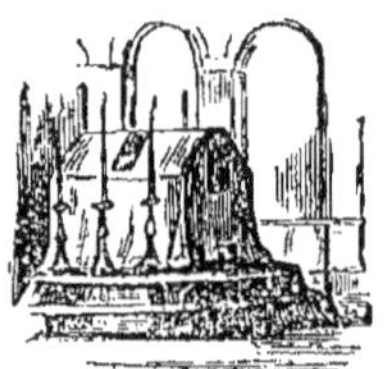

(1) *Histoire de Valenciennes*, p. 237.

NOTICE HISTORIQUE.

CHAPITRE SEPTIÈME.

SOMMAIRE.

—

L'archiduc Albert d'Autriche et l'infante Isabelle-Clara-Eugénie gouvernent les Pays-Bas. — Bonheur de leur règne. — Les provinces belgiques deviennent de nouveau la propriété de l'Espagne. — Guerre entre la France et l'Espagne. — Misère affreuse du pays. — Toutes les villes du Hainaut sont soumises. — Résistance de Valenciennes. — Le maréchal de la Ferté est fait prisonnier sous ses murs. — Mariage de Louis XIV. — Paix. — Nouvelle guerre. — Etat du pays. — Siège et prise de la ville. — La citadelle est rebâtie. — Valenciennes revient pour toujours à la France.

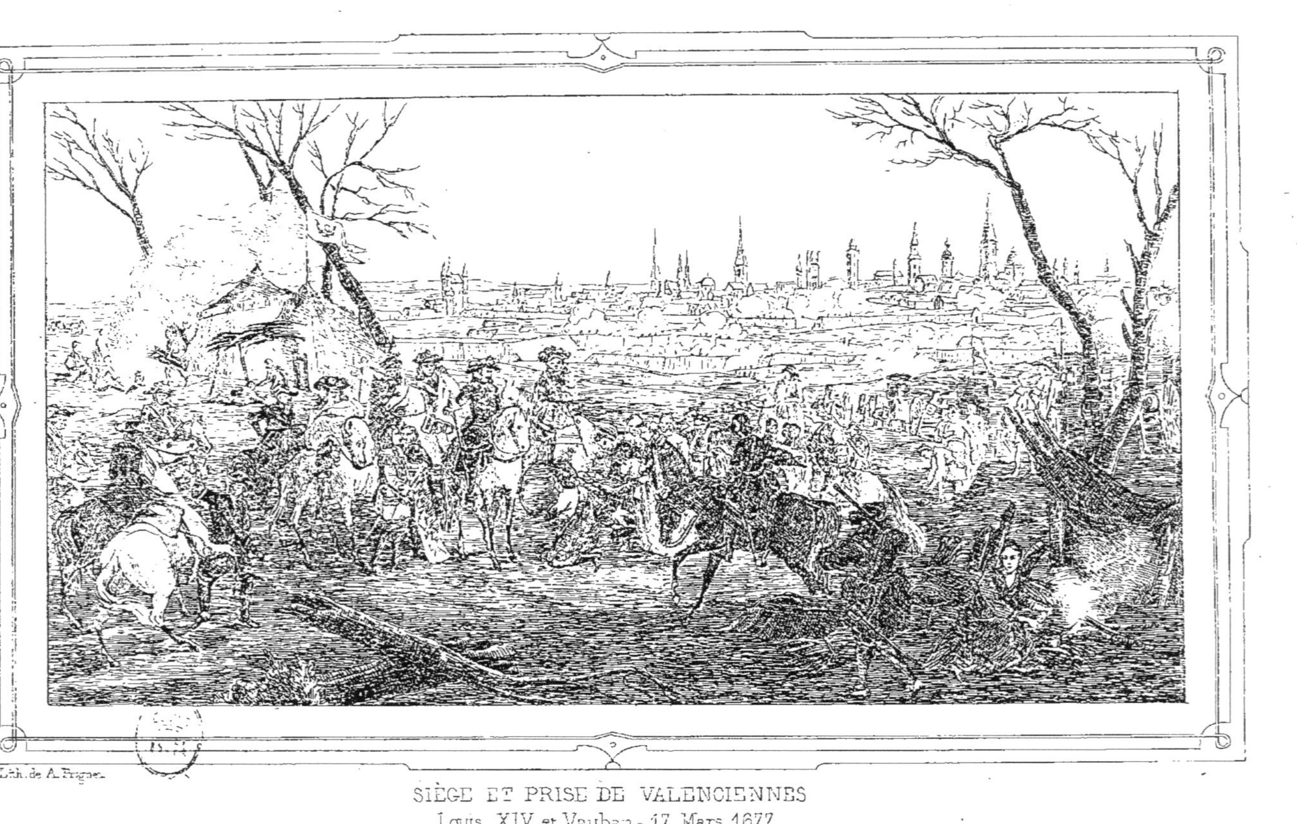

Lith. de A. Roger.

SIÈGE ET PRISE DE VALENCIENNES
Louis XIV et Vauban - 17 Mars 1677.

NOTICE HISTORIQUE.

XVIIe SIÈCLE.

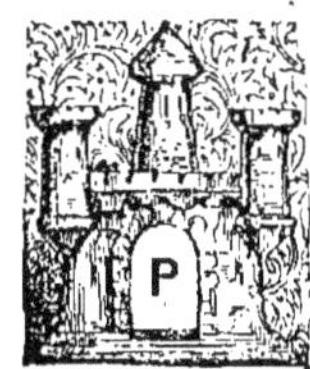

hilippe II venait de mourir.... Le gouvernement de l'Espagne languissait entre les mains débiles de son fils, Philippe III , tandis que l'infante Isabelle-
Clara-Eugénie, sa fille , succédait par
contrat de cession à la souveraineté des Pays-Bas. A

cette époque, les provinces belgiques se trouvaient,
pour ainsi dire, entre deux feux. D'un côté, la Hollande faisait une guerre offensive ; de l'autre, la France
pénétrait en Hainaut et mettait tout à feu et à sang. —
Ce ne fut qu'au mois de février 1600 que la princesse
fit son entrée à Valenciennes avec son mari, l'archiduc
Albert d'Autriche. Sous leur règne pacifique, Valenciennes commença à respirer et à se remettre de toutes les nombreuses calamités qui avaient ébranlé jusque dans ses fondements son ancienne prospérité. La
justice, le commerce, les sciences, les arts, l'économie,
l'agriculture, réparèrent en partie les malheurs passés.
Enfin, après avoir publié un grand nombre de règlements fort utiles, l'archiduchesse mourut sans enfants,
et le royaume des Pays-Bas fut de nouveau soumis à la
juridiction arbitraire du gouvernement espagnol. Philippe IV, son neveu, fut donc appelé à recueillir ce bel
héritage. Les hostilités ne tardent pas à éclater entre
la France et l'Espagne. Les frontières sont sillonnées
dans tous les sens par les troupes de ces deux puissances rivales. Le soldat espagnol, manquant de pain
et d'argent, exerce sur les peuples, déjà épuisés par
des impôts fort onéreux, mille cruautés barbares.
La noblesse est réduite aux abois ; le clergé même
est opprimé et appréhende une ruine totale de la religion et de tout le pays par une invasion générale

des Hollandais, qui étaient victorieux sur tous les points (1).

Presque toutes les villes du Hainaut furent soumises à la France, à l'exception de Valenciennes, devant laquelle le maréchal de la Ferté fut fait prisonnier avec quatre mille hommes. La paix conclue par le mariage de Louis XIV avec Marie-Thérèse d'Autriche fut de fort courte durée ; car la guerre éclata de nouveau immédiatement après la mort de Philippe IV. Louis XIV pénètre dans le Hainaut à la tête d'une armée nombreuse et le soumet avec une rapidité vraiment merveilleuse. Cette conquête était d'autant plus facile, que le peuple était fatigué des brigandages et des déprédations continuelles du soldat espagnol qui avait besoin de pillages pour vivre. Dans certaines villes même, on trouvait à peine quelques compagnies de troupes complètement dépourvues de munitions de bouche et de guerre. Tout le pays était dans la plus profonde misère.

La Hollande, jalouse des victoires rapides de la France, avait oublié toutes ses anciennes inimitiés et avait réuni ses forces à celles de l'Espagne. Le prince d'Orange et le duc de Villa-Hermosa arrivent à Valenciennes avec une armée de soixante mille hommes, dans l'intention de sauver la ville de Bouchain, assiégée par les Français. Malgré tous leurs efforts combinés, Bouchain se soumet à la France quelques jours

____

(1) *Hist. générale du Hainaut*, par Delwarde, t. II, p. 698.

plus tard. Valenciennes est serrée de plus près et bloquée dans les formes le 28 février 1577 (1). Le roi arriva au camp (2) le premier de mars avec dix mille hommes, qui, réunis aux autres troupes bloquant la ville, portèrent le nombre des assiégeants à trente-cinq mille hommes. La tranchée fut ouverte le 10, et les batteries posées immédiatement. L'une fut placée à la main gauche de la Croix d'Anzin, près du chemin de la rivière du Noir-Mouton ; la seconde du côté de la porte d'Anzin, au-dessus du Mont-Bouillon ; et la troisième entre les deux précédentes , tellement que l'attaque ne fut dirigée que d'un côté. Le 12, à six heures du matin, toute l'artillerie commença à foudroyer la ville. On y envoya plus de trois mille boulets chaque jour. Le 13, après une canonnade qui n'avait pas discontinué , on commença, vers les sept heures du soir, à jeter des bombes avec vingt-deux mortiers. Le 16, il ne restait pas une seule maison sur les paroisses de St.-Jacques et de St.-Vaast. Le couvent des Jésuites avait reçu plus de trois cents bombes et était brûlé et renversé. Trente étaient tombées sur l'église St.-Jacques,

(1) Tous les détails qui vont suivre, concernant le siège de la ville, sont extraits de divers articles publiés dans le tome II du Journal du Hainaut. L'auteur, M. Debavay, en a copié quelque partie dans les lettres intéressantes de Pélisson, qui, comme on sait, assista et suivit attentivement toutes les opérations faites à cette occasion par l'armée française.

(2) Sur le mont Hauwis ou Jovis.

vingt sur celle de St.-Vaast et quatre sur l'abbaye de St.-Jean, dont une découvrit entièrement le chœur de l'église et une autre le réfectoire. Le nombre des bombes jetées dans la ville, dans un court espace de temps, fut de deux mille cinq cents, et celui des boulets de plus de quinze mille. Le 17, vers huit heures du matin, la ville fut surprise d'une manière extraordinaire, au grand étonnement de l'Europe, et faillit être entièrement livrée au pillage (1).

(1) Comme le rappelle l'auteur, toute l'Europe fut étonnée de voir une ville qui passait pour bien fortifiée si rapidement soumise à la domination de la France. On crut généralement que les assiégeants avaient des intelligences dans la place et que la trahison avait joué un grand rôle dans cette surprise merveilleuse. Ce qui donna quelque créance à cette supposition, c'est que ce ne fut pas par une ruse de guerre que Valenciennes tomba au pouvoir de l'ennemi. L'attaque, au contraire, eut lieu en plein jour, à huit heures du matin ; et, dès le premier choc, les Espagnols prirent la fuite sans qu'il se trouvât aucun chef pour les retenir à leur poste. Les Français commencèrent par s'emparer des premières maisons de la rue d'Anzin, qui s'étendait alors jusqu'à l'Escaut, et s'y retranchèrent. C'est à cette vue seulement que les bourgeois coururent aux armes et que onze cents d'entre eux payèrent courageusement de leur vie leur héroïque résistance. — Nous ne faisons qu'émettre des doutes sur ce sujet historique, espérant que d'autres seront assez heureux pour pouvoir l'éclaircir. Nous savons déjà que deux estimables savants de cette ville, MM. Arthur Dinaux, rédacteur de l'*Echo de la Frontière,* et L. Deffaux, secrétaire de la mairie, ont en leur possession une espèce de journal manuscrit qui relate jour par jour tout ce qui s'est passé à l'intérieur de la cité pendant le siège en question. L'auteur de cette relation, encore inédite, est un prêtre qui s'appelait Dehaynin et qui mourut à Valenciennes quelques années plus tard. Ces documents précieux sous plus d'un rapport sont en fort bonnes mains ; aussi ne craignons-nous pas de dire que nous sommes près du jour où la vérité tout entière nous sera dévoilée.

Le côté de la ville contre lequel l'attaque était dirigée offrait aux assiégeants deux demi-lunes en avant d'un ouvrage couronné, palissadé et fraisé. L'approche en était défendue par un bon fossé qui était coupé de deux traverses servant à joindre cet ouvrage aux deux demi-lunes. Dans l'ouvrage couronné, il y avait une autre demi-lune bordée d'un fossé. Derrière était un bras de l'Escaut, ensuite un ouvrage appelé le *Pâté*, séparé des murs de la ville par le principal lit de l'Escaut, qui coulait entre deux. Les remparts dominaient sur tous ces ouvrages qui, outre le canon qu'ils avaient pour leur défense, étaient encore protégés par ceux de la ville. Le 16, au soir, le roi avait donné ordre à ses *Mousquetaires* et aux grenadiers à cheval de la maison qu'on appelait *Riotors*, du nom de leur chef, et à des détachements du régiment des Gardes et de celui de Picardie, d'attaquer l'ouvrage couronné le lendemain et de tâcher de s'y loger. Mais il fut bien étonné, à neuf heures du matin, lorsqu'il distingua à leurs habits rouges ses *Mousquetaires* qui étaient déjà dans la demi-lune enfermée dans l'ouvrage couronné. Sans perdre de temps à attaquer les deux demi-lunes avancées, ils avaient passé derrière, forcé et pris avec une ardeur et une célérité vraiment incroyables l'ouvrage couronné, qui les rendait maîtres de ces deux demi-lunes. Tout ce qui avait osé leur résister avait été taillé en pièces. Le reste fuyait vers le *Pâté* par un guichet

placé sur un pont qui servait de communication de
cette demi-lune au *Pâté*. Les Mousquetaires suivaient
les troupes espagnoles et entraient avec elles par le
guichet : mais la difficulté d'y passer retardait leur
marche ; la plupart grimpèrent sur des palissades fort
élevées et pointues qui fermaient l'entrée du pont aux
deux côtés du guichet, et, bravant les coups de pique
et de fusil, ils sautèrent de l'autre côté et poursuivirent
l'ennemi l'épée à la main. Il y avait un pont-levis sur
l'Escaut qui joignait le *Pâté* à la ville ; mais les Espagnols, ayant pris la fuite, le levèrent promptement et
se retirèrent sur le rempart. Là, ils braquèrent le canon contre les assiégeants. La témérité des Français
leur eût assurément coûté fort cher, si un traître ne
leur eût indiqué une porte qu'ils enfoncèrent et où ils
trouvèrent un escalier dérobé qui les conduisit au haut
du *Pâté*, où était une galerie construite sur l'Escaut et
qui communiquait aux remparts. La garnison perdit la
tête.. Les uns se précipitaient dans l'Escaut, les autres
prenaient la fuite avec tant de lâcheté, que les assiégeants ne rencontraient plus aucune résistance. Ils entrèrent dans la ville, et, y ayant trouvé un pont ouvert
sur le troisième bras de l'Escaut à l'entrée de la rue
d'Anzin, le chevalier de Moissac, cornette, et le chevalier de la Barre, maréchal-des-logis, qui commandait les Mousquetaires, en posèrent une partie près du
pont, où ils se retranchèrent à la hâte pour se défen-

dre , et logèrent les autres dans les maisons voisines , d'où ils pouvaient par leur feu écarter leurs ennemis.

Les remparts étant abandonnés, les assiégés laissè-rent le pont-levis qui communiquait au *Pâté* , et les troupes du roi entrèrent en foule dans la ville et se répandirent dans différents quartiers, où ils commirent des désordres. Cependant les bourgeois, ayant pris les armes, chargèrent trois fois les troupes qui défendaient le pont de la rue d'Anzin et furent repoussés avec très-grande perte sans pouvoir les ébranler. Onze cents restèrent sur le carreau, et les assiégeants, qui combattaient à couvert et du haut des maisons, ne perdirent pas cent cinquante hommes, parmi lesquels étaient le marquis de Bourlemont, brigadier d'infanterie et colonel du régiment de Picardie, onze mousquetaires, trois capitaines d'infanterie et un de cavalerie. Le nombre de leurs blessés ne fut que de cent, dont vingt-cinq mousquetaires. Dans des circonstances aussi critiques, le conseil de la ville s'assembla ; il ne restait plus d'autre ressource que de se faire écraser ou d'être tous passés au fil de l'épée , selon les lois de la guerre , ou de capituler. On entra en pourparlers avec le chevalier de Moissac, qui reçut et donna des ôtages ; et on députa aussitôt vers le roi pour obtenir une capitulation.

Le roi envoya les ordres les plus rigoureux pour conserver la vie et les biens aux bourgeois ; et il fut obéi. Mais, comme la ville venait d'être prise d'assaut, le

soldat, croyant que le pillage lui appartenait de droit,
l'avait déjà exercé dans plus d'un quart des maisons,
et cent cinquante habitants avaient été tués dans leur
propre demeure pour avoir défendu leurs possessions.

Louis XIV n'entra pas alors dans la ville ; il atten-
dit qu'on se fût accoutumé à sa domination et qu'on lui
donnât des preuves certaines de fidélité et d'attachement ; et ce ne fut que le 5 août 1680 qu'il y vint pour
la première fois, accompagné de la reine, de M. le
dauphin, de Madame et de toute la cour. M. de Maga-
lotti fut le premier gouverneur français de Valenciennes ; la douceur de son caractère lui acquit une grande
popularité.... Il en profita très-avantageusement pour
rallier les anciennes sympathies des bourgeois en faveur
de la maison d'Autriche à la France, pour laquelle ils
n'avaient qu'une haine profondément enracinée. Quoique la ville fût sauvée du pillage, elle fut forcée
d'élever, d'après les plans de Vauban, une citadelle
qui devait coûter quinze cent mille francs et située à
là même place où les deux autres avaient été bâties.

Quand on a assisté à toutes ces péripéties sanglantes, à toutes ces luttes terribles où le fer et le feu ont
joué les principaux rôles, on laisse volontiers tomber
la plume des mains, et l'esprit découragé jette un regard d'espérance vers l'avenir. Comme le voyageur
égaré au milieu des plaines immenses et des sables
mouvants du désert, lorsqu'il voit tout-à-coup se dé-

rouler à ses regards surpris de grandes villes et de riches campagnes, nous nous écrions avec bonheur : Arrêtons-nous ici. La destinée de notre cité se réflètera désormais dans celle de la France.... Le génie de la civilisation et de l'indépendance va épurer le caractère de ses habitants. Sentinelle avancée de sa nouvelle patrie d'adoption, Valenciennes ne demeura étrangère à aucune des actions d'éclat qui portèrent partout si haut la gloire de cette grande nation ; et, quoiqu'on ait abattu ses hautes murailles et ses tours crénelées, toujours forte et libre, elle opposera une glorieuse résistance aux attaques de l'invasion et deviendra l'une des clefs principales du pays. Le siège mémorable de 1793 prouvera, du reste, à la postérité que les Valenciennois sont toujours les héritiers directs de l'intrépidité et des vertus guerrières qui, pendant tant de siècles, ont illustré la vie de nos aïeux.

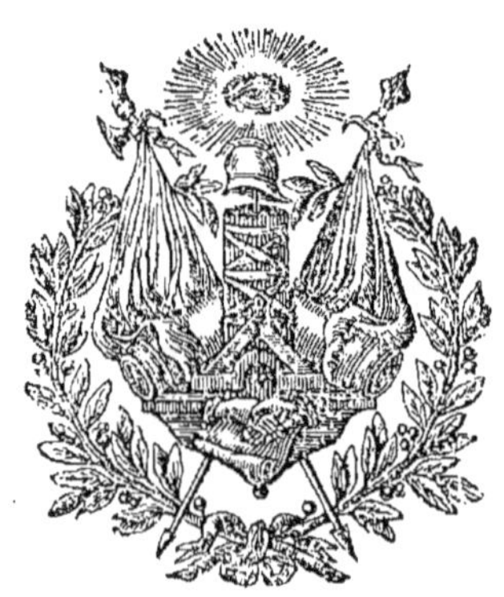

NOTICE HISTORIQUE.

CHAPITRE HUITIÈME.

SOMMAIRE.

—

Lois et coutumes. — Moralité. — Conditions hygiéniques. —
Maladies.

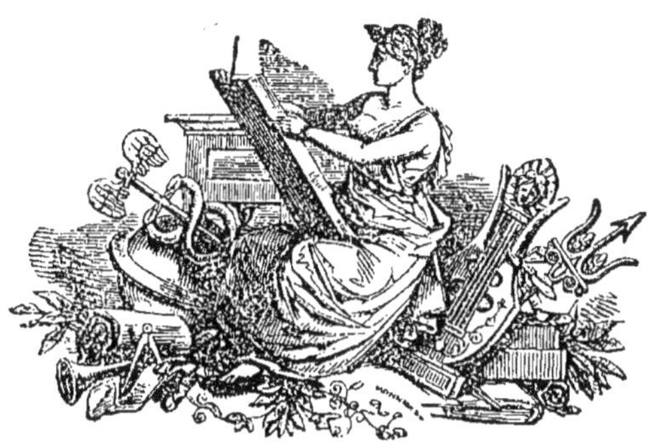

NOTICE HISTORIQUE.

ᴇɴ jetant un coup-d'œil rétrospectif sur tous les principaux évènements dont nous venons de tracer l'histoire abrégée, le lecteur pourrait déjà se former une idée de l'état moral et hygiénique de ces diverses époques. Nous croyons cependant qu'il ne sera pas inutile de nous y arrêter un moment.

Valenciennes, plus que les autres villes du Hainaut, était jalouse de son indépendance et se vantait de n'être sujette qu'à Dieu et au soleil. Ce qu'il y a de certain, c'est qu'elle eut pendant quelque temps des comtes particuliers, et, quoique gouvernée plus tard par ceux de Hainaut qui prenaient aussi le titre de comtes de Valenciennes, elle conserva ses lois et coutumes, essentiellement différentes de celles de Hainaut et d'autres provinces, et ne fut pas soumise à la juridiction de Mons. Elle jouissait de grands privilèges et franchises; aussi Jehan Froissart, l'historien, est-il fier d'être natif de *la bonne et franke ville de Valenciennes*. L'esclavage était proscrit... Les serfs et esclaves, après avoir séjourné un an et un jour dans cette ville, recouvraient leur liberté et personne n'avait le droit de les réclamer ni de les asservir de nouveau. L'effet de cette franchise s'étendait aussi aux homicides et aux endettés; elle avait été octroyée à la ville par l'empereur Valentinian. Ce droit d'asile était encore accordé aux étrangers qui avaient blessé quelqu'un entre deux soleils ou commis un homicide. Ils devaient réclamer ce privilège hors de la banlieue, et ils ne pouvaient entrer dans la cité sans l'avoir demandé et obtenu ; si le requérant cependant était pressé par ses adversaires, il pouvait y entrer jusque dans l'église St.-Pierre, sur le marché, en criant à haute voix : *Franchise, franchise !!* qui lui était immédiatement accordée, à moins que le cas

fût jugé vilain et punissable selon toute la sévérité des
lois. Toute violation des franchises amenait l'intervention immédiate du Magistrat, qui punissait le coupable,
quel qu'il fût (1). La justice est assurément la première
garantie, le lien le plus solide des droits et du patriotisme des peuples ; et si Valenciennes a acquis et mérité tant d'importance et de réputation, il faut l'attribuer à l'exécution aussi sévère qu'impartiale de ses lois
et franchises. On n'aurait vu que désordre et anarchie
dans cette ville où abondaient une foule d'étrangers et
d'inconnus, où venaient se réfugier les esclaves et bon
nombre de criminels et d'endettés, si le Magistrat n'a-
vait fait ponctuellement respecter les droits de tous les
citoyens. Du reste, le glaive de la justice était aussi
tranchant pour le prince que pour le peuple, et malheur à celui qui ne se soumettait pas aux exigences tu-
télaires des franchises !!.. Comme on l'a vu plus haut,
en 1246, le pouvoir légal sape victorieusement, par
sa résistance vraiment héroïque, les machinations usur-
patrices de Marguerite et de Charles d'Anjou ; pendant six années consécutives, il tient en échec l'abso-
lutisme et les projets tyranniques de Jean II d'Avesnes.
Quelques historiens rapportent que certaines familles
avaient acquis tant de crédit et de popularité, que leurs
maisons jouissaient, pour ainsi dire, d'un droit d'asile ;
si bien que ni le Magistrat ni le prince n'eussent osé

(1) *Hist. de Valenciennes,* par d'Outreman, p. 334.

franchir cette espèce de sanctuaire pour en extraire ceux qui s'y étaient réfugiés. Ce privilège fut aboli par Guillaume II, à la suite de différends qu'il eut avec plusieurs puissants bourgeois.

Les charges et offices n'étaient accordés qu'aux bourgeois, et plusieurs même réservés à ceux qui étaient nés en ville. Les Valenciennois avaient le droit de porter des armes en tous lieux : en l'an 1432, Thomas de Vertaing, prévôt de Maubeuge, ayant commandé à un certain Thomas Foriez de mettre bas la dague en vertu de l'édit du prince qui défendait le port d'armes dans tout le Hainaut, Foriez répondit fièrement que « ni pour seigneur, ni pour dame, il ne » l'ôterait, vu qu'il était bourgeois de Valenciennes. » Le prévôt le fit arrêter ; mais il ne tarda pas à lui rendre la liberté (1).

Si un bourgeois avait été injurié ou battu hors des banlieues, il adressait une plainte au Magistrat, qui requérait justice selon les lois et franchises de la ville. Les agresseurs étaient condamnés à une amende pécuniaire et à avoir leurs maisons abattues. On allait à cette expédition comme à la guerre. Chaque corps de métier avait sa tente et un étendard déposé entre les mains du Magistrat. Au jour indiqué, les cloches du beffroi étaient mises en branle, chacun arrivait sur le marché et la troupe se mettait en marche, suivie de

____

(1) *Hist. de Valenciennes*, par d'Outreman, p. 342.

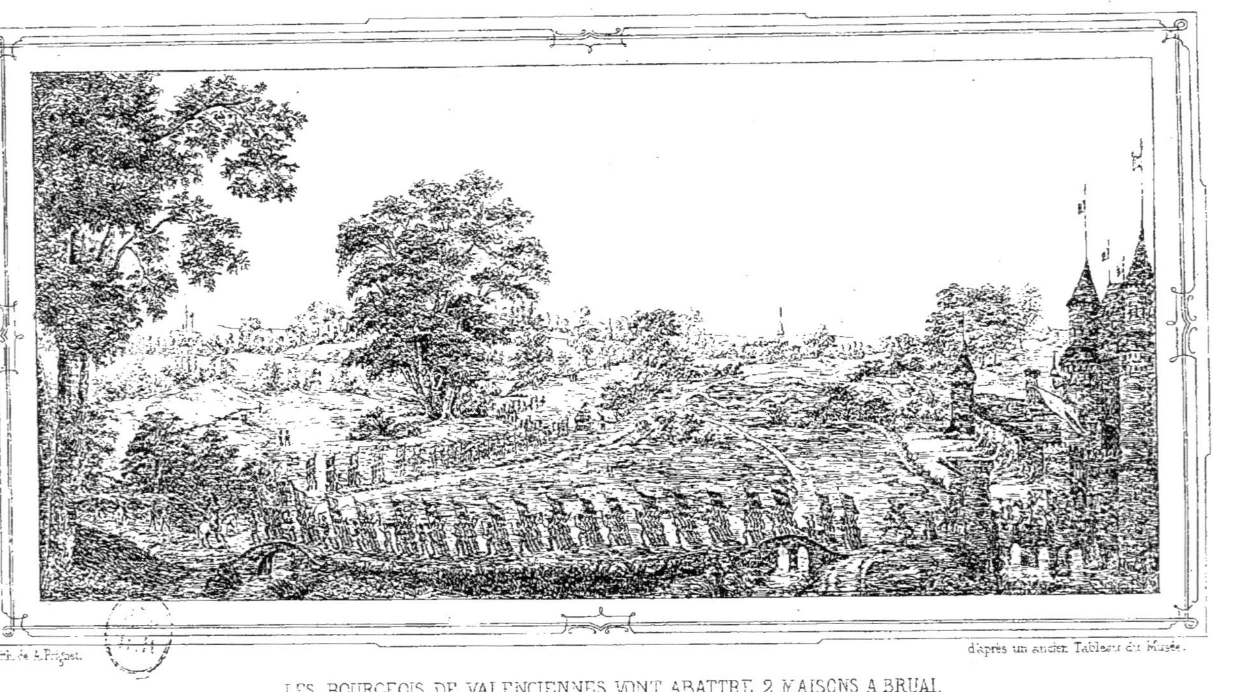

LES BOURGEOIS DE VALENCIENNES VONT ABATTRE 2 MAISONS A BRUAI.

charriots pesamment chargés de toute espèce d'usten-
siles de destruction (1). En 1458, le duc de Bourgogne abolit cet usage et les duels judiciaires. Dans
aucune circonstance, le Magistrat n'oubliait la dignité
de ses devoirs ; jamais il ne cédait à la volonté du bon
plaisir. Rois et princes, bourgeois et manants, devaient
courber le front devant la haute puissance des institutions municipales. En l'an 1463, le comte de Charolais, depuis Charles-le-Téméraire, requiert le Magistrat d'octroyer le pain de l'Hôtellerie à certaine femme
indigente, mais étrangère. Il fut éconduit ; et on tâcha
de lui faire trouver bon ce refus, parce que les bourgeois seuls pouvaient jouir de bénéfice. On ne saurait,
dit d'Outreman, montrer l'origine de ces privilèges ;
mais tous les comtes de Hainaut les ont ratifiés, nom-
mément le bon duc Philippe de Bourgogne, par sentence portée le 7 juin 1432.

On a battu monnaie à Valenciennes jusque vers l'an
1495, et, ce qu'il y a de plus remarquable dans cette
monnaie, c'est qu'elle portait les armes de la ville,
c'est-à-dire le lion et l'aigle de l'empire, et non celles
du prince. L'administration ancienne du pays était essentiellement municipale... On appelait Magistrat un
conseil composé d'un prévôt et de douze échevins qui

____

(1) *Hist. de Valenciennes,* par d'Outreman, p. 543.

On peut voir encore aujourd'hui, au musée de Valenciennes, un
vieux tableau qui représente cette marche vraiment triomphale.

portaient ensemble le nom de jurés. Le Magistrat avait
toute justice souveraine et sans appel pour les causes
criminelles. Le prévôt pouvait faire des statuts, édits
et ordonnances pour le bien et police de la ville. Indépendamment du Magistrat, il y avait deux conseils : l'un
particulier et l'autre général. Le premier était composé de vingt-cinq hommes, avec le Magistrat, et ayant
le prévôt pour président. Plus anciennement, il n'y
avait que le grand conseil ou conseil général, composé
de deux cents hommes et représentant toute la com-
munauté de la ville ; rien ne pouvait se conclure quand
la réunion ne s'élevait pas à plus de la moitié. Ses at-
tributions n'avaient aucun rapport avec tout ce qui re-
gardait la justice, qui était spécialement dévolue au
Magistrat ; il pouvait disposer des offices et de tout ce
qui concernait le gouvernement et police de la ville.
Quand un député venait au sein du conseil faire une
proposition au nom du prince, ou quand celui-ci venait
lui-même adresser sa requête, l'un et l'autre s'empres-
saient de se retirer après avoir fait connaître l'objet de leurs démarches, afin de laisser aux divers
membres toute la liberté du vote et de la discussion (1).

Par l'industrie des habitants et l'étendue de ses relations commerciales, l'état de Valenciennes était de—

____

(1) *Hist. de Valenciennes*, par d'Outreman, pp. 354 et suiv.

venu très-florissant. Les vins (1), les bois, les draps,
les toilettes, les grains, les merceries et les dentelles,
qui ont joui et jouissent encore d'une réputation euro-
péenne, faisaient l'objet de transactions continuelles
avec toutes les contrées du monde. Le sieur de Sal-
monsart assure que de son temps on comptait plus de
cinq mille métiers où l'on faisait des sayes et d'autres
étoffes analogues. L'appât du gain et l'activité de cet
immense trafic faisaient oublier la culture des lettres et
de l'étude. Il faut arriver au règne aussi long que for-
tuné de Philippe-le-Bon pour voir les sciences se produire dans les Pays-Bas. Quelques génies avaient bien,
il est vrai, fait briller quelques étincelles dans les siècles passés ; mais ce ne fut vraiment qu'à cette époque
que la raison commença à guider les esprits sérieux,
qui n'envisagèrent plus les objets que sous un point de
vue d'utilité. Sous le règne de Charles-le-Téméraire,
son successeur, malgré toutes les agitations de la
guerre, les lois et la discipline firent de grands progrès
et les mœurs furent très-rigoureusement respectées.
Les Valenciennois formaient essentiellement un peuple
de marchands, s'alliant à la noblesse et donnant parfois des fêtes fort splendides aux différents princes qui
venaient visiter leur ville. Ce ne fut que plus tard qu'on

----

(1) L'année 1575 fut si plantureuse en vins, qu'il s'en vendait à
Valenciennes, chaque samedi, dix-huit cents pièces pour le moins
(*Hist. de Valenciennes,* par d'Outreman, p. 225).

fonda un collège et que l'intelligence y fut réellement en honneur (1).

Si maintenant nous parcourons tous les documents historiques pour connaître l'état de Valenciennes dans les siècles passés et pour apprécier surtout les diverses causes nosocomiales qui y régnaient, nous trouvons une ville d'une moyenne grandeur entourée de hautes murailles crénelées, flanquées de tours et de gros boulevards, et arrosée par la Rhonelle et l'Escaut. Ce n'était qu'à Valenciennes que ce fleuve commençait à être navigable ; c'était pour cela que les anciens écrivains lui avaient donné le nom de *Port de Valenciennes.*

Des débordements nombreux occasionaient souvent de graves dégâts ; ainsi, la veille de Noël en 1532, les eaux s'enflent tout-à-coup, toutes les rues sont inondées et le marché était plein de nacelles qui allaient porter des vivres dans plusieurs quartiers. Une autre inondation eut encore lieu en 1571 et fut suivie de peste (2). Pour remédier à cet inconvénient, on a creusé depuis plusieurs canaux qui conduisent les eaux dans diverses parties de la ville. Tous ces nombreux canaux avaient encore un autre avantage, c'est que

(1) Ce fut le 10 avril 1582 que le père Eleuthère du Pont, jésuite et l'un des hommes les plus remarquables de la Compagnie de Jésus dans les Pays-Bas, vint avec quatre autres professeurs fonder un collège à Valenciennes. (Le Glay.)

(2) *Histoire de Valenciennes*, par d'Outreman, pages 193 et 220.

leurs eaux servaient aux lavages des laines avec lesquelles on fabriquait des draps, des sayes, etc., comme
nous l'avons vu plus haut.

Les constructions de nos ancêtres étaient moins
commodes et moins solides que les nôtres ; la bâtisse
se faisait généralement tout en bois, recouverte de
paille ou de joncs, et plus tard d'ardoises. Dans les
plus grandes chaleurs, la plus petite étincelle suffisait
pour produire des embrasements terribles (1). C'est
ce qui eut lieu, notamment lors de la naissance de Baudouin, futur empereur de Constantinople ; six cents
maisons furent réduites en cendres. Une autre fois,
l'incendie commence au Fossart et gagne jusqu'à l'hôtel de Maingoval, rue de la Tasnerie. Six cents maisons, appartenant à trente-deux rues, furent également
la proie des flammes. Dans ces catastrophes désastreuses, la rapidité de l'incendie était telle, que la plupart
perdaient leurs meubles, leur fortune et étaient réduits
à une position vraiment désespérante. Ceux qui avaient
eu le bonheur d'être préservés, ouvraient généreusement leurs portes aux malheureuses victimes, et, jusqu'à l'époque où l'on avait relevé les maisons détruites,
la population était obligée de vivre dans une sphère
beaucoup trop restreinte ; et, par cet encombrement

(1) En 1677, c'est-à-dire à l'époque du siège de la ville par
Louis XIV, la ville était encore bâtie moitié en bois (*Lettres de Pélisson*, t. III, p. 158).

forcé, se produisaient ces affections terribles qui ont si
cruellement décimé nos ancêtres. Les habitations, du
reste, étaient assez élevées, plus séparées à leur base
qu'à leur sommet ; de sorte que fort souvent deux maisons placées en face se touchaient presque vers leur
extrémité. Les fenêtres étaient fort étroites et de petits vitrages en plomb permettaient à peine aux rayons
du soleil de pénétrer dans l'intérieur des habitations.
De petites lucarnes laissaient passer un mince courant
d'air, et pourtant, lorsque le soleil était dans toute sa
force et dardait sur toutes ces surfaces ardoisées, il
devait faire une chaleur insupportable dans les appartements. Les rues étaient tortueuses, mal pavées,
moins larges et moins propres qu'aujourd'hui ; des
eaux fétides, croupissantes, surchargées de boues et
de matières animales en décomposition , donnaient
naissance à des émanations méphitiques (1). La hauteur des murailles qui entouraient la ville (car ce fut
seulement sous Louis XIV que Vauban fit prévaloir le
système de fortifications encore adopté de nos jours),
des rues tortueuses et étroites, des maisons élevées et
se touchant presque vers leurs sommets , empêchaient
le renouvellement de l'air et la pénétration de la lumière, ce qui ne manquait pas de donner au sol une hu-

______

(1) La ville de Valenciennes est vilaine à voir par le dedans ; ce
sont de petites rues et maisons mal bâties. Elle n'a presque rien de la
propreté des autres grandes villes flamandes (*Lettres de Pélisson,*
t. III, p. 195).

midité constante. Puis on trouvait des coudes, des angles, des impasses qui s'opposaient aux courants d'air ;
delà concentration des miasmes qui s'exhalaient de la
fange des ruisseaux. A cette époque reculée, le nettoya-
ge des égouts, l'enlèvement des immondices, ne se faisaient pas avec autant de soins et de régularité qu'aujourd'hui. Quelques cimetières trop étroits se trouvaient dans l'intérieur de la ville et venaient, par la
putréfaction progressive des cadavres qu'ils renfermaient, augmenter encore l'insalubrité de l'atmosphère (1). Les corps des notables étaient enterrés dans
les églises, où une foule empressée à écouter les pré-
dications fréquentes de leurs pasteurs allait respirer un
air infecté et corrompu.

Les hôpitaux étaient aussi nombreux qu'aujourd'hui.
Ainsi, il y avait 1° l'Hôtellerie, qui était le plus ancien ; 2° la Maison des Ladres, située hors de la porte
de Mons, spécialement consacrée à la guérison des
malheureux attaqués de la lèpre et natifs de la ville ;
3° l'hôpital de St.-Barthélemy, bâti hors de la porte
de Cambrai, destiné à recevoir les pélerins et les pauvres malades ; 4° le Petit-St.-Jean, situé rue de Vié-

(1) Une ordonnance du 10 mars 1776 porte défense d'enterrer dans
les églises et chapelles, à l'exception des seigneurs et ministres du
culte. Deux ans plus tard, le 10 février 1778, le roi publie un arrêt
par lequel il délègue des experts et des médecins qui doivent apprécier tous les inconvénients des cimetières trop étroits et entourés d'*habitations*.

warde, affecté spécialement aux chevaliers de Malte auxquels il appartenait ; 5° le Béguinage, où Jeanne, fille de Baudouin , empereur de Constantinople, bâtit et dota un hôpital dédié à Ste.-Elisabeth. Il donnait sur la rue Delsaut et la Rhonelle. Tout d'abord, l'hôpital était séparé de la fondation monastique pour tout ce qui avait rapport aux revenus ; mais, plus tard, tout fut remis sous la même direction. La comtesse Marguerite , après son divorce avec Bouchard d'Avesnes, vint habiter assez longtemps un palais fondé près du Béguinage et dans lequel il fut incorporé. De là vient le nom de rue Comtesse qu'elle porte encore aujourd'hui. 6° L'hôpital St.-Jacques, bâti par Jacques de Trith, près la porte Tournai ; on y logeait principalement les pélerins de St.-Jacques en Galice et d'autres voyageurs. 7° L'Hôtel-Dieu, considéré comme le plus vaste et le plus magnifique hôpital de la ville et des Pays-Bas ; c'est à 1430 que remonte sa fondation, dont le principal auteur fut Gérard de Perfontaine, chanoine d'Anthoing. Il renfermait soixante-douze lits. Il existait encore d'autres pieuses fondations, mais d'une moindre importance. Ainsi, c'était la maison des Pauvres Prêtres , les Sœurs Repenties, les Chartriers où l'on ne recevait que les paralytiques incapables de travailler pour gagner leur vie, les Orphelins, les Pauvres Veuves, etc. Chaque hôpital avait son administration particulière. Celui de l'Hôtellerie était

du ressort du Magistrat ; tandis que les superin-
tendants de l'Hôtel-Dieu étaient l'abbé de Saint-
Jean , le prieur des Chartreux , le prévôt de la
ville et le receveur du roi , qui nommaient quatre
confrères de St.-Jacques pour administrer les revenus de la maison. Les princes, et surtout les bourgeois enrichis par un négoce fort lucratif , avaient
compassion des malheurs incessants des pauvres et
adoucissaient en partie , par des donations nombreuses , toutes les calamités de la guerre et les
affreux tourments de la famine et de la peste.

Le nombre plus considérable des édifices et des
églises (1), les vastes terrains réservés aux nombreux
monastères, aux splendides hôtels de la noblesse et des
pairs de Valenciennes, devaient restreindre les habitations et produire un encombrement très-pernicieux.
A l'extérieur on remarquait aussi divers foyers d'infection. Au nord, on trouvait d'immenses marais qui devaient , pendant les grandes chaleurs de l'été, donner
naissance à des effluves miasmatiques ; car, à cette
époque, on ne connaissait pas encore les moyens de
dessécher ces lieux humides ; aussi, les détritus dépo-
sés sur la plage et exposés aux rayons ardents du soleil
se décomposaient, et leur putréfaction donnait nais-

(1) En 1699, Valenciennes possédait encore sept églises paroissiales , une abbaye, neuf couvents d'hommes et onze couvents de
femmes.

sance à des gaz délétères. Au couchant, on remarquait le bois de Bonne-Espérance, qui devait aussi empêcher les courants d'air, augmenter et concentrer l'humidité ; puis les feuilles mortes et d'autres débris végétaux devaient, en se putréfiant, augmenter les causes déjà si nombreuses d'insalubrité. En temps de guerre, les ennemis, comme nous l'avons vu, ravageaient et brûlaient tous les villages limitrophes ; aussi, les rues de la ville étaient jonchées de pauvres villageois qui, comme le dit d'Outreman, n'avaient point de couvert. Ce n'est pas tout. Les troupes, harassées par des marches forcées, manquant du nécessaire et exposées à toute l'intempérie des saisons, devaient, comme on le conçoit fort bien, être fort souvent décimées par des maladies épidémiques et pestilentielles ou par la dyssenterie. La ville ouvrait courageusement ses portes pour préserver ses défenseurs du glaive de l'ennemi et s'exposait généreusement aux affections si meurtrières des camps et des armées.

Dans ces temps barbares d'anarchie et de représailles sanglantes, fort souvent le droit était foulé aux pieds, les lois annihilées et la puissance brutale de la force substituée à la justice. Le bas-peuple était enclin aux crimes les plus atroces ; rien ne coûtait à sa conscience endurcie, parce que chaque jour il voyait impunément commettre l'assassinat. C'était là un résultat facile à prévoir dans ces siècles envahis par l'abrutissement, la corruption et l'ignorance ; dans ces siècles où le peuple avait toujours, pour ainsi dire , les armes à la main ; car il fallait prêter une défense continuelle à sa liberté, à sa vie, à ses biens et à sa famille. Ayant toujours devant ses yeux l'alternative de la mort ou de l'exil, le peuple devait livrer l'état à des désordres incessants , profonds , imprimer un caractère sauvage à la moralité publique et produire la disette parmi la nation. C'était là une plaie immense, presque générale, que les lois de l'état et celles de l'église ne parvinrent à cicatriser que fort tard. En 1165, c'est Baudouin l'Edifieur qui bâtit un château à Raismes , et il y met garnison pour arrêter la violence des voleurs qui se réfugiaient dans le bois de Vicoigne et pillaient les moines et les passagers (1). En 1479, il y avait dans les environs de Valenciennes des bandes tellement nombreuses qui infestaient le pays, qu'en trois semaines on en exécuta vingt-sept à Valenciennes (2). Lorsque Charles-Quint vint en cette ville pour aller châtier les Gantois rebelles, plus de neuf cents personnes, tant homicides que bannis , se présentèrent à l'entrée de la banlieue pour requérir pardon. Ces faits peuvent, jusqu'à un certain point , nous donner la mesure de la moralité de ces siècles de crimes et de brigandages !!!

(1) *Hist. générale du Hainaut,* par Delwarde, t. II; p. 466.

(2) *Hist. ms. de Valenciennes*, par Louis de Lafontaine, fol. 273.

Valenciennes, de plus, dans certains temps, était une espèce de république où abondaient une foule d'étrangers et d'inconnus qui pouvaient infester toute la ville. Mais, à toutes ces causes qui pouvaient infailliblement engendrer des affections mortelles, on doit en ajouter d'autres plus funestes que celles que nous venons d'analyser. Les épidémies pestilentielles étaient fort fréquentes dans ces temps où l'on oubliait les mesures hygiéniques les plus indispensables. Tout le monde s'empressait de fuir le fléau, et les malheureux pestiférés, excités par un délire furieux, tombaient morts au milieu des rues et encombraient la voie publique de leurs cadavres. C'était certainement là un foyer d'infection plus terrible que les autres ; car la putréfaction survenant très-rapidement, des miasmes mortels ne tardaient pas à se répandre dans l'atmosphère et allaient empoisonner les quartiers les plus salubres de la ville.

Entourée d'éléments aussi pernicieux, soumise sans cesse aux tortures cruelles de la famine et aux pillages de la guerre, Valenciennes devait être décimée par des maladies mortelles et épidémiques. Louis de Lafontaine raconte qu'en 1316 arriva une grande comète qui effraya fort le peuple ; peu après survint la famine et la peste ; le blé était tellement rare, que plusieurs rendaient l'esprit sur les rues morts de faim. La peste était si horrible, que les mendiants et les *brimbeurs* descen-

daient des bois et forêts et étaient mis en terre au chemin par monceaux ; on voyait aussi plusieurs jeunes
enfants suçant les mamelles de leurs mères mortes
d'inanition (1). La peste, dans le 16° et le 17° siècles,
était, comme nous l'avons prouvé ailleurs, presqu'endémique et emportait parfois la moitié de la ville (2).
Au retour des croisades, la lèpre attaqua aussi plusieurs
de nos preux chevaliers qui avaient été combattre les
infidèles pour la défense de la Ste.-Croix ; ce qui, du
reste, prouve que le nombre en était assez élevé, c'est
qu'une maison fut spécialement consacrée à ce genre
de maladies et ouverte seulement aux malheureux qu^i
en étaient affectés, pourvu qu'ils fussent nés en ville.
La suette miliaire, qui fut jadis plus fréquente qu'aujourd'hui, n'épargna pas non plus nos ancêtres ; car
Simon Leboucq, dans un manuscrit appartenant à
la bibliothèque de la ville, nous apprend qu'en 1529
régnait la maladie qu'on appelait la *suette anglaise*.
« Ceux qui ont écrit de ce temps-là, ajoute-t-il, disent
» que les personnes qui étaient saisies de cette sueur
» avaient d'abord fort froid. Il en mourut un grand
» nombre avant que le remède fût trouvé ; mais, dès
» qu'on en eut connaissance, personne ne succombait

_____

(1) *Hist. ms. de Valenciennes*, par Louis de Lafontaine, fol. 135.

(2) *Histoire chronologique des Epidémies*, par M. Arthur Dinaux
(Archives du Nord, t. II). — *Hist. médicale des Pestes à Valenciennes*, par A. Stiévenart (Archives du Nord, t. III, p. 149, nouvelle
série).

» ou fort peu. Le souverain remède étoit de se garder
» de dormir, d'avoir froid et de se faire suer au lit in—
» continent. » —- Indépendamment de toutes ces
pandémies meurtrières, l'intempérance, les excès de
toute espèce commis dans ces temps reculés, l'oubli
complet, en un mot, de toutes les mesures hygiéniques
devaient encore accabler de maladies incessantes les
siècles passés. C'est en analysant le budget nosologique de nos ancêtres, c'est en comparant les immenses
avantages de la civilisation d'aujourd'hui à toutes les
calamités qu'ils ont supportées, que nous pouvons ré—
duire à leur juste valeur tous les éloges que certains
Aristarques ont si fastueusement décernés au bon vieux
temps!!!..

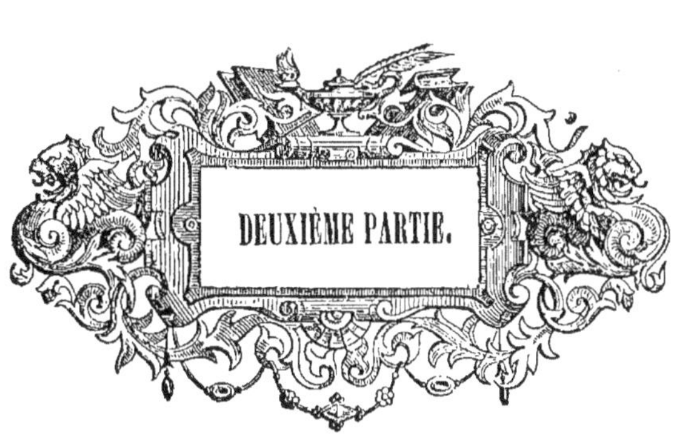
DEUXIÈME PARTIE.

Indiquer les sources d'un mal,
C'est presque y remédier.

TOPOGRAPHIE MÉDICALE.

CHAPITRE NEUVIÈME.

SOMMAIRE.

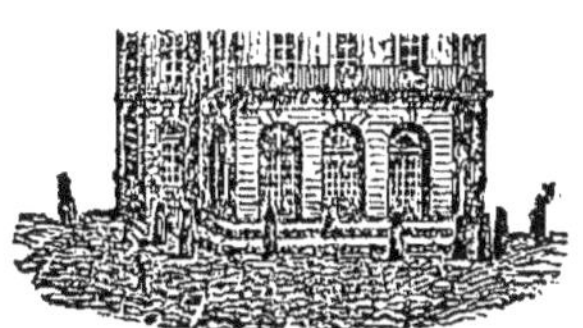

TOPOGRAPHIE MÉDICALE.

'HOMME est soumis à des causes physi-
ques qui varient avec les différentes con-
trées qu'il habite. Chaque climat imprime à chaque peuple un cachet tout
spécial, une empreinte indélébile, tant
sous le rapport de l'organisation que sous celui des

lois, des mœurs, des idées religieuses, des habitudes, etc. Qu'on compare, en effet, la pesanteur, la réserve mesurée des Hollandais ou d'un habitant des pays froids à la pétulante vivacité, à la frénétique impatience de l'Arabe ou de l'habitant des Tropiques. Quelle différence ne trouve-t-on pas encore dans les formes physiques des Esquimaux et des Groenlandais mis en parallèle avec les différents peuples civilisés de l'Europe ! Chez les premiers, de plus, vous ne verrez que des inclinations basses et grossières, une profonde immoralité, des superstitions stupides et ridicules ; tandis que les seconds, éclairés par le génie bienfaisant de la civilisation et de l'hygiène, introduiront dans la société des améliorations nouvelles qui feront mieux apprécier chaque jour les avantages et les dogmes sacrés d'une observation bien raisonnée. Arrivons à notre sujet.... On conçoit fort bien que la puissante influence exercée par les différents climats sur l'organisme doit avoir un retentissement immédiat, si ce n'est toujours sur la production, du moins sur l'issue des maladies qui minent sans cesse notre chétive existence. C'est là une vérité généralement reconnue et trop bien assise, pour être ébranlée par les vaines déclamations de quelques esprits systématiques qui, aveuglés par les couleurs aussi trompeuses que séduisantes des théories, sapent avec furie le trône inébranlable de la science pour la réduire aux mesquines proportions d'une idée préconçue. Pour eux, les faits ont dû avoir dans tous les temps et tous les lieux une forme, un aspect entièrement identiques ; pour eux, l'observation a toujours conservé la même marche sans subir dans sa route aucun changement, aucune métamorphose ; et pourtant il leur eût suffi d'examiner quelques faits avec impartialité , pour reconnaître leur erreur et l'infaillibilité de l'évidence.

Dans les climats polaires, on ne rencontre point, si ce n'est les mêmes maladies, du moins les mêmes caractères pathologiques, que dans les régions équatoriales. La marche de l'inflammation fixée sur un organe reçoit des modifications tellement puissantes de l'état particulier de l'atmosphère, du régime, des mœurs et des différentes perturbations physiques qui se passent dans ces deux points si opposés, qu'il est difficile à l'homme de l'art d'établir un rapprochement comparatif entre les affections développées dans ces diverses contrées. Sous le ciel ardent des tropiques, la syphilis, le plus souvent, n'offre aucune gravité et se guérit par les seuls efforts de la nature ; tandis que, dans la zone froide et même tempérée, elle altère, elle détruit toute la constitution des individus qui en sont atteints, si l'on n'arrête ses progrès désastreux par un traitement approprié. La lèpre, qui était si commune jadis, n'est plus fort heureusement aujourd'hui que le partage des pays barbares qui l'ont vue naître. La fièvre jaune exerce principalement ses ravages aux Antilles et aux

Etats-Unis ; et si l'on mentionne une irruption en France de cette cruelle maladie, c'est pour nous rappeler une terrible exception qui, il faut l'espérer, ne sera plus pour notre pays qu'un triste objet de souvenir. Comme on le voit, chaque contrée a ses maladies propres dont le développement et les causes ne sont pas toujours faciles à apprécier. Parcourez les pays formés de hautes montagnes et de vallées profondes ; dans presque tous, vous y rencontrerez des êtres abrutis, privés de sensibilité et d'intelligence, ayant une existence complètement végétative et connus généralement sous le nom de crétins. Quant aux causes productrices de cette triste infirmité, on n'a pu encore les apprécier d'une manière bien positive, quoiqu'on ait remarqué déjà que les diverses améliorations apportées par la civilisation et l'hygiène aient exercé une influence très-avantageuse sur le nombre des individus affectés de crétinisme. Dans une contrée arrosée par une grande quantité de fleuves ou de rivières qui, par une évaporation continuelle, communiquent à l'atmosphère une grande humidité, les constitutions et les maladies n'offriront pas les mêmes caractères que celles des pays secs et aérés. Chacune conservera son allure propre, son cachet spécial. Les individus qui languissent dans ces vallées étroites et humides deviendront actifs et laborieux lorsqu'ils seront transportés au milieu d'un air

sec et renouvelé. Le mouvement succèdera à l'apathie.
La masse des fluides se renouvellera sous l'influence de
cette métamorphose, et cette heureuse modification du
sang, par le changement d'air, transformera en une
belle nuance rosée la teinte blafarde et maladive de la
peau.

Sans être toujours aussi évidentes, il est positif que
certains pays, certaines villes même éprouvent des modifications particulières de la situation topographique,
du voisinage ou de l'éloignement d'une rivière, d'une
forêt, d'une montagne, d'un marais, etc. Ce sont certainement là autant d'éléments qui peuvent imprimer
aux organes malades une gravité telle, que les secours
de l'art doivent être immédiatement employés. Ainsi,
dans les pays marécageux et décimés par les fièvres
intermittentes pernicieuses, ne serait-ce pas condamner les malades à une mort presque certaine, que de les
abandonner aux seules forces de la nature ? tandis qu'il
arrive presque toujours qu'on rend ces malheureux à la
vie en combattant le mal dès son début par des remèdes efficaces.

Cette esquisse sommaire de l'influence des climats
sur la constitution physique et la santé des peuples
sera, nous l'espérons, l'introduction la plus naturelle
de l'entreprise que nous faisons aujourd'hui avec quelque peu de témérité peut-être. L'importance et la
grandeur d'un semblable travail nous ont fait fort long-

temps hésiter.... En présence des difficultés sans nombre que nous allions rencontrer à chaque pas sur notre route, nous avons senti notre courage succomber à la tâche que nous nous étions imposée. Mais le désir d'être utile a ranimé notre faiblesse. Loin de nous cependant la vaniteuse prétention d'avoir surmonté tous les obstacles ; nous ne sommes pas assez confiant dans nos propres forces pour viser à une perfection absolue. Nous serions trop largement récompensé de tous nos efforts, si nous méritions l'indulgente approbation de nos concitoyens. C'est là , du reste, le mobile secret de toute notre ambition.

Valenciennes, ville forte, ancienne capitale du Hainaut, n'est plus aujourd'hui qu'un chef-lieu d'arrondissement. Placée sur la frontière-nord de la France, on peut la considérer comme un des principaux boulevards du pays. — Longitude-est, 1, 11, 12 ; latitude, 50, 21, 29. Degré d'élévation par rapport au niveau de la mer, 25, 98. Sa circonférence intrà-muros est irrégulièrement arrondie et offre une étendue de trois kilomètres et demi. La distance approximative de l'est à l'ouest est de 1,100 mètres et celle du nord au sud est de 1,160.

Cette ville est située dans une vallée assez profonde comparativement aux diverses hauteurs qui l'environnent presque de tous côtés, comme nous allons le voir dans le tableau suivant.

DÉSIGNATION DES LIEUX.	DIRECTION.	DISTANCE de la ville.	HAUTEUR au-dessus du niveau de la mer.
1. Moulin du Roleur	Nord-Est.	1 kilomètre.	56 degrés.
2. Saint-Saulve	Nord-nord-Est.	1 kilom. 1|2.	37 degrés.
3. Marais de l'Epaix (compris entre les deux bras de l'Escaut, de la largeur d'un kilomètre)	Nord.	1 kilom. 1|2	18 degrés.
4. Croix d'Anzin	Nord-Ouest.	1 kilomètre.	39 degrés.
5. Anzin	Nord-Ouest.	2 kilomètres.	63 degrés.
6. Saint-Vaast-là-Haut	Ouest.	1 kilom 1|2	55 degrés.
7. Le Maréchal-Ferrant	Ouest.	1 kilom. 1|2	59 degrés.
8. Le Vignoble	Sud-Ouest.	1 kilom. 1|2.	50 degrés.
9. Marais de Bourlaing (prairies de la largeur d'un kilomètre)	Sud.	1 kilomètre.	30 degrés.
10. La Briquette,	Sud.	1|2 kilom...	80 degrés.
11. Chemin des postes	Est.	2 kilomètres.	69 degrés.
12. Route du Quesnoy	Est.	1 kilom. 1|2.	63 degrés.

De ce dernier point jusqu'au moulin du Roleur, le terrain reste dans une élévation à peu près égale, à quelques degrés près.

Avant de fonder une ville, les Romains prenaient des précautions infinies et faisaient des expériences nombreuses pour s'assurer de la salubrité des lieux. Tout le monde connaît leur sage prédilection pour les sites élevés ; car ils savaient que la première condition de la santé résidait principalement dans la pureté et le renouvellement de l'atmosphère. Aussi, quand ils firent la conquête du pays que nous habitons, ils se gardèrent de ne pas utiliser ce précepte, et Famars, l'un des points les plus élevés qui avoisinent Valenciennes, fut choisi par eux comme l'emplacement le plus convenable à une ville. Aux yeux des maîtres du monde, la santé publique était le premier et le plus précieux de tous les biens. Plus tard, on oublia toutes ces mesures hygiéniques si indispensables, pour ne se laisser guider que par les raisons étroites de l'égoïsme commercial ou des nécessités politiques, et l'on vit s'élever des villes sur les bords des marais ou dans les vallées les plus profondes, sans s'inquiéter des malheurs réservés à un avenir fort rapproché. Les conséquences de cet état d'aveuglement dûrent coûter fort cher à l'humanité. L'air non renouvelé ou vicié par des émanations miasmatiques empoisonnait l'organisme, et, comme nous l'avons vu plus haut, décimait presqu'annuellement les populations du moyen-âge.

En considérant le tableau ci-dessus, on voit que Valenciennes, sous le rapport de la position hygiénique, est placée dans des conditions tout-à-fait défavorables. A l'exception de deux points situés au sud et au nord, formant une espèce de gorge continue avec celle dans laquelle la ville est renfermée, elle est presque partout dominée par des hauteurs assez considérables, hauteurs qui, il est vrai, peuvent lui servir d'abri contre les tempêtes, mais qui, d'un autre côté, empêchent la rapidité des courants d'air. Indépendamment

des montagnes dont nous venons d'étudier les divers
degrés d'élévation, la ville est encore entourée de fortifications assez élevées et qui doivent, comme on le
conçoit, exercer une puissante influence sur la salubrité.
L'enceinte continue, dont la hauteur varie entre dix et
douze mètres en partant du sol, est dominée principalement au nord, à l'est et au sud, par des bastions et de
gros boulevards qui, comme l'enceinte continue, sont
couronnés par plusieurs lignes de gros ormes dont le
feuillage épais protège les promeneurs contre l'ardeur
du soleil. Aussi, vue à quelque distance, Valenciennes
offre, en été et au printemps, l'aspect riant d'un joli
bocage du milieu duquel surgit la belle flèche du beffroi (1). Mais, en s'approchant, l'illusion ne tarde pas
à disparaître devant les sombres murailles, les ponts-
levis, les larges fossés et les grosses portes d'une place
de guerre. Dans plusieurs endroits, des eaux dorman-
tes baignent le pied de l'enceinte continue (2). Comme

(1) Ces lignes étaient écrites avant la terrible et douloureuse catastrophe du 7 avril 1843. Ce jour à jamais lugubre et fatal pour la
cité vit s'écrouler cette tour qui, pendant 637 ans, avait victorieusement résisté aux ravages si cruels de la guerre et aux divers outrages du temps !!!

(2) Examinés du haut d'un édifice élevé, les villages environnants
ont une situation aussi remarquable que pittoresque. D'un côté, c'est
Anzin qui s'élève par gradins des bords de l'Escaut et où tout semble
respirer l'industrie, qui lui a donné son importance. De grandes che-
minées vomissent incessamment des flots d'une fumée noire et épaisse
qui, comme une immense bannière, s'étend sur toutes ces régions
qu'elle fait vivre. De l'autre, au contraire, ce sont de nombreux villages, des plaines fertiles, disposés également en amphithéâtre.

on le voit, nous ne faisons ici qu'un inventaire fort abrégé de quelques éléments qui peuvent, si ce n'est par leur nature, du moins par leur présence, exercer des modifications sur la constitution médicale de la ville, nous réservant de nous livrer plus tard à une étude aussi approfondie que détaillée de leur influence.

Quoique le cours de l'Escaut partage naturellement la ville en deux, on a été obligé, vu la grandeur et l'importance de sa population, de la diviser en trois sections dont nous allons indiquer ici succinctement les limites. La section sud est bornée à l'ouest et au sud par le rempart, à l'est et au nord par les rues de Famars et de Paris. Les bornes de la section de l'est sont au nord la rue de la Salle-le-Comte, à l'ouest la rue de Famars, au sud et à l'est le rempart. La section nord est bornée au sud par les rues de Paris et de St.-Géry, au nord et à l'ouest par le rempart. — Valenciennes renferme quatorze places plus ou moins régulières et dont les deux principales sont la Grand'Place, qui offre 150 mèt. de longueur sur 45 de largeur ; et la Place Verte, qui n'est que la réunion de plusieurs places assez vastes et toutes plantées de gros tilleuls qui, à l'époque de la floraison, répandent une odeur fort agréable dans tout le voisinage.

Quoique le marteau de la civilisation n'ait cessé d'abattre les masures du moyen-âge pour faire place à des habitations plus commodes, plus solides, plus lar—

ges et dans lesquelles l'air puisse circuler plus librement, la plupart des rues sont encore aujourd'hui fort tortueuses, peu aérées, offrant des coudes et des angles qui sont autant de réceptacles d'air corrompu. Malgré tous les généreux efforts et les sacrifices nombreux que fait chaque jour une administration éclairée pour redresser et élargir les rues, on conçoit qu'il est impossible d'improviser des améliorations de cette importance et que ce n'est que petit à petit qu'on parviendra à faire disparaître tous les vices des anciennes constructions. Les deux cents rues, ruelles, impasses, renfermées dans l'enceinte de Valenciennes, sont aussi variables sous le rapport de leur largeur que de leur direction. Les rues-routes ont une largeur qu'on peut approximativement limiter entre dix et quatorze mètres; celles de seconde importance n'ont que sept à huit mètres, et beaucoup d'autres sont encore plus rétrécies, comme nous le verrons.

Examinons maintenant le degré de salubrité de chaque section. La section Est est la plus peuplée et la plus avantageusement placée. Son assiette domine en partie celle des deux autres. Malgré cet avantage incontestable, on y rencontre plusieurs rues assez insalubres. La rue du Petit-Fossart, dont une ligne de maisons est immédiatement adossée contre un rempart fort élevé et planté d'arbres touffus, n'offre au plus que cinq mètres de largeur. La rue du Grand-Fossart est fort sinueuse et beaucoup trop étroite. Nous avons encore la rue Comtesse, dont la position d'un côté est analogue en tous points à celle du Petit-Fossart, et différant seulement de celle-ci par des sinuosités nombreuses. La rue de la Barre est fort sombre et fort mal aérée. Enfin la rue Palette, l'une des plus sales et des plus insalubres de la ville. Ces trois dernières rues se touchent, pour ainsi dire, et n'offrent qu'une largeur de cinq mètres environ.

La section Sud renferme aussi plusieurs rues fort malsaines, telles que la rue Neuve-Notre-Dame, la rue à Combles, qui se trouvent trop rapprochées du rempart et beaucoup trop étroites pour le chiffre de leur population. Les rues des Godets, des Chaudrons, des Maillets, des Mauriennes, etc., où l'humidité inonde le mur des habitations et où le soleil ne pénètre que fort difficilement, peuvent être rangées dans la même catégorie.

La plus grande partie de la section Nord se trouve sur la rive gauche de l'Escaut et est la portion la moins élevée de la ville. La plupart des rues de ce quartier sont tortueuses, assez étroites et fort humides.

Les rues sont, en général, assez bien pavées et fort souvent lavées à grandes eaux. Ces grandes immersions, dont on abuse peut-être un peu quelquefois, entraînent dans les divers cours d'eau toutes les substances végétales et animales en décomposition. Pendant les grandes chaleurs de l'été, les habitants sont obligés d'arroser deux fois par jour, à une heure indiquée. Chaque matin , des voitures particulières enlèvent les immondices qui encombrent certaines rues, et, une fois cette heure passée, il est expressément défendu de déposer de nouvelles ordures. Il existe, en outre,beaucoup d'égouts qui se débouchent dans les canaux qui sillonnent la ville. Un autre avantage qui a grandement amélioré la santé publique , et qui date presque d'un siècle, c'est que toutes les inhumations ont lieu , sans aucune exception, dans un vaste cimetière situé au nord et à un kilomètre de la ville. Ce séjour des morts est de plus placé sur un plateau assez élevé et par conséquent dans d'excellentes conditions d'aérage.

On s'exposerait à de graves erreurs si l'on s'en rapportait toujours au chiffre des maisons renfermées dans l'enceinte d'une ville, pour juger les diverses fluctuations de sa population. Ce qui est arrivé à Valenciennes mettra cette vérité hors de doute. Ainsi, en 1680, il y avait 4,344 maisons et 19,926 habitants. En 1699, le chiffre baisse sensiblement : il n'y a plus que 4,021 maisons et 17,922 habitants. Au commencement de 1823, il en existe encore 3,353 ; tandis que d'après le recensement fait il y a quelques années, on n'en trouve plus que 2,908, quoique le chiffre de la population soit au moins aussi élevé. L'agrandissement des rues et des places, la fusion de plusieurs masures d'in-

digents dans les vastes jardins de quelques riches propriétaires, sont les causes véritables de cette diminution. Ici, comme dans beaucoup de cas, le mal se
trouve à côté du bien. Assurément l'élargissement des
rues et des places, l'étendue des jardins, ont permis à
l'air une circulation plus facile ; mais, en revanche,
les loyers des maisons ont toujours été en augmentant,
et la classe ouvrière a été obligée de se réfugier dans
les rues les plus sombres et les plus étroites. Chaque
famille a été loin de trouver même là une habitation
convenable ; aussi n'est-il pas rare de voir s'entasser
un ménage dans les misérables réduits de chaque habitation. Il est facile de concevoir tous les fâcheux résultats de cet encombrement pernicieux ; pour le moment,
nous nous bornons à le mentionner, sauf à en étudier
plus tard toutes les tristes conséquences.

La plupart des maisons de Valenciennes sont à un
seul étage, ont environ dix à douze mètres de hauteur,
et, à l'exception de la façade qui est le plus souvent
construite en pierres blanches, elles sont presque toutes bâties en briques bien cuites. Ce mode de construction ne laisse assurément rien à désirer sous le rapport
de la salubrité ; tandis que dans le siècle dernier,
comme on peut le voir dans quelques édifices publics,
on employait à la bâtisse une pierre connue dans le
pays sous le nom de pierre bleue, qui, dans les temps
humides, laisse suinter à sa surface de véritables nap-

pes d'eau et qui, pendant les fortes gelées, se crévasse avec assez de facilité. Ce double inconvénient l'a fait presque généralement abandonner. Nous n'entrerons dans aucun détail relativement à l'exposition des habitations, à l'utilité si importante des caves, à la largeur des fenêtres et des appartements, au mode de chauffage, etc.; nous parlerons seulement des latrines et des puits perdus.

Il n'entre pas dans notre sujet de nous occuper des dangers que courent les ouvriers vidangeurs, ni de la composition intime des gaz dont l'absorption produit une action vraiment foudroyante sur l'organisme. C'est là une tâche que des hommes d'un grand talent ont remplie avec une supériorité et un dévoûment vraiment dignes d'éloges. Hallé, Dupuytren, Thénard, Barruel, Parent-Duchatelet, Labarraque et d'autres ont fait sur ce sujet, aussi périlleux que repoussant, de savantes et nombreuses recherches qui ont fait mieux apprécier la nature des émanations et ont remédié, du moins en partie, à leur mortelle influence. Qu'il nous soit permis de rendre ici un éclatant hommage aux nobles élans de leur courageuse philantropie !!!

La construction des lieux d'aisance est une des parties les plus importantes d'une habitation, et c'est pourtant l'un des points dont on s'occupe le moins à Valenciennes. Un cabinet d'aisance est à peu près bâti comme une citerne, avec des contre-murs qui empêchent tant bien que mal la pénétration des matières stercorales dans les maisons voisines. Les tuyaux d'évent et les cuvettes dites à l'anglaise sont presque généralement inconnus, quoique le prix de ces dernières soit considérablement diminué. Analysons donc les principaux inconvénients qui résultent de la négligence que nous venons de mentionner. Les exhalaisons fétides qui se dégagent, surtout pendant les grandes chaleurs de l'été, communiquent à l'atmosphère une odeur repoussante, en altérant sa constitution. Dans certaines habitations, le puits et les fosses d'aisance sont beaucoup trop rapprochés ; des infiltrations s'opèrent à travers le terrain calcaire et vont rejoindre les nappes d'eau du premier niveau dont on se sert presque généralement à Valenciennes. Qu'on nous permette, avant de terminer ce chapitre, d'ajouter quelques mots sur le mode vicieux d'opérer la vidange. Les heureux perfectionnements introduits, depuis quelque temps, dans la pratique de cette opération sont tout-à-fait ignorés dans notre pays ; et pourtant, par le moyen des fosses mobiles ou du dessèchement, on mettrait la vie des ouvriers complètement à l'abri des émanations méphitiques et on ne répandrait pas une odeur infecte dans tout un quartier. Il nous suffira, nous osons l'espérer du moins, de signaler ces améliorations à la bonne volonté de nos édiles municipaux, pour qu'ils en reconnaissent l'utilité et pour qu'ils forcent les vidangeurs à y avoir recours.

Arrivons à une autre espèce de construction beaucoup plus contraire aux lois de la salubrité ; je veux parler des *puits perdus,* qui, fort heureusement, sont assez rares en ville. Un puits perdu est une espèce de réservoir des eaux grasses et autres qui, par les progrès de la putréfaction, donnent naissance à des émanations aussi dangereuses qu'insupportables. Les eaux renfermées dans ces cloaques infects s'infiltrent peu à peu dans les terres et vont le plus souvent se perdre dans un puits voisin, auquel elles communiquent et leur odeur et leurs mauvaises qualités. Il est donc plus sage de proscrire de semblables constructions que de les encourager ; car elles offrent certainement autant de dangers que les lieux d'aisance les plus imparfaits, sans en avoir l'avantageuse utilité.

Pour terminer, traçons une esquisse rapide de l'habitant de Valenciennes. Nous aurons la modestie de ne pas l'embellir par des traits trop flatteurs ; car on pourrait nous faire l'injure de croire que nous ne sommes pas tout-à-fait désintéressé dans la question. Tout le monde sait que le Valenciennois est actif, serviable, industrieux et fort commerçant ; qu'il n'est pas l'ennemi du luxe et du confortable. Les rapports fréquents qu'il a avec les principales villes de l'Europe, et surtout avec Paris, ont fait disparaître toutes les anciennes coutumes et tous les ridicules des vieux préjugés. Le goût et la civilisation ont pénétré dans sa demeure. L'accueil qu'il fait aux étrangers est hospitalier, généreux, et ses procédés sont pleins d'une gracieuse affabilité. Il possède non-seulement l'esprit de société, mais encore, ce qui vaut mieux, l'esprit réel. Dans les moments de crise, il oublie son commerce, sa fortune, sa famille, sa vie même.... Il vole courageusement sur les remparts pour défendre la destinée de la patrie en danger. Le fanatisme et les idées superstitieuses sont sans aucune influence, même sur le bas-peuple, auquel on donne assez d'instruction pour lui faire comprendre tous les précieux avantages d'une religion bien entendue. L'air humide et brumeux qui règne assez habituellement, en faisant prédominer les tissus blancs, donne aux formes ces gracieux contours si recherchés des femmes et à la peau cette blancheur veloutée sous laquelle se dessine l'ombre azurée des veines. Quant aux mœurs, nous trouvons le sujet beaucoup trop délicat pour en discourir.

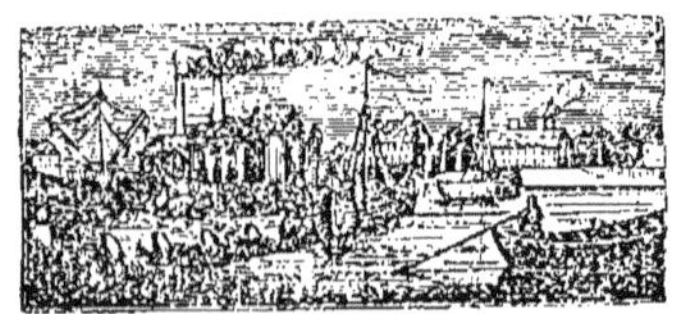

TOPOGRAPHIE MÉDICALE.

CHAPITRE DIXIÈME.

SOMMAIRE.

—

Notice géologique. — Nature du sol. — Substances diverses
qui en forment les couches.— Vallée de l'Escaut. — Terrains
de Valenciennes. — Rivières qui arrosent la ville. — Largeur de leur lit. — Direction. — Rapidité de leurs cours.

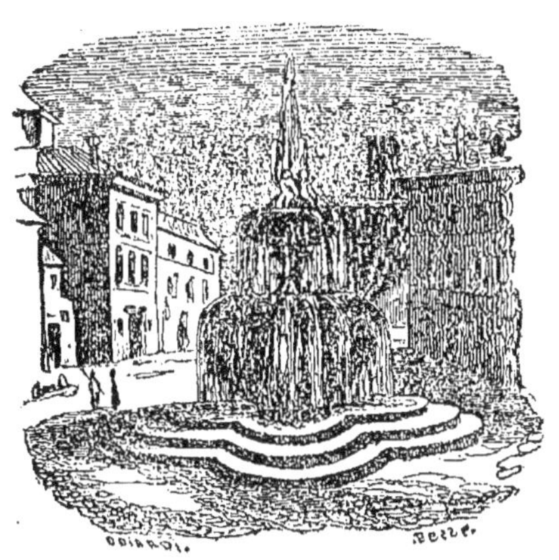

TOPOGRAPHIE MÉDICALE.

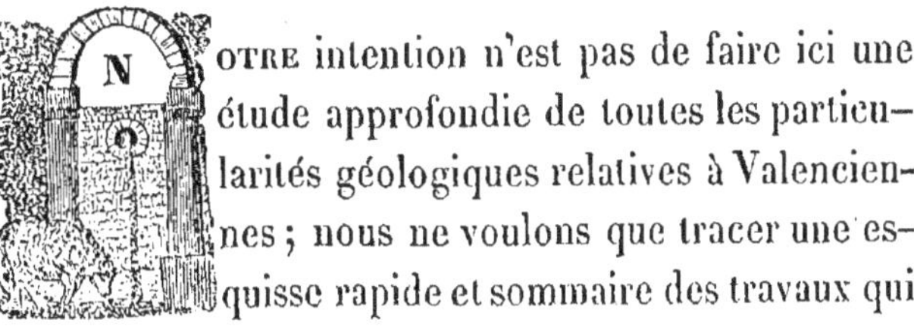

NOTRE intention n'est pas de faire ici une étude approfondie de toutes les particularités géologiques relatives à Valenciennes ; nous ne voulons que tracer une esquisse rapide et sommaire des travaux qui ont trait à ce sujet important sous plus d'un rapport (1). En étudiant, en effet, les diverses zones qui composent notre sol, nous apprenons l'épaisseur et la nature si variable de chaque couche, les richesses renfermées dans ses entrailles, les altérations de toute espèce des eaux qui le baignent, soit par la dissolution des sels qui entrent dans sa composition, soit par les infiltrations nombreuses qu'on y remarque, et enfin les précieux avantages qui résulteraient de l'usage des eaux des niveaux inférieurs. Si nous devions étudier sous toutes leurs faces ces questions aussi utiles que curieuses, il nous faudrait entrer dans des développements que ne comporterait nullement le cadre de ce travail. Nous ne ferons donc qu'effleurer tous les détails qui ont spécialement trait à la composition des divers terrains, nous réservant d'apprécier, dans un autre chapitre, les qualités si variables des eaux qu'on emploie journellement à Valenciennes.

D'après les géologues, les terrains primitifs ne se rencontrent sur aucun point du département du Nord. Les terrains intermédiaires ou de transition sont les plus anciens que l'on y connaisse ; c'est à eux qu'il

(1) *Traité des puits artésiens*, par M. Garnier, p. 41.

Géognosie du département du Nord, par M. de Saint-Brice, ingénieur.

Notice géologique de Valenciennes et des environs, par M. Stoccart (Mémoires de la Société d'Agriculture de Valenciennes, t. I, p. 158).

Essai sur les recherches de houille dans le nord de la France, par M. A. du Souich, ingénieur.

faut rapporter les formations de calcaire fétide connu dans le pays sous le nom de pierre bleue, de schiste argileux, de houille dont l'exploitation est une des branches les plus considérables de notre industrie locale. Le terrain houiller se compose lui-même de trois couches bien distinctes : le schiste argileux, le grès et la houille, dont les couches alternent les unes avec les autres. Elles sont tantôt horizontales et régulières, et tantôt elles sont contournées et inclinées sous des angles qui varient le plus souvent de 20 à 25 degrés. Nous devons ajouter que des couches subordonnées de fer carbonaté lithoïde (minerais des houillères) se rencontrent en assez grande abondance dans cette formation, pour permettre quelquefois une exploitation fort importante. Une autre particularité assez curieuse et encore peu connue, c'est que sur certains points et à peu près à la même profondeur se trouvent des eaux salées dont on ne connaissait pas encore jusqu'aujourd'hui la composition. Dans ces derniers temps, M. Edmond Pesier a soumis à une analyse quantitative celles amenées au jour par la machine d'épuisement de la fosse Tinchon, et il a pu constater qu'elles avaient une très-grande analogie avec les eaux de la mer et qu'elles renfermaient 1 1/2 °/₀ environ de sel marin. Ces données analytiques sont assurément très-intéressantes pour le pays, puisque certaines salines en exploitation renferment moins de produits utiles que les eaux dont nous venons de parler. Assurément, elles pourraient être très-avantageusement employées à la nourriture du bétail et à l'amélioration de l'agriculture. Nous sommes bien convaincus que les cultivateurs éclairés qui avoisinent Valenciennes ne tarderont pas à utiliser, sous ce double rapport, un produit très-peu coûteux et qui offre d'une manière certaine des résultats fort productifs.

Au-dessus des terrains dont nous venons de nous occuper, arrivent les terrains terrains composés de couches horizontales et formés successivement, en remontant, d'argiles, de sables inférieurs à la craie, de terrain crayeux, de sables et grès supérieurs, enfin de terrains d'alluvion. Les nombreux sondages qui ont été opérés pour la découverte de la houille dans les environs de Valenciennes et surtout à Anzin, si remarquable par l'exploitation considérable de ses mines, ont prouvé que l'ensemble des terrains qui recouvrent ce combustible était composé de couches alternatives de craie et d'argile ayant une épaisseur de 70 à 80 mètres environ et nommé par les mineurs morts-terrains (terrains stériles). Les recherches si infructueuses qui ont été faites dans le même but sur la rive droite de l'Escaut ont à peu près fourni les mêmes résultats géologiques pour les couches supérieures au terrain houiller. Nous allons, du reste, en donner ici diverses coupes.

Coupe de terrains des environs de Valenciennes, extraite par M. Garnier du Traité de Géognosie de Daubuisson, t. II, p. 370.

1. Terre végétale	»	»
2. Craie arénacée ou marneuse	5	»
3. Craie chloritée (divers bancs)	10	»
4. Calcaire crayeux (pierre de taille)	3	»
5. Craie avec beaucoup de silex noir	15	»
6. Argile bleuâtre (glaise)	2	»
7. Craie grossière un peu marneuse	3	»
8. Argile	2	»
9. Craie grossière	3	»
10. Argile	2	»
11. Craie grossière	3	»
12. Argile plastique (dièves)	20	»
13. Poudingue (tourtia)	2	»
Total	70	»

Coupe de terrains faite sur le territoire d'Anzin et recueillie par M. Stoccart.

1. Terre végétale	1	»
2. Tuf plus ou moins dur	8	50
3. Marne ou calcaire crayeux	5	50
4. Grès	2	50
5. Bonne pierre	2	50
6. Silex	5	»
7. Argile bleue imperméable	2	»
8. Calcaire crayeux	2	»
9. Argile bleue plus compacte	2	»
10. Calcaire crayeux	2	50
11. Argile bleue	2	50
12. Calcaire crayeux	2	»
13. Glaise	16	»
14. — rouge	2	»
15. Poudingue (tourtia)	2	»
Total	58	00

Dans la vallée de l'Escaut, on ne trouve plus cette symétrie de superposition. Toutes les couches semblent bouleversées et confondues ; aussi, dans certains endroits, vous trouvez du sable, de la tourbe, tandis qu'à quelques pas plus loin vous n'en rencontrez plus de traces ; d'autres fois, vous atteignez le silex à la profondeur de 8 à 10 mètres, tandis que vous pouvez à peine y parvenir dans le voisinage. Les terrains, dit M. Stoccart, ont sans doute été emportés par les mers, qui ont déposé à leur place ces sables et graviers renfermant des eaux peu salubres, qui sont néanmoins employées dans l'économie domestique. Quoi qu'il en soit, voici, selon M. Alphée Castiaux, l'ordre de superposition des couches que l'on trouve dans les parties vierges de la vallée de l'Escaut.

1. Terre végétale et argile à briques,
2. Terrain calcaire ou sable blanc formé par des coquillages plus ou moins détruits.
3. Tourbe pure ou sable tourbeux noir.
4. Sable bleuâtre peu argileux.
5. Sable mouvant.
6. Graviers.

C'est principalement au nord de la ville qu'on trouve des sables mouvants qui occasionnent des difficultés nombreuses pour le creusement des avaleresses. Ces dernières couches appartiennent, le plus souvent, aux

roches des terrains tertiaires inférieurs et sont compo-
sées d'argiles plastiques ou bigarrées de diverses couleurs, de sables diversement colorés en blanc jaunâtre,
rougeâtre ou verdâtre, avec des amas de grès quart-
zeux, principalement de sables verts chargés de grains
de silicate de fer, de marnes, d'un grès plus ou moins
foncé, souvent aussi abondamment chargées de grains
semblables. Ces roches prennent quelquefois une con-
sistance fort dure et sont connues des mineurs sous le
nom de *durs bancs de tuf*. On les traverse, à Anzin,
avant d'arriver à la craie.

La plus grande partie de la ville, et surtout celle qui
se trouve sur la rive gauche de l'Escaut, n'était jadis
qu'un immense marais. Au fur et à mesure qu'elle a pris
de l'accroissement, le sol a été relevé par des remblais.
Ils sont de plus de trois mètres, dans les environs du
collège, où l'on trouve à cette profondeur des débris végétaux qui croissent spécialement dans les terrains marécageux. Dans certains points, mais spécialement du
côté de la Place-Verte, la formation crayeuse n'est pas
entièrement détruite, comme l'ont prouvé les dernières tentatives faites avec la sonde.

Pour terminer, nous allons rapporter ici quelques
sondages qui ont été exécutés à Valenciennes il y a
quelques années et suivis avec beaucoup de soin par
M. Alphée Castiaux, qui a bien voulu nous les communiquer.

1° *Sondage de l'Hôpital-Général* (cour des aliénés).

Profondeur du puits..............	5	»
1. Sable argileux gris	1	15
2. Sable mouvant..................	»	40
3. Silex anguleux et roulés avec sable (graviers)....................	1	39
4. Argile verdâtre collante	»	63
5. Silex avec moins de sable.........	»	69
6. Marne bleuâtre argileuse	1	»
7. — grisâtre argilo-sablonneuse..	1	70
Total..........	11	96

2° *Sondage du Collège de Valenciennes.*

1. Décombres.....................	3	20
2. Argile noire et fangeuse..........	»	80
3. Tourbe.......................	»	50
4. Sable argileux jaune	»	25
5. — blanc....................	»	15
6. Silex roulés avec sable (graviers)...	5	80
7. Marne bleuâtre plus ou moins argil.	7	10
Total..........	17	80

3° *Sondage dans le jardin des Chartriers.*

Terres rapportées...................	5	49

Le gravier se trouve en-dessous.

4° *Sondage du fossé des Laveuses.*

1. Terres rapportées................	1	»
2. Argile jaune...................	2	20
3. Sable argileux bleuâtre tendre.....	1	80
A reporter........	5	00

Report........	5	00
4. Gravier tendre et sablonneux mêlé de coquillages et de vase noire.....	»	50
5. Sable vaseux avec quelques silex...	»	50
6. Silex roulés et sable (graviers).....	1	20
7. — très-durs	»	80
8. Marne bleuâtre argileuse	4	25
9. — blanchâtre...............	»	15
Total..........	12	40

Ces documents, quoique fort abrégés, feront voir suffisamment toutes les variations des couches supérieures de notre sol , et suffiront à expliquer, par conséquent , tous les tâtonnements et les difficultés que l'on éprouve dans le forage des puits. Malgré tous ces obstacles, les essais que l'on a tentés jusqu'aujourd'hui ont été presque généralement couronnés de succès , qui ne manqueront pas, sans doute, d'encourager ceux qui voudront se débarrasser de ces eaux malfaisantes et corrompues par des infiltrations de toute espèce.

L'Escaut proprement dit passe au pied de la citadelle , traverse la rue du Pont-des-Chartriers, puis celle du Pont-de-Bois, baigne le collège, la place St.-Jacques, côtoie les rues de l'Escaut et de l'Intendance, l'Hôpital-Général et le quartier Poterne, sur la rive gauche ; sur la rive droite, quelques maisons de la rue de Paris, la place St.-Jean, le marché aux Herbes, la rue des Tanneurs, la rue Salle-le-Comte et sort enfin de la ville après avoir parcouru un espace de 1,100 mètres environ, dans la direction du sud au nord. La largeur de son lit est, *intrà muros,* de neuf à dix mètres environ.

Avant son entrée en ville, l'Escaut donne naissance à plusieurs embranchements que nous allons indiquer.

1° Deux petits embranchements connus sous les noms de canal du Grand-Bruille et du Petit-Bruille. Le premier longe la rue du nom qu'il porte, arrive sur la place Notre-Dame, traverse la rue de Paris, côtoie la rue des Viviers et va se réunir à la Rhonelle vers le commencement de la rue des Anges. Le canal du Petit-Bruille avoisine la rue dont il porte le nom, et, après un court trajet, se réunit au canal du Grand-Bruille.

2° Un autre embranchement qui a lieu à l'entrée de l'Escaut dans la ville est connu sous le nom de canal des Récollets. Il traverse les rues Cohue, des Mauriennes et des Flageolets. Au-dessus de cette dernière, il se divise en deux branches, dont l'une traverse la rue Derrière-les-Récollets pour aller se jeter dans le bras principal de l'Escaut. L'autre, conservant son nom primitif, avoisine la rue Froissart, côtoie l'église de St.-Géry, se confond avec la Rhonelle pour cheminer près de l'hospice de l'Hôtellerie et se réunir enfin au bras principal de l'Escaut, vers le pont Néron de la rue de Lille.

Non loin de la place de St.-Jacques, part une autre branche connue sous le nom de canal des Carmes. Elle

côtoie d'abord la rue Derrière-les-murs-de-Bavai, traverse ensuite la rue de Lille, la caserne de cavalerie,
longe l'Arsenal, arrive dans la rue de la Tannerie,
qu'elle parcourt dans presque toute sa longueur, pour
aller se jeter dans l'Escaut.

3° La rivière de la Tourelle, plus connue sous le
nom de rivière de Ste.-Catherine, est une autre branche de l'Escaut qui s'est séparée du bras principal de
l'Escaut à un kilomètre environ de la ville. Cette petite
rivière pénètre dans l'enceinte par un long souterrain
pratiqué près de la porte de Famars, longe la rue de
ce nom jusqu'à la hauteur de celle des Foulons, dont
elle arrose une partie, ainsi que celles d'Outreman et
Askièvre, traverse la rue du Quesnoy, de la Viéwarde,
de St.-Géry et va se jeter dans l'Escaut, au-dessus du
marché aux Poissons.

La Rhonelle est une petite rivière tout-à-fait indépendante de l'Escaut et qui entre en ville sous une
voûte pratiquée non loin de la porte du Quesnoy. Elle
traverse les rues du Petit-Fossart, de l'enclos du Béguinage, de Comtesse, du pont Delsaut, traverse la
rivière Ste.-Catherine près la rue des Foulons et va se
réunir au canal du Grand-Bruille au commencement
de la rue des Anges. Là elle se divise en deux embranchements, dont l'un va, après un certain parcours, se
jeter dans le canal des Récollets, et l'autre traverse la
rue des Molineaux, puis, après un trajet de trente mè-

tres environ, se subdivise de nouveau en deux autres branches, dont la première coupe presqu'en ligne droite la rue des Récollets pour aller se jeter dans le canal du même nom ; l'autre, sous le nom de canal des Chapeliers, traverse obliquement toute la rue de la Vieille-Poissonnerie, longe le marché aux Herbes et l'Hôtellerie pour aller se réunir à l'Escaut vers le pont Néron de la rue de Lille.

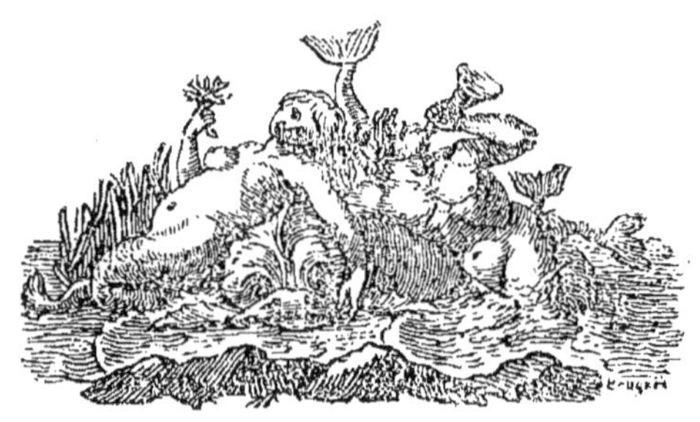

TOPOGRAPHIE MÉDICALE.

CHAPITRE ONZIÈME.

SOMMAIRE.

Influence du climat sur la végétation. — Plantes nuisibles ;
floraison et lieux où on les trouve. — Fertilité du pays. —
Légumes et fruits. — Animaux venimeux.

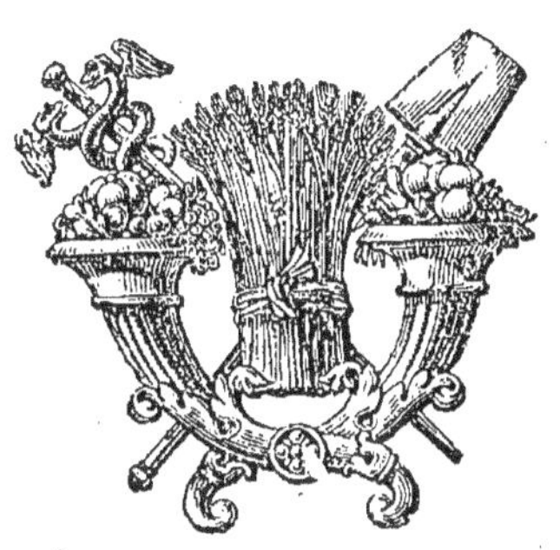

TOPOGRAPHIE MÉDICALE.

L es anciens attribuaient à chaque plante des propriétés spéciales et vraiment extraordinaires..... Chaque maladie trouvait dans le règne végétal sa panacée infaillible. Mais l'observation, pénétrant dans ce chaos inextricable, déchira bientôt les tristes oripeaux de cette thérapeutique de fantaisie. Toutes les merveilleuses rêveries des temps passés furent soumises à une analyse aussi sévère qu'impartiale ; et certaines plantes, qui jouissaient jadis d'une immense réputation, de vertus incroyables, furent bientôt réduites à une destinée fort insignifiante et condamnées à un oubli justement mérité. L'expérience opéra seule cette bienheureuse révolution, et, tout en rétrécissant le cercle de la thérapeutique, on ne fit vraiment que l'agrandir. Notre but ne sera donc pas, comme nous l'avons déjà dit dans notre introduction, d'exhumer un ennuyeux catalogue de plantes dont la majorité jouit de la propriété de n'en avoir aucune. Nous ne parlerons que de celles qui, croissant dans le pays, peuvent par leurs qualités toxiques produire sur l'organisation des effets plus ou moins dangereux (1).

Dans un des chapitres précédents de notre travail, nous avons démontré que, dans les diverses zones du globe terrestre, le climat imprimait à chaque peuple une physionomie toute particulière ; son influence doit également s'étendre sur les végétaux ; et ce serait vraiment une étude aussi neuve qu'intéressante que d'ap-

---

(1) Quant à ceux qui voudraient connaître tous les détails relatifs au règne végétal de nos contrées, nous les renvoyons à la *Botanographie du nord de la France et du midi de la Belgique*, 2 vol., par Lestiboudois, et à la Flore du Hainaut (*Florula Hannoniensis*), par Hécart, imprimée dans le tome II des Mémoires de la Société d'Agriculture de Valenciennes, pp. 153 et suiv.

précier, par des essais comparatifs variés et nombreux, l'action spéciale de certaines plantes récoltées dans le Midi et dans l'arrondissement de Valenciennes.

Plantes vénéneuses qui croissent naturellement dans l'arrondissement de Valenciennes.

1. Morelle noire, *Solanum nigrum*, de la famille des solanées, fleurit en juin et se trouve dans les baies et les buissons.

2. Jusquiame noire, *Hyosciamus niger*, de la famille des solanées, fleurit en mai et juin et se rencontre sur les bords des chemins.

3. Pomme épineuse, *Datura stramonium*, famille des solanées ; sa floraison arrive aux mois de juillet et d'août ; on la trouve dans quelques jardins et vers Quiévrain.

4. Alkekenge, Coqueret, *Physalis Alkekengi*, famille des solanées, se trouve dans les jardins et fleurit vers le mois de mai.

5. Grande Ciguë, *Conium maculatum*, famille des ombellifères, fleurit aux mois de juin et de juillet et se trouve dans les champs aux environs d'Aubry.

6. Petite Ciguë, Ethuse, faux persil, *OEthusa Cynapium,* famille des ombellifères, fleurit en juillet dans les jardins, où elle se trouve parfois si dangereusement confondue avec le persil.

7. Ciguë virulente, *Cicuta virosa*, de la famille des ombellifères, fleurit en juin et se trouve dans les fossés aux environs de la ville.

8. Ciguë aquatique, *Cicuta aquatica*, de la famille des ombellifères, se trouve sur le bord des mares et des ruisseaux.

9. OEnanthe fistuleuse, *OEnanthe fistularia,* de la famille des ombellifères, fleurit en juin et se trouve dans les fossés.

10. Euphorbes, *Euphorbia*, de la famille des euphorbiacées, fleurissent généralement en été et se trouvent sur les bords des chemins, des prés, dans les bois et les jardins.

11. Mercuriale vivace, *Mercurialis perennis*, de la famille des euphorbiacées, fleurit en avril et se trouve dans les bois, vers Beuvrages.

12. Renoncules des prés et des champs, *Ranunculus sceleratus et acris,* de la famille des renonculacées, fleurissent en mai et se trouvent principalement dans les prés.

13. Aconit Napel, *Aconitum Napellus,* de la famille des renonculacées, fleurit en juillet dans les jardins.

14. Colchique d'automne, *Colchicum autumnale,* de la famille des colchicées, fleurit en septembre dans les prés.

15. Digitale pourprée, *Digitalis purpurea,* de la famille des scrophulariées, fleurit en juin et en juillet dans les bois de Raismes et les environs de Bruai.

16. Chélidoine, grande éclaire, *Chelidonium majus,* de la famille des papavéracées, fleurit en mai et se trouve très-fréquemment près des vieilles murailles, dans les décombres.

17. Laurier-cerise, *Prunus-Lauro-Cerasus,* de la famille des rosacées, arbuste acclimaté dans les jardins.

18. Garou, *Daphne Mezereum,* de la famille des thymelées, arbuste qui fleurit dans les jardins vers le mois de mars.

On rencontre aussi dans nos contrées plusieurs espèces de champignons jouissant de propriétés délétères ; nous ne dirons rien ici des caractères qui peuvent servir à les distinguer, d'autant plus que ceux qui ont été indiqués par les auteurs sont malheureusement loin d'être positifs. Il est important pourtant de savoir que l'eau vinaigrée et l'eau salée ont la propriété de dissoudre les principes vénéneux qui se trouvent dans les champignons. Il sera donc prudent, avant de les servir sur nos tables, de les couper par tranches et de les faire passer dans une solution acidulée, que l'on doit soigneusement rejeter ensuite.

Grâce aux efforts incessants d'une culture aussi active qu'intelligente, l'arrondissement de Valenciennes

peut être considéré comme un des plus fertiles de la
France. Les principales productions agricoles sont le
froment, le seigle, l'orge, l'avoine, le colza, les pom-
mes-de-terre, le chanvre, le lin , le trèfle, etc., etc.
Indépendamment de toutes ces céréales, qu'on récolte
en abondance dans toutes les parties de l'arrondissement, on y cultive aussi en grand la chicorée, pour ali-
menter les fabriques de café-chicorée qui s'établissent
dans tous les villages. Il est encore un autre genre
d'industrie beaucoup plus important et qui, depuis une
quinzaine d'années, a pris une extension considérable ;
nous voulons parler de la fabrication du sucre de bet-
teraves. Une grande partie du sol est encore consacrée
aujourd'hui à la culture de cette nouvelle denrée qui a
rendu de grands services au pays, soit en introduisant
des améliorations incontestables dans l'agriculture, soit
en arrachant, pendant l'hiver, la classe ouvrière de nos
campagnes à un état de paupérisme effrayant. Nos
hommes d'état, ne se laissant guider que par des vues
étroites d'égoïsme personnel, n'ont tenu aucun compte
de tous ces précieux avantages et ont voulu étouffer
aveuglément notre industrie nationale sous un impôt
aussi injuste qu'onéreux. Quand le malheur sera irré-
parable, ils reconnaîtront seulement tous les torts de
leur coupable condescendance envers les récriminations et les exigences inintelligentes des colonies !!!...

Nos marchés sont presque toujours assez abondamment fournis de légumes excellents. La culture des fruits, un peu négligée jadis, a pris depuis quelques années surtout des développements aussi utiles pour ceux qui s'y livrent que pour tout l'arrondissement. Les habitants de nos campagnes ont enfin compris qu'il n'était guère plus coûteux de soigner des arbres d'un bon rapport que de misérables sauvageons. Il ne faut pas croire que ces belles améliorations se sont réalisées sans efforts. La Société d'Agriculture de Valenciennes et l'autorité municipale peuvent mutuellement revendiquer des droits dans les avantages que nous venons de signaler, l'une par son concours généreux, et l'autre par les soins assidus qu'elle donne aux expositions de fleurs et de fruits qui ont lieu au mois de septembre de chaque année.

« On ne voit dans ces provinces, dit un historien en
» parlant du Hainaut (1), aucun animal venimeux,
» avantage qui paraît leur être particulier et qui s'é-
» tend même sur le caractère des habitants, qui sont
» exempts du venin de la malignité de cœur, qui fait
» l'apanage distinctif de tant d'autres cantons de la
» Chrétienneté. »

(1) *Vie de Philippe II*, par Léti, t. II, pp. 55 et suiv.

TOPOGRAPHIE MÉDICALE.

CHAPITRE DOUZIÈME.

SOMMAIRE.

—

Météorologie (1841 et 1842).

Janvier 1841. (1)

DATES.	HEURES DU JOUR.	BAROMÈTRE.	THERMOMÈTRE.	HYGROMÈTRE.	UDOMÈTRE.	ÉVAPORIMÈTRE.	DIRECTION DES VENTS.	ÉTAT DU CIEL.	OBSERVATIONS.	RÉCAPITULATION.
1	4	0 748	3 5	89	»	»	N. E.	C.		
2	11 1/2	0 750	— 5	51	»	»	O.	C.		
3	2	0 733	1 5	93	»	»	O.	C.	Pl., neig. dég.	Heure moyenne des
4	1 1/2	0 732	— 0 4	78	»	»	S. O	C.	Neige.	observations 12-55.
5	12	0 733	— 0 4	78	»	»	S.	C.		—
6	12 1/2	0 741	— 3	59	»	»	S, E.	N.		Moyenne barométriq.
7	12	0 745	— 3 8	81	»	»	E.	C.		0,7456
8	12 1/4	0 748	— 4 2	60	»	»	N.	C.		—
9	12 1/4	0 748	— 5 5	61	»	»	E.	C.		Moyenne thermomét.
10	12 1/2	0 736	— 1 5	91	»	»	S.	C.	Neige.	2° 1.
11	1	0 730	3 2	82	»	»	S. O.	N.	Dég. verg. pl.	—
12	12 1/2	0 739	3 »	86	»	»	O.	C	Pluie.	Moyenne hygrométriq.
13	1	0 741	3 »	84	»	»	O.	C.	Pluie.	77°
14	1/34	0 734	5 8	91	»	»	S.	C.	Grande pluie.	—
15	12 1/4	0 7375	2 7	83	»	»	S. E.	C.	Pluie.	Direction du vent.
16	12	0 7455	5 4	92	»	»	S.	C.	Pluie.	N. — 2 jours.
17	1	0 7455	11	80	»	»	S. O.	C.	Pluie.	N. E. — 5 id.
18	12	0 7435	9 7	71	»	»	S. O.	C.	Pluie.	N. O. — 4 id.
19	1 3/4	0 7435	4 »	90	»	»	N. E.	C.	Pluie.	S. — 3 id.
20	11 3/4	0 748	1 6	87	»	»	N. E.	C.		S. E. — 2 id.
21	12	0 7585	1 3	74	»	»	N. N. E	C.		S. O. — 7 id.
22	1 1/4	0 7604	2 5	88	»	»	S. O.	C.		O. — 4 id.
23	1	0 7515	5 2	82	»	»	N. O.	N.	Pluie.	E. — 3 id.
24	12	0 743	1 5	78	»	»	N. O.	C.	Neige.	
25	12	0 7564	2 1	72	»	»	N. O.	N.	Neige.	
26	12	0 7515	2 »	93	»	»	S. O.	C.	Neige.	
27	12 1/4	0 7516	6 »	91	»	»	S. O.	C.	Pluie et brum	
28	1	0 756	5 1	63	»	»	N. O,	N.	Pluie légère.	
29	1 1/2	0 7523	4 5	47	»	»	N. E.	N.	Neige faiblem	
30	11 1/2	0 757	2 6	75	»	»	N.	C.		
31	12	0 757	0 6	66	»	»	E.	C.	Neige.	

(1) Ces observations météorologiques m'ont été fournies par M. Lusardy fils, qui a en sa possession des instruments fort sensibles, dont il a suivi les variations avec une exactitude et un zèle dont on doit lui savoir gré.

Février 1841.

DATES.	HEURES DU JOUR.	BAROMÈTRE.	THERMOMÈTRE.	HYGROMÈTRE.	UDOMÈTRE.	ÉVAPORIMÈTRE.	DIRECTION DES VENTS.	ÉTAT DU CIEL.	OBSERVATIONS.	RÉCAPITULATION.
1	11 1/2	0 757	— 2 0	57	»	»	N. E.	C.	Neige.	Heure moyenne des observations 12-49.
2	12	0 750	— 5 0	55	»	»	N. E.	C.	Neige.	
3	1	0 7523	— 5 0	39	»	»	N. E.	S.	»	—
4	12 1/2	0 7435	— 4 7	52	»	»	N. E.	N.	»	Moyenne barométriq.
5	1	0 7435	— 5 0	47	»	»	N. E.	S.	»	0,7459.
6	12 1/4	0 7415	— 5 1	41	»	»	N. E. E.	C.	»	—
7	12 1/2	0 738	— 4 3	44	»	»	N. E.	C	Pluie fine, ver	Moyenne thermomét.
8	12 1/2	0 7355	— 0 8	89	»	»	N. E.	C.	Verglas.	3o 6.
9	12 3/4	0 7325	— 1 3	82	»	»	N. E.	C.	Vergl., dégel,	—
10	12 1/2	0 7523	— 2 5	77	»	»	N. E.	C.	»	Moyenne hygrométriq
11	12 3/4	0 7483	5	89	»	»	S.	C.	Dégel.	69c.
12	12 3/4	0 7442	6 2	92	»	»	S.	C	Pluie.	—
13	1 1/2	0 7445	8 »	92	»	»	S.	C.	»	
14	1 1/4	0 7365	11 2	85	»	»	S.	C.	Pluie.	Direction du vent.
15	12 1/2	0 7353	9 »	79	»	»	S.	S.	Pluie.	N. — 2 jours.
16	1 1/2	0 730	13 »	45	»	»	S. S. E.	S.	»	N. E. —15 id.
17	12 1/2	0 7365	12 4	79	»	»	S. E.	C.	Pluie légère.	N. O. — » id.
18	1 1/4	0 741	13 3	53	»	»	S. E.	C.	»	S. — 6 id.
19	12 1/4	0 7435	13 4	65	»	»	S.	C.	»	S. E. — 8 id.
20	1	0 748	14 »	70	»	»	S. O.	C	»	S. O. — 1 id.
21	1	0 7533	12 2	82	»	»	N. E.	S.	Brouil. du m.	O. — 1 id.
22	12 1/2	0 7561	4 9	87	»	»	N. E.	C.	»	E. — » id.
23	1	0 7553	2 »	66	»	»	N. E.	C.	»	—
24	12 1/4	0 7546	0 5	80	»	»	N. E.	C.	»	
25	12 3/4	0 754	2 »	89	»	»	O.	C.	Neige.	
26	4	0 7435	3 7	75	»	»	N.	C	Pluie.	
27	12 3/4	0 743	3 »	68	»	»	N. E.	N.	Neige.	
28	1 1/2	0 744	4 »	64	»	»	N.	N.	Neige.	

Mars 1841.

DATES.	HEURES DU JOUR.	BAROMÈTRE.	THERMOMÈTRE.	HYGROMÈTRE.	UDOMÈTRE.	ÉVAPORIMÈTRE.	DIRECTION DES VENTS.	ÉTAT DU CIEL.	OBSERVATIONS.	RÉCAPITULATION.
1	12 3/4	0 7435	3 6	67	»	»	S. E.	C.	Petite gelée.	
2	12 3/4	0 7435	4 »	63	»	»	O.	C.	Neige (nocte)	
3	12 3/4	0 7335	7 2	80	»	»	N. O.	C.	Pluie.	Heure moyenne des observations 12-34.
4	2 1/2	0 747	5 »	50	»	»	N.	C.	Pluie.	
5	12 1/4	0 748	5 »	92	»	»	S. O.	C.	Neige légère.	Moyenne barométriq. 0,7491.
6	12 3/4	0 7455	9 4	47	»	»	N. O.	N.	Pl. g. v. (noc)	
7	12 1/2	0 7523	10 8	86	»	»	O.	C.	Petite pluie.	
8	12 3/4	0 7592	9 6	87	»	»	S. O.	C.	Brouillard.	Moyenne thermomét. 11o 2,
9	1 1/4	0 7596	11 »	74	»	»	N. E.	S.	»	
10	12	0 7614	11 »	38	»	»	N. E.	S.	»	
11	1 1/2	0 7614	13 2	38	»	»	S.	S.	»	Moyenne hygrométriq 69o.
12	»	»	»	»	»	»	»	»	»	
13	»	»	»	»	»	»	»	»	»	
14	»	»	»	»	»	»	»	»	»	Direction du vent.
15	»	»	»	»	»	»	»	»	»	N. — 1 jour.
16	»	»	»	»	»	»	»	»	»	N. E. — 2 id.
17	»	»	»	»	»	»	»	»	»	N. O. — 2 id.
18	»	»	»	»	»	»	»	»	»	S. — 3 id.
19	2	0 745	14 »	41	»	»	S. O.	S.	»	S. E. — 1 id.
20	11 3/4	0 745	13 4	51	»	»	S.	S.	»	S. O. —11 id.
21	12	0 7455	18 3	48	»	»	S. O.	N.	Pluie (nocté).	O. — 4 id.
22	12	0 741	15 5	58	»	»	S. O.	C.	Pluie.	E. — » »
23	12 3/4	0 750	10 9	80	»	»	S. O.	N.	Pluie.	
24	12 1/4	0 757	13 7	59	»	»	O.	C.	Pluie.	
25	12 1/2	0 753	15 2	44	»	»	S. S. O.	N.	»	
26	11 1/4	0 7545	16 »	42	»	»	S.	N.	»	
27	12	0 7455	13 6	52	»	»	S. O.	C.	»	
28	12	0 7485	13 2	61	»	»	S. O.	N.	Pluie.	
29	12 1/2	0 749	14 4	38	»	»	S. O.	S.	»	
30	12	0 747	11 1	58	»	»	S. O.	N.	Pluie.	
31	12 1/2	0 7435	11 2	49	»	»	O.	N.	Pluie.	

Avril 1844.

DATES.	HEURES DU JOUR.	BAROMÈTRE.	THERMOMÈTRE.	HYGROMÈTRE.	UDOMÈTRE.	ÉVAPORIMÈTRE.	DIRECTION DES VENTS.	ÉTAT DU CIEL.	OBSERVATIONS.	RÉCAPITULATION.
1	12 1/2	0 741	11 3	62	»	»	O.	N.	Pluie.	
2	12 1/2	0 739	8 8	84	»	»	N.	C.	Pluie.	
3	11 1/4	0 7435	9 8	49	»	»	S. O.	S.	»	Heure moyenne des observations 1-1.
4	12 1/4	0 7413	12 7	31	»	»	S. O.	N.	»	
5	1	0 739	13	50	»	»	S.	N.	Pluie.	—
6	»	»	»	0	»	»	»	»	Pluie.	Moyenne barométriq. 0,7489.
7	12 1/2	0 7438	10 4	43	»	»	N. E.	C.	»	—
8	12	0 7438	11	60	»	»	O.	C.	Pluie.	Moyenne thermomét. 130 2.
9	12 1/2	0 7455	7 8	74	»	»	N. E.	C.	Pluie.,	
10	2 1/4	0 748	8 9	56	»	»	N.	C.	Pluie.	—
11	12	0 7455	6 5	72	»	»	N.	C.	Pluie.	Moyenne hygrométriq 53o.
12	12	0 7455	8 6	56	»	»	N. E.	C.	Pluie.	
13	1 1/2	0 7523	11 9	67	»	»	S. O.	C.	Pluie.	—
14	2 1/2	0 7455	8 7	82	»	»	N.	C.	Pluie.	Direction du vent.
15	»	»	»	»	»	»	»	»	»	—
16	2 1/2	0 7435	11 7	40	»	»	O.	C.	Pluie.	N. — 5 jours.
17	3 1/4	0 7463	11 8	45	»	»	N.	C.	Pluie.	N. E. — 7 id.
18	1 1/2	0 746	10 9	74	»	»	N. N. O.	C.	Pluie.	N. O. — 1 id.
19	2 3/4	0 743	12	29	»	»	S. O.	C.	Pluie.	S. — 1 id.
20	1 3/4	0 742	10 9	53	à	»	N. E.	C.	Pluie.	S. E. — 1 id.
21	»	»	»	»	»	»	»	»	»	S. O. — 8 id.
22	»	»	»	»	»	»	»	»	»	O. — 3 id.
23	12 1/4	0 739	15 3	46	»	»	S. O.	N.	Pluie.	E. » »
24	1 1/2	0 7435	17	45	»	»	S. O.	N.	»	—
25	12	0 7455	15 4	58	»	»	S. O.	N.	Pluie.	
26	1	0 7485	21 2	49	»	»	S. O.	N.	»	
27	12 1/2	0 7523	23 8	36	»	»	S. E.	S.	»	
28	12	0 7505	24 8	38	»	»	N. E.	S.	»	
29	4 1/2	0 750	28 4	29	»	»	N. E.	S.	»	
30	11 1/2	0 750	21 5	50	»	»	N. E.	S.	»	

Mai 1844.

DATES.	HEURES DU JOUR.	BAROMÈTRE.	THERMOMÈTRE.	HYGROMÈTRE.	UDOMÈTRE.	ÉVAPORIMÈTRE.	DIRECTION DES VENTS.	ÉTAT DU CIEL.	OBSERVATIONS.	RÉCAPITULATION.
1	6 1/4	0 7455	24 5	39	»	»	N. E.	N.	n	
2	12 3/4	0 7435	24 5	45	»	»	O.	C.	Pluie.	
3	12	0 7418	15 3	90	»	»	O.	C.	Pluie.	Heure moyenne des observations 12-40.
4	12	0 7435	21 »	52	»	»	S.	C.	Pluie.	
5	12 1/2	0 7415	20 »	50	»	»	S. O.	C.	Pluie , orage.	—
6	12	0 7418	18 1	82	»	»	S.	C.	Pluie , orage.	Moyenne barométriq. 0,7471.
7	12	0 7435	21 4	54	»	»	S.	N.	Pluie , orage.	
8	12	0 7395	16 »	65	»	»	S. O.	N.	Pluie , orage.	—
9	12	0 7515	16 1	46	»	»	O.	N.	Pluie.	Moyenne thermomét. 20o 7.
10	1 1/2	0 7545	19 5	42	»	»	S. O.	N.	»	
11	1 1/2	0 7508	20 3	25	»	»	S.	N.	n	—
12	12	0 7493	20 6	47	»	»	N.	S.	»	Moyenne hygrométriq 53o.
13	11 1/2	0 7535	18 8	36	»	»	N. E.	N.	»	
14	3	0 7565	14 4	45	»	»	N. E.	N.	»	—
15	12	0 7523	17 3	39	»	»	S. O.	S.	»	Direction du vent.
16	12 1/2	0 7478	20 3	42	»	»	S. O.	S.	»	N. — 3 jours.
17	12 1/2	0 7463	21 »	29	»	»	S. O.	S.	»	N. E. — 7 id.
18	12 1/4	0 7455	15 5	78	»	»	S.	C.	Pluie.	N. O. — » id.
19	12 1/4	0 741	18 5	68	»	»	S. O.	C.	»	S. — 5 id.
20	12 1/4	0 7378	17 3	55	»	»	S. O.	N.	Pluie, orage.	S. E. — » id.
21	11 3/4	0 7405	18 8	65	»	»	E.	C.	Pluie.	S. O. —11 id.
22	12 1/2	0 7435	24 »	65	»	»	S. O.	N.	Pluie.	O. — 4 id.
23	1 1/4	0 7503	21 3	44	»	»	S. O.	N.	»	E. — 1 id.
24	12 1/4	0 750	20 3	69	»	»	N. E.	C.	Pluie.	
25	4	0 7485	25 8	66	»	»	N. E.	S.	»	—
26	11 1/2	0 749	30 »	55	»	»	N. E.	S.	»	
27	1 1/2	0 7455	27 4	41	»	»	N. E.	S.	»	
28	11 1/2	0 7478	28 »	52	»	»	S. O.	N.	Pluie, tonner.	
29	1	0 7592	28 »	59	»	»	N.	N.	Pluie, tonner.	
30	12	0 7478	16 »	84	»	»	N.	C.	Pluie, tonner.	
31	1	0 750	23 5	42	»	»	O.	N.	Pluie.	

Juin 1844.

DATES.	HEURES DU JOUR.	BAROMÈTRE.	THERMOMÈTRE.	HYGROMÈTRE.	UDOMÈTRE.	ÉVAPORIMÈTRE.	DIRECTION DES VENTS.	ÉTAT DU CIEL.	OBSERVATIONS.	RÉCAPITULATION.
1	12 1/2	0 751	23 »	50	»	»	N. O.	N.	»	
2	12	0 7523	23 »	41	»	»	O.	N.	Grand vent.	Heure moyenne des
3	12	0 7523	24 »	48	»	»	N. E.	N.	Vent frais.	observations 12-10.
4	12	0 7557	18 9	34	»	»	S. O. O.	N.	»	—
5	12	0 7504	24 ο	36	»	»	N.	C.	»	Moyenne barométriq.
6	12	0 7523	24 »	45	»	»	N. E.	N.	Vent fr. plu.	0,7461.
7	12	0 7535	14 »	97	»	»	N.	N.	Gr. v. f. p. or	—
8	12 1/4	0 7455	12 »	62	»	»	N. N. O.	N.	Gde pl., ton.	Moyenne thermomét.
9	2	0 7445	14 5	59	»	»	N. O.	N.	Variab., pluie	18o 17.
10	12 1/4	0 748	17 »	53	»	»	N. N. O.	C.	Pluie froide.	—
11	11 1/2	0 739	13 »	80	»	»	N. O.	C.	Pluie.	Moyenne hygrométriq
12	12	0 7435	13 5	69	»	»	N. O.	C.	Pluie légère.	58o 8.
13	12 1/2	0 7478	13 9	53	»	»	O.	C.	Gde pl., vent	—
14	12	0 750	14 5	66	»	»	O.	C.	Petite pluie.	
15	12	0 747	13 8	75	»	»	O.	C.	Grande pluie.	Direction du vent.
16	12 1/2	0 7545	13 9	43	»	»	N.	N.	»	N. — 3 jours.
17	12	0 751	14 8	46	»	»	S. S. O.	S.	»	N. E. — 2 id.
18	11 3/4	0 7445	18 »	39	»	»	S. S. E.	N.	Variable.	N. O. — 7 id.
19	1 1/4	0 7435	21 3	59	»	»	O.	N.	V., pl. (nocte)	S. — » id.
20	11 1/2	0 7455	18 5	49	»	»	O. S. O.	N.	»	S. E. — 3 id.
21	1 1/4	0 749	20 »	52	»	»	O.	N	Gde pl., vent.	S. O. — 6 id.
22	12 1/4	0 7503	23 »	56	»	»	S. O. O.	C.	Variable.	O. — 9 id.
23	12 1/4	0 7478	22 3	51	»	»	O. S. O.	C.	Variable.	E. — » id.
24	11 1/4	0 7435	22 8	68	»	»	S. E.	C.	Grande pluie.	—
25	11 3/4	0 739	18 3	67	»	»	E. S.	C.	Petite pluie.	
26	12 1/4	0 7448	19 4	69	»	»	S. O.	C.	Pluie (nocte).	
27	11 1/2	0 7503	19 6	61	»	»	O.	C.	Pluie (nocte).	
28	12	0 7508	20 3	49	»	»	S. O. O.	S.	»	
29	11 3/4	0 746	19 1	72	»	»	O.	C.	Pluie.	
30	11 1/2	0 749	16 4	65	»	»	O.	C.	Gde p. (nocte)	

Juillet 1844

DATES.	HEURES DU JOUR.	BAROMÈTRE.	THERMOMÈTRE.	HYGROMÈTRE.	UDOMÈTRE.	ÉVAPORIMÈTRE.	DIRECTION DES VENTS.	ÉTAT DU CIEL.	OBSERVATIONS.	RÉCAPITULATION.
1	12 1/4	0 7523	17 »	75	»	»	S. O. O.	C.	»	
2	12 1/4	0 751	17 7	90	»	»	O. S. O.	C.	Pluie m. et s.	
3	1 1/4	0 7523	23 »	62	»	»	O.	C.	Grande pluie.	Heure moyenne des
4	12	0 7516	18 »	»	»	»	S. E.	C.	Pluie.	observations 12-40.
5	5	0 7481	24 2	52	»	»	N. E.	C.	»	
6	12 1/4	0 7435	18 »	90	»	»	O.	C.	Grande pluie.	Moyenne barométriq.
7	11 1/2	0 7462	19 4	60	»	»	S. O.	C.	Pluie.	0,7444.
8	12	0 7435	17 2	68	»	»	N. O.	C.	Pluie.	
9	12	0 7478	19 »	58	»	»	S. O. O.	C.	Pluie.	Moyenne thermomét.
10	11 1/2	0 7455	17 5	56	»	»	O. N. O.	C.	Pluie.	18o 4.
11	12	0 732	15 3	64	»	»	N. O. O.	C.	Pluie variable	
12	12 1/2	0 741	18 »	51	»	»	O.	C.	Grande pluie.	Moyenne hygrométriq
13	12 1/4	0 7427	17 4	64	»	»	O.	C.	Pluie (nocte).	62o.
14	11 3/4	0 7435	20 4	49	»	»	O. S. O.	N	Gde pl., orag	
15	12	0 742	19 4	64	»	»	O.	C.	Pluie variab.	Direction du vent.
16	1 1/2	0 7465	18 8	48	»	»	O. N. O.	C.	Pluie.	N. — 1 jour.
17	12	0 7680	19 8	44	»	»	E.	N.	»	N. E. — 1 id.
18	12 1/4	0 734	19 5	73	»	»	E. S.	N.	Grande pluie.	N. O. —10 id.
19	12 1/4	0 7463	15 »	86	»	»	S. O.	C.	Pluie.	S. — » id.
20	1 1/2	0 7455	19 »	61	»	»	S. O. S.	C.	Pluie.	S. E. — 2 id.
21	12	0 742	19 »	»	»	»	S. O. O.	C.	Pluie.	S. O. — 8 id.
22	2 1,2	0 7455	16 »	74	»	»	O. N. O.	C.	Pluie.	O. — 8 id.
23	12	0 7478	16 »	60	»	»	N. O.	C.	Pluie.	E. — 1 id.
24	1 1/2	0 7435	17 5	71	»	»	N. O.	C.	Pluie.	
25	1 1/2	0 750	18 »	64	»	»	N.	N.	»	
26	12	0 7519	19 »	»	»	»	O. N. O.	C.	Pluie (nocte).	
27	12 1/2	0 750	21 »	55	»	»	N. O.	C.	Pluie.	
28	1	0 7478	18 »	83	»	»	O.	N.	Pluie.	
29	12	0 747	18 »	»	»	»	O.	C.	Petite pl., v.	
30	4 1/4	0 742	18 8	55	»	»	O.	C.	Pluie variab.	
31	1	0 7455	18 »	53	»	»	N. O.	C.	C. v. p. nocte	

Août 1844.

DATES.	HEURES DU JOUR.	BAROMÈTRE.	THERMOMÈTRE.		HYGROMÈTRE.	UDOMÈTRE.	ÉVAPORIMÈTRE.	DIRECTION DES VENTS.	ÉTAT DU CIEL.	OBSERVATIONS.	RÉCAPITULATION.
1	3 1/2	0 7455	17	9	52	»	»	N. O.	N.	Petite pluie.	
2	1	0 7483	18	2	69	»	»	S. O.	C.	Petite pluie.	
3	1	0 7425	20	5	68	»	»	O.	C.	Pluie.	Heure moyenne des observations 12-28.
4	12	0 7365	21	»	76	»	»	S. O. S.	N.	Pluie.	
5	12	0 746	22	»	58	»	»	S. O.	N.	Pluie.	—
6	11 3/4	0 7455	18	5	60	»	»	S. O.	C.	Pluie.	Moyenne barométriq. 0,7475.
7	11 1/2	0 7484	20	»	56	»	»	S. O.	C.	Pluie.	
8	1 1/2	0 742	23	6	52	»	»	S. S. O.	S.	Pluie.	—
9	11 1/4	0 740	20	7	65	»	»	O.	C.	Pluie légère.	Moyenne thermomét. 20º 9.
10	11 1/2	0 7478	19	3	49	»	»	S. O.	C.	Pluie.	
11	11 3/4	0 7413	20	»	52	»	»	S. S. O.	C.	Pluie.	—
12	4	0 751	17	5	56	»	»	S. O.	C.	Pluie, orage.	Moyenne hygrométriq 56º 8.
13	12 1/4	0 7478	19	7	51	»	»	. O.	C.	Pluie.	
14	12 1/2	0 7435	21	2	54	»	»	S.	N.	Pluie.	—
15	12 1/4	0 7438	21	1	54	»	»	S. O. O.	N.	»	Direction du vent.
16	11 1/2	0 746	17	4	83	»	»	O.	N.	Pluie.	N. — 1 jour.
17	12 3/4	0 7503	20	7	61	»	»	S. O.	C.	. Pluie.	N. E. — » id.
18	11 3/4	0 753	20	9	51	»	»	O.	N.	»	N. O. — 5 id.
19	12	0 7552	20	3	65	»	»	N. O.	N.	Brouillard.	S. — 2 id.
20	12 1/2	0 748	24	5	35	»	»	S.	S.	»	S. E. — » id.
21	11 1/2	0 743	23	»	68	»	»	S. S. O.	N	Petite pluie.	S. O. — 17 id.
22	12 1/2	0 750	20	»	37	»	»	S. O.	N.	»	O. — 6 id.
23	12 1/2	0 747	23	»	45	»	»	O.	C.	Pluie.	E. — » id.
24	1 3/4	0 751	17	2	48	»	»	O. N.	N.	Pluie.	
25	1 3/4	0 753	16	4	69	»	»	N. O. O.	C.	Pluie.	
26	11 1 2	0 7555	18	9	74	»	»	S. O.	C.	Pluie.	
27	11 3/4	0 755	21	»	54	»	»	S. O.	S.	»	
28	12	0 752	25	4	»	»	»	S. O. S.	»	»	
29	12	0 7523	25	»	65	»	»	N.	N.	»	
30	2	0 7478	26	»	44	»	»	N. N. O.	S.	»	
31	1 1/2	0 7435	28	»	35	»	»	S. O.	N.	Temps orag.	

Septembre 1841.

DATES.	HEURES DU JOUR.	BAROMÈTRE.	THERMOMÈTRE.	HYGROMÈTRE.	UDOMÈTRE.	ÉVAPORIMÈTRE.	DIRECTION DES VENTS.	ÉTAT DU CIEL.	OBSERVATIONS.	RÉCAPITULATION.
1	1 1/2	0 7483	26 3	42	»	»	N.	N.	Pluie, orage.	
2	12	0 7485	25 »	»	»	»	N. N. O.	»	Pluie (nocte).	Heure moyenne des
3	12 3/4	0 7425	25 »	54	»	»	O.	N.	Grande pluie.	observations 12-38.
4	2	0 7435	16 6	68	»	»	S.	N.	Pluie, orage.	
5	1 1/4	0 7455	17 »	50	»	»	S. O.	N.	Pluie.	Moyenne barométriq.
6	12 1/4	0 7435	12 4	69	»	»	S. O.	N.	Pluie.	0,7449.
7	12	0 7455	16 5	43	»	»	S. O.	N.	Pluie.	
8	12 1/4	0 746	18 8	65	»	»	O.	C	Pluie.	Moyenne thermomét.
9	12 1/4	0 7512	22 7	52	»	»	S. O.	N.	Temps orag.	21o.
10	12 1/4	0 750	19 4	58	»	»	S. O.	S.	»	
11	11 3/4	0 7505	25 8	41	»	»	S. O.	S.	»	Moyenne hygrométriq
12	12	0 751	24 5	20	»	»	S. O.	S.	»	630.
13	1	0 749	25 »	40	»	»	S.	S.	»	
14	12 1/2	0 7455	25 4	50	»	»	S. E.	S.	Temps orag	Direction du vent.
15	12 1/4	0 7455	23 7	50	»	»	S.	N.	Petite pluie.	N. — 1 jour.
16	12 1/4	0 7455	23 7	50	»	»	S. O.	N.	»	N. E. — 2 id.
17	12 1/2	0 7455	23 3	76	»	»	S. O.	C	Pluie.	N. O. — 4 id.
18	2 1/4	0 7483	21 6	62	»	»	N. O.	C.	Pluie.	S. — 4 id.
19	1 1/2	0 750	21 5	60	»	»	N. O.	S.	»	S. E. — 1 id.
20	1 1/2	0 7455	21 2	47	»	»	N. O.	N.	»	S. O. —16 id.
21	12	0 744	23 »	»	»	»	N. E.	N.	»	O. — 2 id.
22	1 1/2	0 7435	21 5	48	»	»	N. E.	N.	Pluie.	E. — » id.
23	1	0 7435	18 »	71	»	»	S. O.	N.	Pluie.	
24	12	0 7445	19 5	60	»	»	S. O.	N.	Pluie.	
25	12 1/4	0 740	19 3	54	»	»	S. O.	N.	Gde pl., tonn.	
26	2	0 740	18 5	46	»	»	S. O.	N.	Pluie.	
27	12	0 741	17 5	57	»	»	S. O.	N.	Petite pluie.	
28	1	0 739	17 »	645	»	»	S. O.	C.	Pluie.	
29	11 1/2	0 7365	20 »	50	»	»	S.	C	Pluie.	
30	2	0 736	21 »	50	»	»	S. O.	N.	Pluie.	

TOPOGRAPHIE MÉDICALE.

Octobre 1844.

DATES.	HEURES DU JOUR.	BAROMÈTRE.	THERMOMÈTRE.	HYGROMÈTRE.	UDOMÈTRE.	ÉVAPORIMÈTRE.	DIRECTION DES VENTS.	ÉTAT DU CIEL.	OBSERVATIONS.	RÉCAPITULATION.
1	12	0 742	18 »	72	»	»	S. O.	C.	Grande pluie.	
2	1	0 7455	18 »	61	»	»	S. O.	N.	»	Heure moyenne des
3	12	0 7435	17 3	69	»	»	S. O.	C.	Petite pluie.	observations 12-4.
4	12	0 739	15 »	91	»	»	S. O.	C.	Pluie.	—
5	12 1/2	0 732	17 »	61	»	»	O.	N.	Grande pluie.	Moyenne barométriq.
6	12 1/4	0 7255	14 5	68	»	»	O.	N.	P. arc-en-ciel	0,741.
7	1	0 730	16 »	66	»	»	O.	N.	»	—
8	11	0 733	14 5	69	»	»	O.	N.	P. arc-en-ciel	Moyenne thermomé
9	12	0 7435	14 »	81	»	»	S. O.	C.	Pluie légère.	13o 13.
10	1	0 750	14 7	65	»	»	O.	N.	»	—
11	12	0 7435	14 5	94	»	»	S. O.	C.	Pluie.	Moyenne hygrométriq.
12	1 1/4	0 7365	14 5	665	»	»	S. O.	N	Grande pluie.	79o.
13	12	0 749	12 5	59	»	»	S: O.	N.	Pluie.	—
14	11 1/2	0 749	14 5	69	»	»	S. O.	C.	Pluie.	Direction du vent.
15	1	0 741	16 »	625	»	»	O.	C.	Pluie.	N. — 1 jour.
16	11 1/2	0 741	10 5	695	»	»	O.	C.	Pluie.	N. E. — 2 id.
17	12	0 741	14 5	95	»	»	O.	C.	Pluie.	N. O. — 2 id.
18	11 1/2	0 741	14 »	58	»	»	O. N. O.	N.	Pluie.	S. — 2 id.
19	1 1/4	0 741	12 5	86	»	»	N. O. O.	C.	Pluie.	S. E. — 1 id.
20	12 1/4	0 750	10 »	61	»	»	S. O. N.	N	»	S. O. — 14 id.
21	12 1/4	0 7455	8 5	56	»	»	E. S. E.	N.	Pluie.	O. — 8 id.
22	1	0 751	10 »	685	»	»	S.	N.	»	E. » id.
23	12 1/2	0 740	10 5	95	»	»	S. O.	C.	Pluie.	—
24	1	0 730	14 5	81	»	»	S. O.	N.	Pluie.	
25	1	0 732	13 »	685	»	»	S.	N.	Pluie.	
26	12 1/4	0 734	7 5	100	»	»	S. O.	C.	Pluie.	
27	12 1/4	0 732	8 5	99	»	»	S. O.	C.	Pluie.	
28	1	0 741	13 »	65	»	»	S. O.	C.	»	
29	1	0 741	10 »	92	»	»	N. E.	C.	»	
30	3	0 741	10 »	95	»	»	N. E.	C.	Grande pluie	
31	12	0 741	13 »	»	»	»		C.	»	

Novembre 1844.

DATES.	HEURES DU JOUR.	BAROMÈTRE.	THERMOMÈTRE.		HYGROMÈTRE.	UDOMÈTRE.	ÉVAPORIMÈTRE.	DIRECTION DES VENTS.	ÉTAT DU CIEL.	OBSERVATIONS.	RÉCAPITULATION.
1	1	0 7478	10	4	93	»	»	N. O.	C.	Pluie.	
2	1 1/2	0 754	11	5	90	»	»	N. O.	N.	Pluie.	Heure moyenne des observations 1-14.
3	3	0 7575	8	9	97	»	»	S. O.	N.	Brouillard.	
4	12 1/2	0 7635	7	»	97	»	»	E.	C.	Brouillard.	—
5	1 1/2	0 7592	10	»	65	»	»	S. E.	S.	Gelée blanch.	Moyenne baromébriq.
6	1 1/2	0 766	8	5	78	»	»	S. E.	S.	Gelée blanch.	0,7468.
7	3 3/4	0 765	5	6	96	»	»	S.	C.	Gelée blanch.	—
8	2 1/2	0 757	4	»	99	»	»	S. O.	C.	»	Moyenne thermomét.
9	1 1/2	0 7587	7	2	91	»	»	S. O.	C.	»	7o 9.
10	4	0 7655	8	»	95	»	»	S. O.	C.	»	—
11	12 1/4	0 7505	10	3	92	»	»	O.	C.	Pluie.	Moyenne hygrométriq.
12	1 1/2	0 740	11	3	100	»	»	S. O.	C.	Pluie.	85 3.
13	12 1/2	0 739	7	»	72	»	»	S.	N.	Pluie.	—
14	1	0 7255	6	2	81	»	»	S. O.	C.	Pluie.	Direction du vent.
15	12 1/2	0 740	5	»	88	»	»	S. O.	C.	Pluie.	N. — » »
16	12 1/4	0 7365	2	6	91	»	»	S. O.	C.	Gelée.	N. E. — 1 jour.
17	11 3/4	0 7455	1	6	96	»	»	S. O.	C.	»	N. O. — 3 id.
18	4 1/2	0 739	4	»	82	»	»	O.	C.	Neige p. la n.	S. — 4 id.
19	4	0 7368	4	8	100	»	»	S.	C.	Grande pluie.	S. E. — 2 id.
20	12 3/4	0 7385	10	3	91	»	»	S. O.	C.	Pluie.	S. O. — 17 id.
21	12	0 7405	9	8	95	»	»	S. O.	C.	Pluie.	O. — 2 id.
22	11 3/4	0 7365	14	3	90	»	»	S. O.	C.	Pluie.	E. — 1 id.
23	12 1/2	0 7445	8	2	76	»	»	S. O.	S.	Pluie.	—
24	1	0 7516	7	1	84	»	»	N. O.	N.	Pluie.	
25	2 1/4	0 7435	5	»	94	»	»	N. E.	N.	Pluie.	
26	12 3/4	0 7483	4	3	95	»	»	S. O.	S.	»	
27	1 1,2	0 7445	5	8	95	»	»	S.	C.	»	
28	1	0 7435	11	2	90	»	»	S. O.	N.	Pluie.	
29	12 3/4	0 7365	12	»	91	»	»	S. O.	C.	Pluie.	
30	11 1/2	0 732	14	»	75	»	»	S. O.	C.	Pluie.	

Décembre 1841.

DATES.	HEURES DU JOUR.	BAROMÈTRE.	THERMOMÈTRE.	HYGROMÈTRE.	UDOMÈTRE.	ÉVAPORIMÈTRE.	DIRECTION DES VENTS.	ÉTAT DU CIEL.	OBSERVATIONS.	RÉCAPITULATION.
1	12 1/2	0 7365	11 6	99	»	»	S.	C.	Pluia.	
2	2 3/4	0 739	10 5	80	»	»	S. O.	C.	Pluie.	
3	12	0 732	12 5	90	»	»	S.	C.	Pluie.	Heure moyenne des
4	1	0 738	8 4	85	»	»	S. O.	N.	Pluie.	observations 12-50.
5	1 1/4	0 750	8 9	76	»	»	O.	C.	Pluie.	
6	1 1/2	0 7455	9 7	85	»	»	S. O.	C.	Pluie.	Moyenne barométriq.
7	1 1/2	0 748	7 5	92	»	»	O.	S.	Pluie.	0,7432.
8	1 1/4	0 7365	9 7	100	»	»	S. O.	C.	Pluie.	
9	12 1/4	0 7452	7 2	68	»	»	N. O.	N.	Pluie.	Moyenne thermomét.
10	12	0 7305	8 9	98	»	»	S. O.	C.	Pluie.	5o 2.
11	12	0 748	6 4	67	»	»	N. O.	N.	Pluie.	
12	12	0 744	5 8	99	»	»	S. O.	C.	Pluie.	Moyenne hygrométriq·
13	12 1/4	0 741	10 2	91	»	»	S. O.	C.	Pluie.	94.
14	12 1/4	0 7395	7 8	89	»	»	O.	C.	Pluie.	Direction du vent.
15	1 3/4	0 7505	5 8	74	»	»	S. O.	N.	Pluie.	N. — » »
16	12	0 7395	6 3	100	»	»	S. O.	C.	Pluie.	N. E. — 3 jours.
17	12 3/4	0 738	4 6	95	»	»	O.	C.	Pluie.	N. O. — 4 id.
18	12	0 7375	0 3	99	»	»	E.	S.	»	S. — 2 id.
19	12	0 732	2 3	94	»	»	S. O.	C.	Neige.	S. E. — » id.
20	12	0 733	3	100	»	»	S. O.	C.	Neige.	S. O. — 14 id.
21	1 1/2	0 741	3	»	»	»	N. E.	C.	Pluie.	O. — 7 id.
22	12 1/4	0 7478	1 4	»	»	»	O.	S.	Pluie.	E. — 1 id.
23	12 1/2	0 7485	5	99	»	»	S. O.	C.	Pluie.	
24	12	0 7523	5 4	95	»	»	O.	C.	Pluie.	
25	4	0 744	8	100	»	»	S. O.	C.	Pluie.	
26	12	0 7445	4 4	85	»	»	O.	S.	Pluie.	
27	12	0 7523	2	97	»	»	N. O. O.	S.	»	
28	12 1/2	0 7478	2	98	»	»	S. O.	C.	Pluie.	
29	2	0 7505	4 8	98	»	»	N. O.	N.	Pluie.	
30	12 1/4	0 7525	2 7	90	»	»	N. E.	N.	Pluie.	
31	1 1/2	0 7565	0 0	100	»	»	N. E.	C.	Pluie.	

Janvier 1842.

DATES.	HEURES DU JOUR.	BAROMÈTRE.	THERMOMÈTRE.	HYGROMÈTRE.	UDOMÈTRE.	ÉVAPORIMÈTRE.	DIRECTION DES VENTS.	ÉTAT DU CIEL.	OBSERVATIONS.
1	4 1/2	0 755	1	95	100	»	N. E.	C.	Brouillard.
2	12	0 7525	1	92	100	»	N. E.	C.	Neige.
3	2	0 7485	— 0 8	95	100	»	N. E.	C.	Neige.
4	1	0 7478	— 3 2	76	105	»	N.	C.	T--5 à 8 h. m.
5	12 1/2	0 7505	— 3 »	86	105	»	N. E.	N.	---6 id. id.
6	11 3/4	0 753	— 0 3	87	175	»	N. E.	C.	---3 id. id.
7	12 3/4	0 7655	— 4 9	56	113	»	N. E.	S.	--7 id. id.
8	12 1/2	0 765	— 5 3	55	116	»	N. E.	S.	---9 id. id.
9	12 1/2	0 7552	— 5 2	68	118	»	N. E.	C.	--8 6 id. id.
10	1	0 7545	— 3 6	82	119	»	S. O.	C.	---6 id. id.
11	12	0 753	— 2 »	82	119	»	S. O.	C.	---5 2 id. id.
12	11 3/4	0 754	— 2 »	80	118	»	O.	C.	---4 2 id. id.
13	12 3/4	0 750	— 1 »	75	118	»	E.	C.	---4 id. id.
14	12	0 7435	2 »	90	116	»	E.	C.	---5 id. id.
15	12 1/2	0 7505	3 2	100	116	»	S.	C.	1 5 id. id.
16	12 1/2	0 7495	2 7	99	116	»	S. O.	C.	0 5 id. id.
17	11 1/2	0 7545	2 »	97	116	»	S. O.	S.	0 à 7 h. id.
18	12	0 7592	3 2	96	117	»	O.	C.	»
19	1	0 7592	2 4	100	117	»	»	C.	Pluie.
20	12 1/4	0 7523	1 2	91	117	»	N. E.	C.	---0 5 à 8 h. m
21	3 1/4	0 7523	1 9	90	117	»	N. E.	C.	---0 1 id. id.
22	12	0 7478	1 »	85	117	»	»	C.	---0 2 id. id.
23	1	0 7325	2 »	87	125	»	O.	S.	---1 5 id. id. n.
24	1	0 7445	2 »	80	143	»	N. E.	S.	---0 5 id. id. n.
25	11 3/4	0 739	0 6	89	143	»	O.	C.	---3 » id. id. n.
26	12 1/2	0 7415	0 »	90	147	»	O.	C.	---1 5 id. id. n.
27	11	0 745	3 2	81	186	»	S. O.	S.	Neige fondant
28	1	0 7478	3 »	98	186	»	S. O.	C.	---0 5 à 8 h. id
29	12 1/4	0 750	3 »	95	186	»	O.	C.	»
30	11	0 7565	1 9	98	186	»	N. E.	C.	Brouillard.
31	11 1/2	0 7565	1 7	94	188	»	S.	C.	»

RÉCAPITULATION.

Heure moyenne des observations 12 30.

—

Moyenne barométriq. 0,7511

—

Moyenne thermomét' 0 8.

—

Moyenne hygrométriq. 86.

—

Quantité d'eau tombée 0 m. 022,

—

Direction du vent.

N. — 1 jour.
N. E. — 12 id.
N. O. — » »
S. — 2 id.
S. E. — » id.
S. O. — 6 id.
O. — 6 id.
E. — » »

—

Jours de gelée 21.

—

Le plus grand froid à 8 heures du matin a été de 9o.

—

Février 1842.

DATES.	HEURES DU JOUR.	BAROMÈTRE.	THERMOMÈTRE.	HYGROMÈTRE.	UDOMÈTRE.	ÉVAPORIMÈTRE.	DIRECTION DES VENTS.	ÉTAT DU CIEL.	OBSERVATIONS.	RÉCAPITULATION.
1	12 3/4	0 753	4 9	97	105	»	»	C.	»	Heure moyenne des observations 12-15.
2	12	0 757	4 »	100	110	»	»	C.	»	
3	2 1/2	0 760	5 8	97	113	»	»	S.	»	—
4	1	0 7612	2 8	88	115	»	N. E.	S.	T 0 à 8 h. ma.	Moyenne barométriq. 0,7519.
5	12 1/4	0 757	1 5	68	117	»	E.	S.	— 2 id. id.	
6	1	0 7523	1 »	72	117	»	N. E.	S.	— 4 id. id.	—
7	12	0 7478	4 »	67	118	»	S.	N.	0 id. id.	Moyenne thermomét. 6o 4.
8	12 1/2	0 749	6 8	89	118	000	S.	S.	»	
9	1 1/4	0 7483	6 8	62	119	220	S.	S.	»	—
10	11 1/4	0 7523	7 2	90	119	190	S.	C.	»	Moyenne hygrométriq. 81.
11	11 3/4	0 7545	9 »	90	120	70	S..	S.	»	
12	11 1/2	0 757	8 »	77	123	240	S.	S.	Pluie.	—
13	12	0 757	9 »	96	153	190	S.	C.	»	Quantité d'eau tombée 0,039.
14	11 3/4	0 7612	7 8	61	154	110	O.	S.	Pluie.	
15	11 3/4	0 7635	7 2	92	154	80	O.	C.	»	—
16	12 1/4	0 7635	4 9	91	155	82	S.	C.	Brumes.	Quantité d'eau évapor. 89,09.
17	2 1/2	0 7592	6 7	76	155	70	S. O.	S.	»	
18	4 1/2	0 7592	2 3	97	155	115	S. O.	C.	— 1 à 8 h. m.	—
19	12	0 760	2 6	94	156	48	N. E.	C.	»	Direction du vent.
20	12 1/2	0 7516	5 »	78	156	60	S. O.	S.	»	N. — » »
21	11 3/4	0 748	4 8	82	156	115	S. O.	S.	»	N. E. — 3 jours.
22	10 1/2	0 748	6 8	75	167	108	S. O.	S.	»	N. O. — » id.
23	1	0 739	9 7	80	171	190	S. O.	N.	Pluie.	S. — 9 id.
24	11 1/2	0 732	10 7	92	185	125	S.	C.	Pluie.	S. E. — » id.
25	11 3/4	0 7365	8 »	62	192	108	S. O.	N.	Pluie.	S. O. — 9 id.
26	12 1/4	0 239	8 »	55	222	125	S. O.	N.	Gde pl., tonn	O. — 3 id.
27	12	0 7435	6 8	60	260	115	S. O.	S.	»	E. — 1 id.
28	11 1/4	0 7435	7 9	80	»	185	O.	N.	Pluie.	—

La plus grand froid a eu lieu le 6 février à 8 heures du matin 4o.

Mars 1842.

DATES.	HEURES DU JOUR.	BAROMÈTRE.	THERMOMÈTRE.	HYGROMÈTRE.	UDOMÈTRE.	ÉVAPORIMÈTRE.	DIRECTION DES VENTS.	ÉTAT DU CIEL.	OBSERVATIONS.	RÉCAPITULATION.
1	11 1/2	0 736	10 2	96	116a	3m6	S. O.	C.	Pluie.	
2	12 1/2	0 748	8 4	77	140	325	S. O.	C.	Pluie.	
3	11	0 750	10 7	93	260	225	O.	C.	Pluie.	Heure moyenne des observations 12-11.
4	12	0 750	12 »	73	270	347	N. O.	N.	Pluie.	
5	12 3/4	0 751	9 »	75	300	2 5	N. E.	C.	Pluie.	
6	12 1/2	0 7485	9 4	58	304	275	S. O.	S.	»	Moyenne barométriq. 0,7480.
7	11 1/4	0 7455	10 »	85	305b	435	S. O.	C.	»	
8	12 1/4	0 741	9 9	97	130	3 »	S. O.	C.	Pluie.	Moyenne thermomét. 9o 7.
9	12 3/4	0 747	9 »	68	158	2 7	N. O.	C.	Pluie.	
10	12	0 7395	6 4	76	256	467	S. O.	C.	Pluie.	
11	1 3/4	0 753	9 2	78	256	285	O.	C.	»	Moyenne hygrométriq 73 2.
12	12	0 7523	11 2	78	261	2 7	O.	N	Pluie.	
13	11 3/4	0 750	12 3	74	264	4 6	S. O.	C.	Pluie.	
14	11 1,2	0 7592	10 »	61	265	235	S. O.	N	»	Quantité d'eau tombée. 130 mil.
15	12	0 7596	9 8	60	265	4 7	S. O.	S.	»	
16	12	0 758	11 6	66	265	5 8	N. O.	S.	»	
17	12	0 754	12 »	87	265	5 3	O.	C.	»	Quantité d'eau évapor. 103 2
18	12	0 7455	11 7	56	277	335	O.	C.	Pluie.	
19	12	0 7395	8 9	50	286	4 1	O.	C.	Pluie.	
20	2	0 734	11 »	70	320	3 6	N. E.	C.	Pluie.	Direction du vent.
21	1 1/4	0 744	7 6	71	340c	235	N.	C.	Pluie.	N. — 1 jour.
22	11 3/4	0 7495	5 9	79	107	185	N. E.	C.	Pluie.	N. E. — 4 id.
23	11 1/2	0 749	3 1	62	129	185	N. E.	N.	Pluie neige.	N. O. — 4 id.
24	12	0 7545	4 »	48	134	295	S. O.	N.	P. n.-1 à 7 hm	S. — » id.
25	11 1/2	0 753	5 »	95	134	387	O.	C.	Pluie neige.	S. E. — » id.
26	11 3/4	0 741	8 4	48	182	185	N. O.	N.	Pluie.	S. O. — 12 id.
27	12	0 744	7 7	48	186	525	O.	N.	Giboulées.	O. — 10 id.
28	12 1/2	0 745	11 »	92	188	3 3	O.	C.	Pluie grêle.	E. — » id.
29	12 1/2	0 7495	13 4	83	188	222	O.	C.	Pluie.	
30	11 1/2	0 7495	14 »	77	188d	247	O.	C.	Pluie.	Le 24 il a gelé à 1 h.
31	11 3/4	0 7478	10 6	90	108	335	S. O.	C.	Pluie.	

(a) On a vidé l'udomètre jusqu'à 107.
(b) On a vidé l'udomètre jusqu'à 105.
(c) On a vidé l'udomètre jusqu'à 102.
(d) On a vidé l'udomètre jusqu'à 105.

Avril 1842.

DATES.	HEURES DU JOUR.	BAROMÈTRE.	THERMOMÈTRE.	HYGROMÈTRE.	UDOMÈTRE.	ÉVAPORIMÈTRE.	DIRECTION DES VENTS.	ÉTAT DU CIEL.	OBSERVATIONS.	RÉCAPITULATION.
1	12	0 733	10 »	71	207	225	N.	C.	Grande pluie.	
2	12	0 741	7 8	78	215	2 4	N. E.	C.	Pluie.	Heure moyenne des
3	12	0 7415	6 6	82	227	185	N. E.	C.	Pluie.	observations 12-22.
4	11 3/4	0 751	6 1	87	232	1 9	N. E.	N.	Pluie.	—
5	12	0 757	7 »	44	233	2 5	E.	S.	»	Moyenne barométriq.
6	12 1/2	0 7495	9 »	47	235	6 4	N. E.	C.	Gelée.	0,7488.
7	12 1/2	0 7415	10 1	86	235	625	N. E.	S.	»	—
8	11 3/4	0 750	11 8	58	235	297	N. E.	S.	Gelée.	Moyenne thermomét.
9	11 3/4	0 757	6 »	51	235	1075	N. E.	N.	Gelée.	12o 5.
10	11 1/2	0 7575	6 4	52	235	595	N.	N	Gelée.	—
11	4 3/4	0 7516	7 »	52	235	13 »	N. E.	C.	»	Moyenne hygrométriq
12	12 1/2	0 749	6 6	72	235	255	N. E.	C.	»	56.
13	12 1/4	0 7465	6 6	80	234	195	N. E.	C.	Giboulées.	—
14	4 3/4	0 7455	10 5	59	235	237	N. E.	C.	»	Quantité d'eau tombée
15	12 1/4	0 7483	10 8	65	235	2 2	N. E.	C.	»	0,034.
16	11 3/4	0 7495	8 1	44	234	552	N. E.	S.	»	—
17	11 3/4	0 753	7 7	45	235	4 7	N. E.	N.	»	Quantité d'eau évapor.
18	12	0 753	11 »	62	235	10 7	N. E.	N.	»	217,26.
19	12 1/4	0 753	11 »	65	235	10 3	N. E.	S.	»	—
20	12 1/4	0 7516	14 »	50	235	9 7	N. E.	S.	»	Direction du vent.
21	11 3/4	0 7505	14 4	70	235	11 8	N. E.	S.	»	
22	12	0 748	18 8	40	235	11 4	N. E.	N.	»	N. — 2 jours.
23	12 1/2	0 748	22 5	28	230	13 »	S. O.	S.	»	N. E. —23 id.
24	11 3/4	0 748	22 »	45	240	12 4	»	S.	»	N. O. — » id.
25	12	0 750	21 »	35	240	11 4	N. E.	S.	»	S. — » id.
26	12 1/4	0 749	19 »	36	241	14 3	N. E.	N.	»	S. E. — » id.
27	11 3/4	0 748	18 »	40	241	1025	N. E.	S.	»	S. O. — 2 id.
28	12 1/4	0 750	20 8	53	241	10 7	S. O.	N.	»	O. — » id.
29	12	0 750	20 »	59	241	7 1	N.	N.	»	E. 2 »
30	11 1/2	0 745	21 »	34	246	8 7	N. E.	S.	»	—

Mai 1842.

DATES.	HEURES DU JOUR.	BAROMÈTRE.	THERMOMÈTRE.	HYGROMÈTRE.	UDOMÈTRE.	ÉVAPORIMÈTRE.	DIRECTION DES VENTS.	ÉTAT DU CIEL.	OBSERVATIONS.	RÉCAPITULATION.
						m. c.				
1	2 1/2	0 7455	24	34	251	157	N. E.	S.		
2	12 1/4	0 7523	18 9	50	251	143	N. E.	S.		
3	12 3/4	0 7465	16 4	51	252	108	N. O.	S.		Heure moyenne des observations 12-27.
4	12	0 746	16 8	66	253	81	N. O.	N.		
5	12 1/4	0 7478	18 »	47	253	68	S. O.	N		Moyenne barométriq. 0,7480.
6	12	0 739	15 9	65	275	505	O.	N.	Pluie.	
7	1	0 7385	14 »	88	285	405	S. O.	C.	Pluie.	
8	12	0 7395	10 5	73	140	5	O.	N.	Pluie.	Moyenne thermomét. 18º 1.
9	12 3/4	0 7478	12 7	75	157	57	N.	N.	Pl., gr., tonn.	
10	1 1/2	0 7565	15 7	54	160	412	»	C.	Pluie.	
11	12 1/2	0 750.	16 5	55	160	57	S. O.	S.		Moyenne hygrométriq 67.
12	11 3/4	0 7455	18 »	57	160	8	»	C.		
13	11 3/4	0 750	16 6	61	160	52	N.	S.		
14	12 1/4	0 7523	18 »	67	160	64	»	C.		Quantité d'eau tombée. 4 mil. 75
15	12 1/2	0 7565	15 3	72	160	685	N. E.	C.		
16	12 1/2	0 7545	21 »	64	160	48	N. E.	S.		
17	12	0 7523	17.3	72	160	93	N. E.	N.		Quantité d'eau évapor. 238 42.
18	12 1/4	0 7483	16 5	82	160	78	N. E.	V.		
19	12	0 7435	21 »	64	160	7	N. E.	V.		
20	11 3/4	0 744	18 3	62	160	84	S. O.	N.		Direction du vent.
21	11 3/4	0 7455	20 »	60	160	88	S. O.	N.		N. — 2 jours.
22	11 3/4	0 7455	19 »	76	160	114	O.	C.		N. E. — 7 id.
23	1	0 7478	21 »	60	160	126	S.	N.	Quelq. g. de p	N. O. — 3 id.
24	12	0 7445	16 8	97	200	52	»	C.	Pluie.	S. — 1 id.
25	12	0 7478	17 8	72	105	335	S. O.	N.		S. E. — » id.
26	12	0 747	21 »	64	105	10	S. O.	N.		S. O. — 8 id.
27	2 1/4	0 7495	22 6	74	105	105	»	S.		O. — 3 id.
28	12	0 750	17 5	99	110	6	»	C.	Pluie.	E. — » id.
29	1	0 7523	19 »	75	115	55	»	N.	Pluie.	
30	12 1 2	0 7495	19 5	65	115	8	S. O.	N.		
31	12 1/2	0 7523	21 6	74	115	8	N. O.	N.		

Juin 1842.

DATES.	HEURES DU JOUR.	BAROMÈTRE.	THERMOMÈTRE.	HYGROMÈTRE.	UDOMÈTRE.	ÉVAPORMÈTRE.	DIRECTION DES VENTS.	ÉTAT DU CIEL.	OBSERVATIONS.	RÉCAPITULATION.
						m.c.				
1	12	0 754	22 »	66	115	81	»	S.	»	
2	12	0 753	17 6	100	117	10	N. O.	C.	»	Heure moyenne des
3	12	0 7552	18 »	72	117	57	N.	N.	»	observations 12-12.
4	12	0 7505	14 »	72	117	106	N.	S.	»	—
5	2 1/2	0 7478	24 8	46	117	12	N. E.	S.	»	Moyenne barométriq.
6	12 1/4	0 7478	24 7	66	117	96	N. E.	S.	»	0,7494.
7	11 3/4	0 7523	22 8	»	117	114	N. E.	N.	»	—
8	11 3/4	0 7523	24 3	»	117	1111	N. E.	N.	»	Moyenne thermomét.
9	11 3/4	0 751	25 2	»	117	112	N. E.	S.	50° au s. 3 1|2	23o 3.
10	11 3/4	0 7495	27 5	»	117	133	N. E.	S.	52° id. 8 h.	—
11	11 3/4	0 751	30 »	»	117	145	N. E.	N	56o id. 2 1|2	Moyenne hygrométriq.
12	12	0 753	28 5	»	117	157	N. E.	S.	60o id. id.	7o.
13	12 1/4	0 7535	25 6	»	117	148	N. E.	N.	55o id. id.	—
14	11 3/4	0 7505	23 2	»	117	148	N. E.	S.	Brouillard.	Quantité d'eau tombée
15	11 3/4	0 748	22 7	»	117	12	N. O.	N.	»	0,037.
16	12 1/2	0 7478	20 0	»	117	955	N. O.	N.	»	—
17	12	0 750	21 6	»	117	8 »	N. E.	C.	»	Quantité d'eau évapor.
18	12 1/2	0 750	21 6	»	117	77	N. E.	C.	»	303,51.
19	12	0 745	23 2	»	117	7 »	S. O.	C.	»	—
20	12 1/4	0 744	25 4	»	135	7 »	S. O.	N.	Pluie.	Direction du vent.
21	1	0 741	23 »	»	170	72	O.	C.	Pl., ton., écl.	N. — 2 jours.
22	12	0 7445	24 6	»	180	51	S. O.	C.	Pluie.	N. E. — 12 id.
23	12	0 7746	18 »	»	247	6 »	O.	C.	Pluie.	N. O. — 5 id.
24	12	0 7455	22 5	»	247	114	S. O.	N.	»	S. — » id.
25	11 3/4	0 7465	22 7	»	248	93	S. O.	C.	Pluie.	S. E. — » id.
26	12 1/2	0 744	17 »	»	266	88	S. O.	C.	Pluie.	S. O. — 6 id.
27	12 1/4	0 753	20 5	»	266	8 »	N. O.	N.	»	O. — 2 id.
28	12 1/2	0 7545	22 »	»	266	81	N. O.	N.	»	E. — 1 id.
29	12 1/4	0 7523	25 5	»	266	1355	O.	S.	»	—
30	1	0 7478	32 »	»	266	12	E.	C.	»	

Juillet 1842.

DATES.	HEURES DU JOUR.	BAROMÈTRE.	THERMOMÈTRE.	HYGROMÈTRE.	UDOMÈTRE.	ÉVAPORIMÈTRE.	DIRECTION DES VENTS.	ÉTAT DU CIEL.	OBSERVATIONS.	RÉCAPITULATION.
						m c.				
1	1	0 7455	18 5	»	275	11	O.	C.	Tonn., pluie.	
2	4	0 7478	23 »	»	277	11	S. O.	N.	Pluie.	
3	2	0 750	21 »	»	277	11	O.	N.	»	Heure moyenne des observations 1-31.
4	2	0 7455	27 5	»	277	14	S.	S.	»	
5	1	0 7478	22 5	»	300	145	O.	C.	»	
6	12 1/2	0 7523	19 »	»	305	9 »	S. O.	N.	Pluie.	Moyenne barométriq. 0,7484.
7	12	0 7523	23 5	»	306	145	S.	C.	Pluie.	
8	6	0 749	19 5	»	306	13	N.	C.	»	Moyenne thermomét. 21o 9.
9	1	0 7465	21 »	»	102	12	O.	N.	Pluie.	
10	1	0 750	21 »	»	109	10	O.	N.	»	
11	6	0 742	29 5	»	109	20	S.	N.	»	Moyenne hygrométriq. 643.
12	2	0 749	22 »	»	110	11	O.	C.	Pluie.	
13	2	0 757	16 5	»	110	1030	O.	N	Pluie.	Quantité d'eau tombée 0 m. 041.
14	1	0 7635	24 »	»	111	15	S. E.	N	Pluie.	
15	2	0 7592	24 »	»	111	145	N. E.	S.	»	
16	12 1/2	0 751	23 7	»	115	11	N. E.	S.	»	Quantité d'eau évapor. 319,15
17	1 1/4	0 7455	24 4	»	115	113	N. E.	S.	»	
18	12 1/2	0 7455	26 »	»	115	128	S. O.	N.	»	
19	12 1/4	0 7455	29 »	»	117	108	O.	N.	Pluie.	Direction du vent.
20	12 3/4	0 7435	22 8	53	193	6 8	N. O.	N.	Pluie.	N. — 4 jours.
21	12 1/2	0 7415	20 4	56	212	6 »	O.	N.	Pluie.	N. E. — 7 id.
22	1 1/4	0 7478	17 3	60	223	6 4	N. O.	N.	Pluie.	N. O. — 2 id.
23	12 3/4	0 7523	17 8	61	225	4 8	N.	N	Pluie.	S. — 3 id.
24	1	0 7505	18 5	59	225	6 2	N. E.	N.	Pluie.	S. E. — 1 id.
25	2	0 746	20 5	60	226	»	N. E.	N	»	S. O. — 3 id.
26	1	0 7505	21 »	53	226	8 2	N. E.	N.	»	O. — 10 id.
27	12 3/4	0 7523	20 »	56	227	8 6	N.	N.	»	E. » id.
28	3 1/4	0 748	26 4	40	227	8 3	»	N.	»	
29	1 3/4	0 744	17 6	68	227	124	N. E.	C.	Petite pluie.	
30	12 1/4	0 7478	16 2	66	228	7 3	N.	C.	Pluie.	
31	12	0 749	16 3	76	232	4 »	O.	C.	Pluie.	

Août 1842.

DATES.	HEURES DU JOUR.	BAROMÈTRE.	THERMOMÈTRE.	HYGROMÈTRE.	UDOMÈTRE.	ÉVAPORIMÈTRE.	DIRECTION DES VENTS.	ÉTAT DU CIEL.	OBSERVATIONS.	RÉCAPITULATION.
						m.c.				
1	12 1/2	0 7505	21 »	60	238	7	N.	N.	»	
2	4 3/4	0 7495	25 9	59	238	122	N.	S.	»	
3	12	0 7455	27 »	48	238	65	N.	S.	»	Heure moyenne des observations 12 26.
4	1	0 0745	29 »	51	238	127	S. O.	S.	»	
5	12 1/4	0 1749	26 1	54	232	14	S. O.	S.	»	Moyenne barométriq. 0,7488
6	12 1/2	0 7523	26 7	62	246	123	S. O.	N	Pluie.	
7	11 3/4	0 7495	24 6	60	246	75	O.	N.	»	
8	12	0 750	23 6	84	246	81	O.	N	»	Moyenne thermomét. 26 1.
9	11 1/2	0 750	26 7	59	246	84	S. O.	N	»	
10	2	0 742	31 »	38	246	18	S. E.	S.	48o au soleil.	
11	2	0 7478	24 »	57	257	173	O.	N	Pluie.	Moyenne hygrométriq. 54.
12	11 3/4	0 7552	23 4	54	257	151	O.	S.	»	
13	12 1/4	0 758	25 6	44	257	112	N. E.	N.	»	
14	12	0 7565	28 8	40	257	116	N. E.	S.	60o à 3 h. au s	Quantité d'eau tombée 0 m. 145.
15	11 3/4	0 7523	28 »	39	257	144	E.	S.	64o id. id.	
16	12	0 751	30 8	30	257	153	N. E.	N.	»	
17	11 1/2	0 750	26 5	60	257	141	N. E.	S.	»	Quantité d'eau évapor. 352.
18	12	0 7478	30 »	47	257	125	N. E.	N.	»	
19	12	0 7478	28 »	57	257	153	O.	N.	»	
20	11 1/2	0 7505	23 6	74	270	87	O.	C.	Pluie.	Direction du vent.
21	12 1/4	0 749	26 3	52	272	6 »	S.	N.	Pluie.	N. — 4 jours.
22	11 3/4	0 7465	26 »	53	272	95	S. S. E.	N.	»	N. E. — 6 id.
23	2	0 7478	29 »	51	272	17	O.	S.	»	N. O. — » »
24	1 1/2	0 7445	27 »	48	272	115	S.	N.	»	S. — 3 id.
25	1 1/2	0 740	28 8	49	272	163	S. E.	N.	Pluie.	S. E. — 4 id.
26	12 1/2	0 7455	25 7	53	272	96	S. E.	S.	»	S. O. — 5 id.
27	12 1/2	0 746	26 8	56	272	113	N. E.	N.	»	O. — 7 id.
28	12	0 7478	24 6	61	287	7 »	»	N	Pluie.	E. — 1 id.
29	11 1/2	0 7478	24 8	65	383	72	S. N.	N.	Pluie et tonn.	
30	11 1/2	0 7483	24 2	64	100	63	S. O.	N.	Brouillard.	
31	12 1,2	0 750	17 7	60	140	87	N.	N.	Pluie.	

Septembre 1842.

DATES.	HEURES DU JOUR.	BAROMÈTRE.	THERMOMÈTRE.	HYGROMÈTRE.	UDOMÈTRE.	ÉVAPORIMÈTRE.	DIRECTION DES VENTS.	ÉTAT DU CIEL.	OBSERVATIONS.	RÉCAPITULATION.
					m	mil.				
1	12 1/2	0 750	19 6	60	140	79	S. O.	C.	»	
2	1	0 7535	16 5	79	140	7 »	S.	C.	»	Heure moyenne des observations 1-22.
3	1 1/2	0 7538	25 4	71	140	42	S. O.	N.	Pluie.	
4	12 1/4	0 7525	22 »	72	145	42	N. O.	C.	»	
5	5 1/2	0 751	20 2	62	145	42	E.	N.	»	Moyenne barométriq. 0,7452.
6	12 1/4	0 7478	»	»	145	84	S. O.	S.	»	
7	12 1/2	0 7455	25 »	62	145	88	S.	S.	»	
8	12	0 741	17 »	61	146	117	S. O.	N.	Pluie.	Moyenne thermomét. 17o 4.
9	12 1/4	0 742	10 8	75	147	88	S. O.	C.	Pluie.	
10	3	0 738	12 6	76	161	52	S. O.	C.	Pluie.	
11	1 1/2	0 741	18 »	70	192	45	O.	N.	Pluie.	Moyenne hygrométriq 69 2.
12	2	0 743	13 1	82	199	51	N.	C.	Pluie.	
13	2	0 7478	17 5	71	232	4 »	N. E.	N.	Pluie.	
14	3 1/4	0 751	19 2	68	234	84	N. E.	N.	Pluie.	Quantité d'eau tombée 0,126.
15	12	0 7513	15 5	77	234	4 »	N. E.	C.	»	
16	12	0 750	15 5	80	234	2 »	N. E.	C.	»	
17	12	0 7455	21 7	69	234	69	S.	N.	»	Quantité d'eau évapor. 167.
18	2	0 742	21 3	71	235	105	S.	N.	»	
19	1	0 741	20 »	67	245	55	S. O.	C.	Pluie.	
20	2	0 739	16 8	65	245	75	S. O.	N.	»	Direction du vent.
21	»	»	»	»	»	»	»	»	»	N. — 1 jour.
22	1 1/2	0 739	17 5	64	245	7 »	O.	N.	»	N. E. — 9 id.
23	2	0 739	17 »	70	245	74	S. O.	N.	»	N. O. — 1 id.
24	12	0 7365	17 »	75	257	47	S. E.	C.	»	S. — 4 id.
25	2	0 739	17 »	705	289	26	S. E.	C.	Pluie.	S. E. — 2 id.
26	2 1/2	0 7435	18 »	65	290	2 »	N. E.	C.	Pluie.	S. O. — 9 id.
27	1	0 742	23 »	85	382	36	N. E.	C.	Pluie.	O. — 2 id.
28	2 1/2	0 750	10 5	72	260	26	N. E.	C.	»	E. 1 id.
29	12	0 750	11	845	265	19	N. E.	C.	Pluie.	
30	2	0 7465	9 »	83	266	26	N. E.	C.	Pluie.	

Octobre 1842.

DATES.	HEURES DU JOUR.	BAROMÈTRE.	THERMOMÈTRE.	HYGROMÈTRE.	UDOMÈTRE.	ÉVAPORIMÈTRE.	DIRECTION DES VENTS.	ÉTAT DU CIEL.	OBSERVA- TIONS.	RÉCAPITULATION.
						m.c.				
1	1 1/2	0 7523	11 5	69	266	240	N. E.	N.	»	
2	1	0 7545	11 »	70	266	37	S. O.	N.	»	
3	2	0 749	14 »	65	266	43	N. E.	N.	»	Heure moyenne des observations 12-57.
4	12	0 750	13 »	62	266	44	N. E.	N.	»	
5	»	»	»	»	266	»	»	»	»	—
6	12	0 7545	16 »	64	266	8 »	N. E.	N.	»	Moyenne barométriq. 0,7487.
7	12	0 7545	15 »	66	266	5 »	N.	C.	»	
8	12	0 757	15 »	65	266	5 »	N. E.	N.	»	—
9	2 1/2	0 7592	14 5	67	266	6 5	N. E.	N.	»	Moyenne thermomét. 11° 9.
10	12	0 760	14 »	65	266	5 »	N. E.	N.	»	
11	12	0 757	13 5	665	266	65	N. E.	S.	»	Moyenne hygrométriq. 68 3.
12	12	0 7535	15 »	69	268	53	N. E.	N.	Petite pluie.	
13	1 1/2	0 7545	15 »	64	268	53	N. E.	N.	»	—
14	1	0 7545	14 »	64	268	46	N. O.	N.	»	Quantité d'eau tombée 0,336.
15	1	0 756	14 »	70	268	4 »	N. E.	N.	»	
16	1	0 7545	13 5	67	268	35	N. E.	N.	»	—
17	1	0 750	13 5	61	268	5 »	E.	N.	»	Quantité d'eau évapor. 149.
18	1 1/2	0 739	13 »	65	268	72	S.	N.	»	
19	1 1/2	0 732	9 5	73	295	57	O.	N.	Pluie.	—
20	1 1/2	0 7435	9 5	59	295	55	O.	N.	»	Direction du vent.
21	1 1/2	0 748	6 »	75	295	55	O.	N.	Pluie.	N. — 1 jour.
22	2	0 7435	9 5	65	299	53	S.	N.	»	N. E. — 12 id.
23	1	0 7255	9 5	76	450	53	S.	N.	Pluie.	N. O. — 1 id.
24	1 1/4	0 732	9 5	69	152	34	S.	N.	Pluie.	S. — 9 id.
25	12	0 7465	10 5	72	153	4 »	S.	N.	»	S. E. — 2 id.
26	1 1/2	0 7435	10 »	71	185	7 »	S.	N.	Pluie.	S. O. — 4 id.
27	1 1/2	0 7445	9 5	72	200	59	S.	N.	Pluie.	O. — » id.
28	1	0 741	9 »	77	250	»	S.	N.	Pluie.	E. — 1 id.
29	12	0 7455	9 »	76	253	33	S.	N.	»	—
30	12 1/2	0 7523	11 »	72	253	13	O.	N.	»	
31	12	0 7045	10 »	73	253	25	S. O.	N.	»	

Novembre 1842.

DATES.	HEURES DU JOUR.	BAROMÈTRE.	THERMOMÈTRE.	HYGROMÈTRE.	UDOMÈTRE.	ÉVAPORIMÈTRE. (m.c.)	DIRECTION DES VENTS.	ÉTAT DU CIEL.	OBSERVATIONS.	RÉCAPITULATION.
1	1 1/2	0 753	10 3	81	253	11	N.	C.	»	
2	12	0 7516	10 5	68	253	13	N. E.	C.	»	Heure moyenne des
3	1 1/2	0 7478	7 8	68	254	13	N. E.	N.	»	observations 1-10.
4	1 1/2	0 750	4 7	68	254	2 »	N. E.	N.	»	—
5	»	» »	» »	»	»	» »	N. E.	»	»	Moyenne barométriq.
6	»	» »	» »	»	»	» »	N. E.	»	»	0,7461.
7	1 3/4	0 751	3 3	72	254	36	N. E.	C.	»	
8	12 1/2	0 7523	4 2	60	254	19	N. E.	S.	»	Moyenne thermomét.
9	12	» »	» »	»	»	» »	N. E.	C.	»	7,5.
10	12 1/2	0 7565	5 4	82	»	» »	S. O.	C.	»	
11	12	0 7365	8 »	78	255	6 »	S. O.	C.	»	Moyenne hygrométriq
12	12	0 734	13 »	72	255	45	S. O.	C.	»	75.
13	1 1/2	0 7415	11 »	75	»	31	S. O.	C.	Pluie.	Quantité d'eau tombée
14	12 1/4	0 7435	10 »	86	»	25	O.	C.	Pluie.	0,22.
15	1	0 742	14 »	81	»	19	S. O.	C.	Pluie.	
16	1 1/4	0 7435	12 »	81	370	» »	S. O.	C.	Pluie.	Quantité d'eau évapor.
17	4	0 7545	2 »	65	45	» »	N.	S.	Gelée.	04,2.
18	1 1/2	0 7625	5 »	70	45	75	»	S.	»	
19	1 1/2	0 758	4 »	70	45	» »	S. O.	C.	»	Direction du vent.
20	12 3/4	0 7435	9 »	81	95	» »	»	C.	Pluie.	N. — 2 jours.
21	1	0 7435	5 2	71	95	4 2	N. E.	S.	»	N. E. — 9 id.
22	11 3/4	0 738	1 »	80	»	» »	»	C.	Neige.	N. O. — » id.
23	»	» »	» »	»	»	» »	»	C.	Pluie.	S. — » id.
24	11 1/2	0 730	7 »	87	»	» »	S. O.	C.	Pluie.	S. E. — » id.
25	3 1/2	» »	6 »	84	»	» »	S. O.	C.	»	S. O. — 9 id.
26	2 1/2	» »	» »	»	»	» »	»	»	»	O. — 1 id.
27	2 1/2	0 7365	7 »	82	»	» »	»	C.	»	E. — » id.
28	1 3/4	» »	3 5	76	»	» »	»	N.	»	
29	»	» »	» »	»	»	» »	»	C.	»	
30	»	» »	» »	»	148	» »	»	»	»	

Décembre 1842.

DATES.	HEURES DU JOUR.	BAROMÈTRE.	THERMOMÈTRE.		HYGROMÈTRE.	UDOMÈTRE.	ÉVAPORIMÈTRE.	DIRECTION DES VENTS.	ÉTAT DU CIEL.	OBSERVATIONS.	RÉCAPITULATION.
							m.c.				
1	12	0 7445	8	4	82	133	143	O.	C.	»	
2	12 1/2	0 7445	10	4	71	153	» »	O.	C.	»	
3	12 1/2	0 7563	7	2	74	»	» »	O.	S.	»	Heure moyenne des observations 12-42.
4	1 1/2	0 759	8	»	85	»	» »	S. O.	C.	»	
5	12 1/4	0 758	5	»	73	»	» »	S. O.	S.	»	
6	1 1/2	0 756	»	5	87	»	» »	S. O.	C.	»	Moyenne barométriq. 0,7558.
7	2	0 757	3	5	88	»	» »	O.	C.	»	
8	2	0 759	—	1	86	»	» »	N. E.	C.	»	—
9	1 1/4	0 759	0	»	66	»	» »	N.	C.	»	Moyenne thermomét. 50 5.
10	12 1/4	» »	»	»	81	»	» »	S.	C.	»	
11	12 1/4	0 7535	2	»	81	»	» »	S.	C.	»	—
12	12 1/4	0 7545	»	»	85	»	» »	S.	C.	»	Moyenne hygrométriq 80o.
13	1 1/4	0 7545	10	»	85	»	» »	S.	C.	»	
14	1 1/4	0 755	7	»	79	»	» »	S.	S.	»	—
15	1 1/2	0 7555	8	2	71	»	» »	S. O.	S.	»	Quantité d'eau tombée 0,044.
16	1 1/2	0 7535	7	»	71	»	» »	S.	N.	»	
17	1 3/4	0 7523	10	3	91	»	» »	S. O.	N.	»	—
18	3	0 758	7	4	85	»	» »	S. O.	C.	»	Quantité d'eau évapor. 131.
19	»	» »	»	»	»	»	» »	»	»	»	
20	»	» »	»	»	»	»	» »	»	»	»	Direction du vent.
21	12	0 766	7	»	»	»	» »	»	»	»	N. — 1 jour.
22	12	0 761	9	»	»	»	» »	»	»	»	N. E. — 1 id.
23	12	0 7523	6	»	»	»	1365	»	»	»	N. O. — » id.
24	12	0 7523	3	»	»	»	150	»	»	»	S. — 6 id.
25	12	0 7575	0	»	»	»	235	»	C.	Temps brum	S. E. — » id.
26	12	0 753	2	»	»	»	125	»	C.	Pluie.	S. O. — 7 id.
27	12	0 750	4	»	»	»	175	»	C.	Pluie.	O. — 6 id.
28	12	0 759	2	5	»	»	112	»	S.	»	E. — » id.
29	12	0 7635	4	2	»	»	215	S. O.	C.	Pluie.	—
30	12	0 7655	8	3	»	»	263	O.	C.	Pluie.	
31	12	0 7612	8	1	»	328	195	O.	C.	Grand vent.	

TOPOGRAPHIE MÉDICALE.

CHAPITRE TREIZIÈME.

SOMMAIRE.

—

Examen général des causes qui peuvent avoir une influence marquée sur la salubrité de la ville. — Les aliments et les eaux. — Marais et leurs miasmes. — Plantations ; leurs avantages et leurs inconvénients. — Cours de l'Escaut, de la Rhonelle, et leurs nombreuses divisions. — Air humide. Habitations de la classe pauvre ; éléments nuisibles qu'on y rencontre. — Hôpitaux, prison, églises et abattoir. — Causes diverses. Affections héréditaires et maladies.

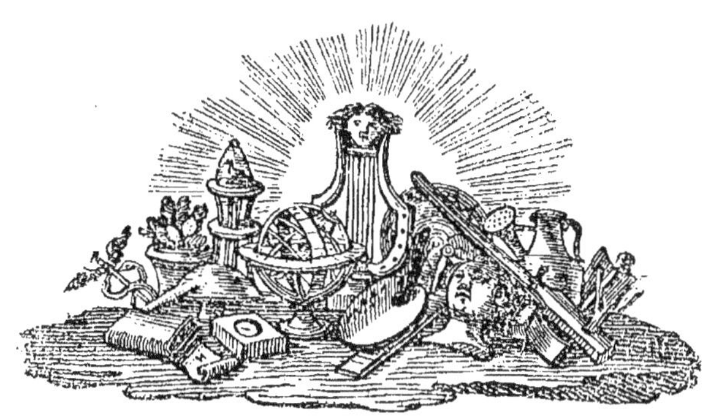

TOPOGRAPHIE MÉDICALE.

Ans un des chapitres précédents, nous avons présenté l'analyse rapide des causes principales des maladies qui nous affligent, avec la réserve d'y revenir plus tard, afin d'en approfondir les divers éléments et d'apprécier, à leur plus juste valeur, toute leur véritable influence. C'est ce que nous allons tâcher de faire ici, malgré toutes les difficultés et les incertitudes que nous rencontrerons à tous moments. A chaque pas que l'homme fait, ne voit-il pas entr'ouverts sous ses pieds de dangereux précipices ? Son organisation n'est-elle pas en lutte continuelle contre les agents d'une dissolution que tous ses efforts tendent à éloigner ? L'air qu'il respire, les aliments qui le soutiennent, l'exercice trop prolongé de ses organes, sont autant de principes qui peuvent accabler la faiblesse de sa constitution. Comme on le voit, et comme on l'a très-bien dit, tout en lui et hors de lui conspire sa perte. En considérant toute l'étendue d'un aussi vaste tableau, on nous pardonnera volontiers d'avoir omis quelques détails secondaires qui ne devaient pas trouver place ici. Nous ne parlerons donc que de ceux qui sont plus spécialement relatifs à notre ville, tels que les aliments et les eaux , les plantations, les cours nombreux des rivières, les diverses qualités de l'air , etc., et nous terminerons par quelques considérations sur les maladies qui règnent habituellement à Valenciennes , mais principalement sur celles qui ont dominé pendant le cours des années 1842 et 43.

La vie, physiologiquement considérée, n'est qu'un mouvement de composition et de décomposition ; et les pertes continuelles que l'homme éprouve, par l'exercice régulier des fonctions, l'auraient conduit à une mort fort rapide, si la nature prévoyante ne lui avait offert des ressources réparatrices nécessaires aux divers besoins de son existence. On voit que nous voulons parler des aliments. Nous ne nous étendrons pas sur toutes les particularités qui y sont relatives, sur leurs qualités chimiques et physiques, sur les modifications et les préparations que leur fait subir l'art culinaire ; nous nous occuperons seulement de quelques-uns, les plus fréquemment employés, et de quelques altérations particulières qui diminuent leurs qualités nutritives. Il est du devoir des magistrats, auxquels sont confiés les intérêts si chers de la santé publique, de surveiller tous les moyens frauduleux, de réprimer sévèrement toutes les falsifications que la cupidité et le trafic emploient chaque jour pour rançonner une ville tout entière. Ce serait vraiment un crime de lèse-humanité que de rester indifférent devant les ruses nombreuses de ce vice honteux, et surtout quand de tous côtés la justice fait de généreux efforts pour en extirper les racines les plus profondes.

Le pain est le premier et le principal aliment de l'homme. C'est pour cela que sa fabrication doit être soumise à une surveillance très-active, afin d'empêcher toutes les fraudes introduites dans ses éléments. C'est là un point d'hygiène publique qui n'a pas encore éveillé l'attention de l'autorité et qui, à tous égards, mérite assurément toute sa sollicitude. Nous ne dirons ici que quelques mots sur le pain fait avec la farine de froment, comme étant le plus généralement employé, quoique, dans certains villages environnants, quelques pauvres paysans mélangent encore certaines portions de seigle avec le blé qu'ils achètent. Indépendamment des diverses substances que l'on introduit quelquefois dans le pain, dans le but ou d'obtenir un rendement plus avantageux ou de lui donner une apparence plus belle, il en existe deux qui sont assez souvent employées aujourd'hui. Nous voulons parler de la fécule et de la farine de pois ou de fèves. Sans être nuisibles à la santé, ces produits sont d'une valeur commerciale et nutritive inférieure à celle du blé. Cette fraude est nuisible au boulanger, à l'acheteur et aux pauvres : au boulanger, parce que la farine mélangée de fécule n'absorbe pas autant d'eau que si elle était pure, de manière que le rendement est moindre par conséquent ; à l'acheteur, parce qu'il paie un produit qu'il ne reçoit pas, puisque la substance qu'on lui livre renferme, sous un même poids, moins de matière nutritive ; aux pauvres, parce que le pain étant beaucoup moins nourrissant, ils sont forcés d'en manger davantage ; il en résulte pour eux un surcroît de dépenses qui vient aggraver leur misère (1). Aujourd'hui que la science a indiqué les moyens de reconnaître ces diverses sophis-

____

(1) *Essai sur les falsifications qu'on fait subir aux farines et au pain,* par MM. Parisot et Robine, broch. p. 66.

tications, nous ne doutons pas que l'administration, dans un but d'intérêt général, ne soumette les farines consommées dans notre ville à une inspection régulière qui ne tardera pas à faire disparaître la fraude, si elle existe.

L'usage du lait est fort répandu à Valenciennes et forme le premier repas du riche et du pauvre.... Sous combien de formes n'est-il pas encore employé chaque jour dans l'art culinaire ? Le convalescent, les constitutions faibles ne trouvent-ils pas dans le lait une nourriture douce, facile et parfaitement appropriée à la susceptibilité et à la délicatesse de leur chétive organisation ? Le lait est encore l'alimentation la plus convenable pour l'homme de lettres, pour le savant, dont l'intelligence est dans un état permanent de tension ; car ce produit de sécrétion est un aliment qui, par ses qualités adoucissantes, peut calmer l'espèce d'excitation nerveuse qui tourmente parfois l'homme qui pense. — En résumé, le lait surmonte presque toujours tous ces caprices inexplicables de l'estomac et sait, contrairement à beaucoup d'autres aliments, s'approprier le plus souvent à toutes les bigarrures gastronomiques. Mais, pour que ce liquide produise des résultats si avantageux, il faut qu'il ne soit nullement altéré ; il faut qu'il n'ait point été soumis aux falsifications nombreuses que lui font ordinairement subir les débitants.

Pendant longtemps, l'autorité avait bénévolement

fermé les yeux sur les fraudes commises par les marchands ; mais , à la suite d'un arrêt motivé de la Cour de cassation, elle a résolu d'appliquer la loi dans toute sa sévérité à tous ceux qui seraient pris en flagrant délit. Qu'on nous permette de rapporter succinctement ici les recherches auxquelles nous nous sommes livré il y a quelques années à peine ; elles feront voir que cette sévère répression n'était pas tout-à-fait inutile. La falsification la plus généralement commise par les débitants de Valenciennes, c'est d'ajouter d'assez fortes proportions d'eau, ou, pour nous servir de l'expression pittoresque du peuple, de baptiser leur lait ; alors ce produit de sécrétion a une saveur aqueuse, n'a plus une couleur d'un blanc aussi opaque et offre un reflet sensiblement bleuâtre. Si, après avoir écrémé ce lait, vous cherchez, à l'aide du *galactomètre* de Dinocourt, sa pesanteur spécifique, vous pouvez facilement apprécier la quantité d'eau qui a été ajoutée. C'est là le mode opératoire que nous avons suivi pour apprécier le degré de pureté de quarante échantillons pris chez nos principaux marchands. Il est résulté de cette expérience , assez longue et assez concluante , qu'en moyenne, le lait débité était additionné d'un quart d'eau. Quelle est la quantité de crême que renferme ordinairement le lait ? D'après les essais que nous avons tentés, nous avons trouvé, dans l'espace de douze heures, une moyenne de 13 %, et 10 % dans l'espace de vingt-quatre heures, attendu que, dans ce dernier cas, la crême devient plus compacte. Si nous additionnons la colonne des quarante types soumis à notre examen et que nous divisions ensuite, nous trouvons que ces échantillons fournissent une moyenne de 8,25. Comme on le voit, le débitant n'écrême pas complètement son lait ; car il sait apprécier que le consommateur reconnaîtrait facilement cette soustraction. Voici comment on procède : deux ou trois heures après la traite, on enlève toute la matière crêmeuse qui a pu monter dans les deux à trois pouces supérieurs du vase. Ces parties sont les plus riches en beurre. D'autres débitants, qui ne colportent le lait qu'au matin, agissent différemment : ils écrêment le lait qu'ils vont traire dans la soirée et mélangent avec celui-ci le lait qu'ils obtiennent au matin. Jamais, à l'époque où nous avons fait tous ces essais, nous n'avons rencontré aucune trace de produit étranger, dans l'intention d'augmenter la densité de ce liquide ; la fraude ici est loin d'avoir marché comme dans beaucoup de grandes villes, où l'on ajoute de la fécule, de la cassonade, etc. On s'est toujours contenté d'ajouter d'assez fortes proportions d'eau ; la supercherie est donc encore dans toute son innocence.

Il est certaines personnes qui ne peuvent supporter le lait, et il détermine des effets tout différents selon les constitutions, les idiosyncrasies. Tantôt cet aliment produit des effets purgatifs chez les uns, et l'effet contraire chez les autres. Il n'accélère aucune fonction, si ce n'est les reins, qui débarrassent l'économie de ses parties non nutritives.

Le lait, comme nourriture, est insuffisant pour les adultes, surtout pour ceux qui mènent une vie fort active et qui dépensent une grande quantité de forces. Cet aliment convient surtout aux individus délicats et faibles, aux constitutions nerveuses qui sont tourmentées par une sensibilité exagérée. Son usage, prolongé pendant quelque temps, rend aux constitutions ruinées par les plaisirs et les excitants de toute espèce un coloris, une fraîcheur, une jeunesse vraiment inespérés.

On a répété depuis longtemps que le lait imprime au moral cette espèce de douceur qui calme les passions. Il ne faut pas croire que c'est par une action toute spéciale qu'il détermine ces effets vraiment miraculeux : c'est en relâchant l'organisme, c'est en communiquant de la lenteur aux mouvements vitaux.

D'autres ont prétendu que le lait pur était un aliment fort réparateur et ont cité à l'appui de leur assertion la santé robuste des montagnards de la Suisse et des lieux élevés. Mais ils n'ont point parlé de l'air vif et pur qui règne dans ces contrées et qui brûlerait trop promptement le flambeau de la vie, si ces habitants ne savaient, par des moyens appropriés, contrebalancer ce précieux avantage. Aussi, voyez ce qui arrive aux habitants des villes et des vallées : le lait produit un ralentissement général des fonctions et souvent même des engorgements pathologiques. Ceci nous conduit à une question fort importante. Le lait, supposé dans son état de pureté , est-il une nourriture convenable et appropriée aux habitants de notre ville ? Nous répondrons par la négative dans la majorité des cas. Tout le monde sait, en effet, que le lait est insuffisant pour les adultes et même pour les enfants des villes, et principalement des villes qui ont une atmosphère humide et brumeuse comme celle de Valenciennes. Il ne convient donc pas aux tempéraments lymphatiques dont l'atonie doit être réveillée par des aliments plus toniques et plus réparateurs, et est essentiellement nuisible aux individus atteints de maladies scrofuleuses.

La plupart des médecins de nos jours recommandent le lait dans presque toutes les maladies chroniques et le prônent surtout dans la phthisie comme une panacée merveilleuse. « Cependant, dit Stoll, selon Hip
» pocrate et d'après l'expérience , le lait ne convient
» pas aux fébricitants, au nombre desquelson doit pla
» cer les phthisiques, et on le défend absolument dans
» la disposition inflammatoire, à cause de sa partie
» caséeuse. Ainsi , il n'est pas étonnant que la diète
» laiteuse, vantée depuis tant de siècles même parmi
» le peuple , trompe toujours , dans cette espèce de

» phthisie , l'espoir des médecins et celui des mala-
» des (1). »

Au point de vue théorique, l'emploi du lait, dans ce cas, n'est pas plus rationnel. Que le tubercule soit un produit de sécrétion ou de toute autre espèce , la chimie nous a positivement démontré que ce corps était principalement formé de phosphate et de carbonate de chaux, et l'on sait que d'assez grandes quantités de ces différents sels entrent dans la composition du liquide en question ; or, pour qui n'est pas complètement étranger aux phénomènes de l'absorption et de la nutrition, on sait que les substances introduites dans le tube digestif sont transportées en nature dans le torrent de la circulation ; et, par cette tendance inexplicable qu'ont les corps de composition homogène à se réunir, ces sels vont, par leur agglomération, enrayer le rouage admirable des fonctions; car l'économie animale, comme l'a dit avec beaucoup de justesse un homme de génie, n'est qu'un laboratoire de chimie vivante.

Depuis l'établissement de l'abattoir, toutes les viandes de boucherie , avant d'être livrées à la consommation, sont soumises à l'inspection quotidienne d'un artiste-vétérinaire , nommé *ad hoc*. C'est là une mesure hygiénique qui intéresse au plus haut point la santé publique ; car on sait fort bien qu'il est certaines

(1) *Médecine pratique de Max. Stoll*, t. I, p. 132.

maladies, telles que le charbon, la pustule maligne,
etc., qui peuvent se communiquer des animaux à l'espèce humaine. Il est encore d'autres affections morbides qui, sans être contagieuses, ne laissent pas que
d'avoir des inconvénients, attestés par un grand nombre d'auteurs. Certains bouchers échappent à cette
surveillance éclairée, à ce contrôle continuel, en introduisant en ville les viandes par quartier et provenant le
plus souvent d'animaux malades et quelquefois morts.
Ces viandes sont vendues, à un prix inférieur, aux militaires de la garnison et à la classe indigente. Ce sont
encore les mêmes marchands qui vont acheter à vil
prix, dans les villages voisins, des veaux mort-nés ou
trop jeunes pour jouir de quelques propriétés nutritives.
C'est pour cela qu'il est défendu d'exposer sur les marchés d'approvisionnement de Paris des veaux âgés de
moins de six semaines. L'autorité ne tardera pas à faire
disparaître le scandale de tous ces actes frauduleux, si
préjudiciables à la santé publique, en forçant les spéculateurs dont nous venons de parler à soumettre leurs
bestiaux à une inspection préalable à l'abattage.

Notre cité est approvisionnée en poissons de mer
par quelques villes du littoral qui nous l'expédient dans
de longues charrettes attelées de deux chevaux. La
route se fait assez rapidement pour qu'il nous arrive
dans un état de fraîcheur parfait. Les poissons d'eau
douce nous sont principalement fournis par l'Escaut et

la Rhonelle. Comme il peut être de quelqu'utilité de connaître ceux qui offrent plus ou moins de difficultés pour être digérés, nous allons donner la liste de ceux dont l'usage est le plus fréquent. — En général, les poissons dont la chair est blanche et légèrement pénétrée de graisse sont d'une digestion facile ; tels sont : la morue fraîche ou cabeliau, le merlan, la perche, la limande, le turbot, la sole, l'éperlan, le barbeau, le goujon, la carpe, le hareng frais, la raie, etc. Ceux, au contraire, qui ont un tissu plus dur et plus coloré présentent quelque résistance à l'action de l'estomac : l'esturgeon, le saumon, le brochet, l'anguille, le maquereau, la tanche, etc., peuvent être rangés dans cette catégorie. Il est encore deux autres espèces de poissons dont on fait une assez grande consommation et que nous ne devons pas passer sous silence : ce sont les huîtres et les moules. Mangées crues et bien vivantes, les premières sont supportées par les estomacs débiles et par les convalescents ; tandis que les secondes, avec leur chair jaunâtre, sont d'une digestion laborieuse et donnent même, à certaines époques de l'année, naissance à des accidents tellement graves, qu'ils peuvent compromettre l'existence. Ces phénomènes morbides ont été attribués, par certains auteurs, à des causes différentes que nous ne relaterons pas ici ; ce qu'il y a de certain, c'est qu'il est prudent de s'abstenir de l'usage des moules depuis le mois de mai jusqu'au mois de septembre. Les symptômes auxquels donne lieu l'empoisonnement par les moules consistent en un malaise général, en étouffements, suivis de douleurs épigastriques, de sentiment de constriction à la gorge, de soif vive, de démangeaisons et enfin d'une éruption particulière connue sous le nom d'*urticaire*. Quelquefois le tableau se présente avec des caractères plus graves. Le délire arrive avec des soubresauts dans les tendons et des convulsions. Le pouls est filiforme, serré ; des sueurs froides, des syncopes se succèdent, et la mort peut enfin arriver au bout de trois ou quatre jours d'horribles souffrances.

Les moyens à employer pour combattre avantageusement tous ces symptômes alarmants consistent à favoriser les vomissements et à agir sur le système nerveux par le moyen de l'éther à hautes doses, ou, à son défaut, de l'eau fortement vinaigrée.

Le vinaigre et le sel, ces deux produits qui se trouvent partout sur nos tables, n'ont pas échappé aux ruses et à la rapacité des falsificateurs, qui s'inquiètent fort peu s'ils compromettent la santé publique, pourvu qu'ils parviennent à masquer leurs fraudes criminelles et à réaliser de gros bénéfices. — Pour falsifier le vinaigre, les débitants ont recours à des acides minéraux, tels que les acides sulfurique, hydrochlorique et nitrique, ou à des substances âcres, comme le poivre long, le gingembre, le pyrèthre, l'écorce de garou, etc. Ainsi, M. Chevallier, qui s'est livré à des recherches nombreuses sur ce sujet, a fait acheter chez divers épiciers de Paris 120 échantillons. Sur ce nombre, il y en avait 97 où le vinaigre était pur, 17 où il était altéré par l'acide sulfurique, 3 par des substances âcres, 2 par des sels de cuivre et 1 par des sels de plomb. — Les principales falsifications du sel sont : 1° addition d'eau pour en augmenter le poids ; 2° mélange du sel des salpétriers, ou *sel de salpêtre*, qui contient des sulfates solubles, un peu de nitrate de potasse, des traces de magnésie, une légère proportion de matière terreuse, et, dans quelques cas, des sels d'iode ; 3° mélange avec le sel des soudes de warech, qui renferment beaucoup d'hydriodates ; 4° addition de sulfate de soude ou de chaux et même mélange avec la terre.

De toutes ces falsifications, la plus dangereuse est assurément celle qui consiste à mêler des sels de cuisine avec des sels de warech. Un procédé fort simple permet de reconnaître instantanément cette adultération ; il consiste à verser un mélange préparé d'une partie de solution aqueuse de chlore avec deux parties de solution légère d'amidon : l'iode, mis en liberté par le chlore, donne lieu avec l'amidon à une couleur violette dont l'intensité est proportionnelle à la quantité de sel étranger contenu dans celui qu'on examine (1).

____

(1) Chevallier, *Falsifications du sel marin* (Annales d'hygiène et de médecine légale, t. VIII et IX).

Il est vraiment regrettable que le Conseil de salubrité de Valenciennes n'ait pas suivi les errements pleins de sagesse de celui du département de la Seine, et qu'il n'ait tenté aucune expérience pour savoir quelle est la proportion des altérations éprouvées par les deux substances dont nous venons de parler, et qui jouent un si grand rôle dans notre alimentation journalière.

Quoique nous ne disions rien ici de la volaille, du gibier et des épices dont l'usage est si répandu, ces substances alimentaires n'en sont pas moins dignes d'une surveillance fort exacte, qui empêche toute tentative frauduleuse exercée au détriment de la bourse et de la santé du consommateur.

L'eau est à la fois la plus simple et la plus commune des boissons.... Son usage est tellement répandu dans l'économie domestique, que nous croyons superflu d'insister ici sur son utilité et son importance. Nous nous bornerons donc à ne la considérer que sous un point de vue purement hygiénique, c'est-à-dire sous le rapport de ses qualités potables, de ses altérations et de leur influence sur l'organisme humain. Si les analyses qui auraient pu être tentées dans ce but si utile ont été assez négligées jusqu'aujourd'hui, il faut peut-être en accuser ce genre si difficile de recherches. Comme nous l'avons déjà fait pressentir dans notre notice géologique, la variété des couches supérieures du sol, les infiltrations de matières putrides et autres, peuvent à chaque instant amener des changements notables dans la composition des eaux qu'on emploie journellement à Valenciennes. Les résultats analytiques que nous connaissions sont dus en partie aux recherches éclairées de M. Edmond Pesier, chimiste (1). Comme ils peuvent offrir assez d'intérêt, on nous saura peut-être quelque gré de les transcrire succinctement ci-dessous.

D'après M. Tordeux, l'eau de l'Escaut, près Cambrai, contiendrait par litre :

Chlorure de sodium	0,047
Sulfates de chaux et de magnésie..........	0,008
Carbonate de chaux......................	0,233
Silice	0,006
Matières organiques...........	des traces.
Total..........	0,294

Cent parties en volume ont donné en gaz 5,010.

Analyse quantitative de l'eau de la fontaine de la porte de Famars, par M. Edmond Pesier.

Chlorure de magnésium... 0,0146		
— de sodium....... 0,0141		
Nitrate de magnésie....... 0,0281	matières fixes	0,0779
— de chaux 0,0047		
— de potasse 0,0164		
A reporter.......		0,0779

(1) *Mémoires de la Société d'Agriculture de Valenciennes*, t. III, pp. 224 et suiv.

Report.......   0,0779

Sulfate de chaux.......... 0,0422 ⎫
  —   de magnésie....... 0,0049 ⎪
Carbonate de chaux....... 0,2794 ⎬ matières fixes 0,3403
  —   de magnésie.... 0,0138 ⎪
Acide silicique.......... des traces ⎭
Eau pure............,..................... 999,5848

                        Total.......... 1000,0000

Cent parties en volume ont donné en gaz 4,081.

*Analyse de l'eau de la nouvelle pompe du marché aux Herbes,
par le même.*

Chlorure de sodium, de potassium, nitrate d'am-
  moniaque, matière organique.............. 0,214
Sulfate de chaux......................... 0,020
Carbonate de chaux et de magnésie........... 0,326
Acide silicique............................. 0,030
Oxide de fer probablement carbonaté.......... 0,012
Matière organique...................quantité indéterminée.

                        Total............. 0,602

Cette eau est trouble et colorée ; par le repos, elle
s'éclaircit en laissant déposer des flocons, des filaments
confervoïdes jaunâtres. Sa saveur est fade, désagréa-
ble ; son odeur, comme marécageuse. A la première
impression de la chaleur, elle abandonne les flocons
jaunes qui se précipitent ; à l'ébullition, elle se trouble.

La pompe de la rue de Mons, près de la place
St.-Géry, renferme les mêmes substances que l'eau
de la fontaine de la porte de Famars, et, en plus,

des traces de matières organiques. — Celle de la place Verte, vis-à-vis la rue Capelle, renferme des sulfates, des chlorures, des nitrates et des carbonates à base de chaux, de magnésie et de soude.

A l'état de boisson, l'eau sans être aussi pure que l'eau distillée se reconnaît à sa limpidité, à sa saveur fraîche et pénétrante, à sa transparence, même après l'ébullition. Le savon doit s'y dissoudre sans grumeaux, et les légumes, les herbes, les viandes, s'y cuire sans s'y durcir. A l'exception des eaux de l'Escaut, dont on ne fait à tort aucun usage domestique à Valenciennes, il serait impossible de trouver une seule eau qui présentât la réunion complète des caractères attribués aux eaux potables. L'eau de la fontaine de la porte de Famars, que l'on peut considérer comme une des meilleures, se trouble à l'ébullition et se décompose instantanément par l'eau de savon. Quoi qu'il en soit, on peut se représenter la composition générale des eaux de Valenciennes par les analyses détaillées que nous venons de citer, c'est-à-dire que la proportion saline de la plupart des pompes serait intermédiaire entre l'eau de la fontaine de la porte de Famars et celle de la pompe du marché aux Herbes. On conçoit encore que cette composition doit varier à l'infini, selon les conditions géologiques et de construction dans lesquelles elles se trouvent placées ou les altérations qui peuvent s'y développer. — La dose de carbonate de chaux est quelquefois si grande, que l'eau possède des réactions alcalines et laisse former à sa surface une pellicule irisée qui s'accroît beaucoup avec le temps, en perdant sa couleur. Les gens du monde la confondent avec un corps gras. A l'Hôpital-général et dans certaines maisons situées vers la rue de la Salle-le-Comte, les eaux de puits sont tellement chargées de matières calcaires, qu'elles forment des incrustations dans le tuyau des pompes. Indépendamment de cette grande quantité de matières salines, l'eau se trouve encore assez fréquemment altérée par des infiltrations de substances putrides, telles que les lieux d'aisance, les rivières, les puits perdus, certains résidus corrompus de fabriques, etc. Une personne avait un puits dont l'eau, chaque fois qu'il pleuvait, devenait roussâtre et exhalait une forte odeur de *purin*. Elle ne savait tout d'abord à quelle cause attribuer cet inconvénient. Quelques jours plus tard, elle apprend que, contre le mur de séparation, il existe à découvert un *trou au fumier*, auquel on fait, sur sa réclamation, toutes les réparations nécessaires. En trouvant la cause du mal, elle avait nécessairement trouvé le remède. Son eau devint même plus tard assez bonne, fort limpide et sans odeur caractéristique. Que de familles n'ont pas eu et n'ont pas encore, chaque jour, à se plaindre d'inconvénients semblables à ceux que je signale en ce moment ! L'autorité ne saurait assurément exercer une surveillance trop active et trop sévère à l'égard de ces constructions, si importantes pour la salubrité publique.

Dès la plus haute antiquité, on a attribué à juste raison une foule de maladies à la viciation des eaux potables. Tout le monde connaît ce qu'a dit Hippocrate des eaux marécageuses. Un grand nombre de médecins et de voyageurs modernes ont rapporté une foule d'exemples authentiques où l'altération des eaux dans les pays chauds a évidemment causé des maladies pestilentielles. Nous nous abstiendrons de rapporter ici tous leurs témoignages, et nous nous contenterons de rappeler ceux qui ont plus spécialement trait à nos contrées, où, il faut en convenir, il est toujours plus difficile d'apprécier cette fâcheuse influence. Pringle, en parlant des Pays-Bas, dit qu'on doit ajouter aux causes des fièvres des pays plats, marécageux, l'eau malsaine qu'on y boit communément. Cette eau vient de la pluie et se conserve dans des citernes , ou bien on la tire de puits qui n'ont pas de profondeur, ce qui fait qu'elle se corrompt dans les temps chauds et secs (1). L'eau qu'on but en Zélande, ajoute-t-il plus loin (2), put concourir, avec d'autres causes, à rendre la maladie (la dysenterie) plus générale dans le pays. — Pendant l'été et l'automne de 1733, plusieurs maladies, et notamment des fièvres irrégulières et opiniâtres, ré-

____

(1) *Observations sur les maladies des armées,* p. 4, éd. 1743.
(2)   Id.   id.   p. 79,   id.

gnèrent à Paris et dans les environs, et furent attri-
buées par A. de Jussieu à l'altération considérable des
eaux de la Seine et de la Marne, par suite d'une séche-
resse extrême. L'auteur fait remarquer que l'eau de ces
rivières, abaissée et ralentie, devint semblable, en
quelque façon, à celle des marais et des lacs qui sont
chargés de la qualité des plantes qui s'y pourrissent, et
son observation le conduit à regarder comme la principale source de l'infection dans ce cas l'*hyppuris* et
la *conferva*, qui remplissaient les petites mares du ri-
vage et s'y corrompaient ensuite sur pied, faute
d'eau (1). P. Franck cite l'exemple d'une petite ville
du duché de Brunswick, dans laquelle il règne, tous
les ans à l'automne, une épidémie terrible de dysenterie qui moissonne beaucoup d'individus. A la même
époque, on rouit une grande quantité de chanvre dans
une petite rivière qui fournit à la ville l'eau potable et
l'eau pour les brasseries. Cette opération du chanvre
répand une odeur très-fétide dans toute la ville. La
bière faite avec cette eau a une saveur amère, putride
et donne ordinairement la dysenterie (2).

Comme on a pu le voir, l'eau dont on se sert généralement dans l'économie domestique à Valenciennes
est loin de jouir d'une très-grande pureté. Le plus souvent, elle se trouve altérée, soit par une trop forte

____

(1) *Mémoires de l'Académie des sciences,* an 1733, p. 351.
(2) *Dict. de médecine,* t. V, p. 469.

proportion de produits salifères, soit par des matières organiques qu'elle tient en dissolution. Ainsi, la pompe du marché aux Herbes, quoique construite dans ces dernières années, donne de l'eau qui présente malheureusement la réunion fâcheuse de ces deux mauvaises conditions. L'usage d'une telle eau est bien loin d'être innocent. Introduite dans l'organisme, elle y exerce une action funeste, et les phénomènes morbides qu'elle détermine se traduisent à l'observateur par des diarrhées, des dysenteries qui, sans être toujours mortelles, ne laissent pas que de produire des maladies d'autant plus dangereuses, que le médecin n'en reconnaît pas toujours immédiatement la cause. Ce qui nous fait supposer, du reste, que beaucoup d'eaux ressemblent, si ce n'est tout-à-fait, du moins en partie, à celle dont nous venons de parler, c'est que la diarrhée est assez fréquente dans notre ville et surtout parmi la classe indigente. Nous sommes convaincus que l'usage d'eaux insalubres et quelques autres causes que nous étudierons plus tard contribuent à son développement. En présence d'aussi grands inconvénients, puisqu'ils portent une atteinte grave à la santé publique, nos magistrats doivent faire tous leurs efforts pour que toutes les pompes publiques ne soient alimentées que par les eaux plus pures des niveaux inférieurs. L'observation fort consolante pour notre pays, faite par M. Stoccart, devra redoubler leur courage. « Toutes les fois, dit-

» il , qu'on rencontrera à Valenciennes le silex ou
» les bancs alternatifs qui composent la formation
» crayeuse, on aura la certitude de trouver de l'eau
» très-pure. » Cette heureuse prédiction s'est depuis
réalisée à plusieurs reprises. Tous les sondages qui ont
réussi ont donné, sous le rapport de l'eau, des résultats
fort satisfaisants. Qu'on se rappelle , du reste , que les
Romains ont dépensé des sommes énormes pour jouir
des bienfaits d'une eau pure et salutaire.

La bière est aujourd'hui la principale boisson du
pays. Elle est assurément bien préférable aux vins ai-
gres et acerbes que récoltaient et que fabriquaient nos
bons aïeux, et dont ils faisaient, comme nous l'avons
vu dans un des chapitres précédents, un commerce
assez considérable. Une ancienne coutume qui n'existe
plus et qui prouve toute l'importance que nos pères
attachaient à la bière bien faite, c'est qu'il y avait à
Valenciennes des égards assermentés qui devaient dé-
guster toutes les bières de la ville et des faubourgs.
Comme il est rapporté dans les choses communes pour
l'année 1622, toutes les fois que, sur les rapports des
égards, la bière était insuffisante, le brasseur devait
payer soixante sols d'amende pour chaque tonneau.

Il se consomme à Valenciennes trois espèces de
bières : 1° la forte bière, 2° la bière blanche, 3° la petite bière. — La première a ordinairement une couleur plus ou moins rougeâtre ; elle est transparente,
tout-à-fait limpide, d'une saveur amère lorsqu'elle

vient d'être fabriquée, alcoolique et légèrement aigre-
lette lorsqu'elle a été conservée pendant cinq à six
mois dans les tonneaux. La bière de Paris est presque
toujours mousseuse, tandis que dans le nord de la
France et dans presque toute la Belgique la fermen-
tation alcoolique s'est entièrement opérée dans les ba-
rils. Ce manque de dégagement d'acide carbonique
n'ôte rien à ses qualités, tout au contraire, et la bière
dont on se sert généralement dans tous les ménages
plaît beaucoup à ceux qui ont l'habitude d'en boire,
est fort nourrissante et très-avantageuse à la santé.
Avec un hectolitre d'orge on peut obtenir quatre-vingts
ou quatre-vingt-dix litres de forte bière. La plupart
des brasseurs ajoutent, pendant le temps de l'ébullition, cinq à six pieds de bœufs, selon la quantité de
liquide. Cette pratique a pour but principal de clarifier
la bière par la coagulation de la gélatine qui entraîne
une partie des matières insolubles. D'autres, pour donner à leur liqueur une couleur plus foncée, y font dissoudre un peu de chaux vive. — Dans ces derniers
temps, on a cherché à utiliser, dans la fabrication,
les mélasses provenant des nombreuses sucreries qu'on
trouve dans la plupart des villages environnants ; mais
cette bière exhalait une odeur particulière qui la faisait
facilement reconnaître et qui en a généralement empê-
ché le débit. On a prétendu que certains fabricants
avaient cherché le moyen de remplacer le houblon par
des substances amères et quelquefois fort dangereuses

pour le consommateur. Jusqu'aujourd'hui cette substitution frauduleuse, que nos bons gourmets en bière reconnaîtraient du reste assez facilement , n'a pas encore été signalée dans notre arrondissement. — La bière blanche est d'une couleur ambrée, presque toujours mousseuse et un peu plus légère que la précédente. — La petite bière est claire, d'un jaune doré et s'obtient en traitant le malt déjà épuisé par le brassage de la bière forte.

La bière forte produit très-facilement l'ivresse, suivie d'indigestions fort difficiles. Elle occasionne encore assez souvent, surtout chez ceux qui en boivent de différentes espèces, des coliques, du dévoiement, de l'ischurie et même des écoulements muqueux que l'on fait disparaître sans résistance, au bout de quelques jours, avec un régime délayant. Les auteurs qui ont parlé des accidents que nous venons de citer, les attribuent assez généralement à la levure tenue en suspension dans la bière ingérée. Sans nier l'influence active de cette substance irritante, nous croyons que l'habitude joue aussi un rôle dans ce fait. Ce qui le prouve, c'est qu'à Valenciennes beaucoup de gens du bas-peuple vont, à certain jour donné, boire chez les levuriers de nombreuses rasades de la bière qui surnage la levure, sans en éprouver la plus légère incommodité.

Prise pendant les repas et avec modération, la bière est une boisson bienfaisante, digestive, stimulant les sécrétions rénales et préférée au vin par certains amateurs. Plus d'un auteur renommé, et en particulier l'illustre Sydenham, en ont fait un éloge mérité et l'ont regardée comme très-utile pour empêcher la formation des graviers. Quoique cette assertion ne repose pas sur des données bien positives, il n'en est pas moins vrai que la bière légère est fort utile aux personnes atteintes de gravelle. Ce qu'il y a de bien certain, c'est que dans notre pays, où son usage est fort répandu, on rencontre assez rarement des calculs urinaires.

L'usage de l'eau-de-vie et du genièvre est encore assez commun dans le menu-peuple, quoique le nombre des ivrognes tende chaque jour vers une diminution fort avantageuse. L'abus des liqueurs fermentées produit, sous tous les rapports, des résultats trop funestes pour qu'il ne devienne pas de plus en plus rare. Une insensibilité complète, un abrutissement physique et moral, une vieillesse précoce, remplacent chez le buveur toutes les douces affections de la famille. Espérons que, dans l'avenir, l'habitude du travail, une vie régulière, une dispersion plus générale des lumières, inspireront à chacun le noble sentiment de l'ordre, le goût du bien-être matériel et de la dignité personnelle. L'ignoble et scandaleuse habitude de l'ivrognerie ne sera plus qu'une exception dégradante qu'on punira comme un crime.

Pour compléter tout ce qui est relatif aux boissons, nous allons transcrire le tableau des boissons fermentées et du vinaigre consommés dans notre ville.

DÉSIGNATION DES OBJETS soumis aux droits.	Quotité de la taxe applicable à chaque objet.	QUANTITÉS EN HECTOLITRES SOUMISES AUX DROITS.											
		1840.			**1841.**			**1842.**			**1843.**		
		pendant le mois.	pendant les mois antérieurs.	TOTAL.	pendant le mois.	pendant les mois antérieurs.	TOTAL.	pendant le mois.	pendant les mois antérieurs.	TOTAL.	pendant le mois.	pendant les mois antérieurs.	TOTAL.
TARIF DU 11 DÉC. 1837.													
Vins en cercles et en bout..	7,20	276,83	2,746,54	3,023,37	» »	» »	» »	» »	» »	» »	» »	» »	» »
Alcool pur	16,00	155,91	1,097,60	1,253,51	» »	» »	» »	» »	« »	» »	» »	» »	» »
Vinaigre de vin	7,20	12,70	245,35	258,05	29,95	226,62	256,57	13,20	221,83	235,03	16,29	227,22	243,51
Bière et Vinaigre de l'intér.	2,25	2,864,92	34,625,43	37,490,36	2,845,03	36,092,91	38,937,94	2,580,13	34,452,21	37,032,34	2,752,98	33,724,82	36,477,80
Bière et Vinaigre du dehors.	2,81	689,95	6,747,54	7,437,49	711,72	6,746,90	7,458,62	685,39	7,120,02	7,805,39	686,81	7,172,59	7,859,40
Vignaigre pyroligneux	60,00	» »	» »	» »	» »	» »	» »	» »	» »	» »	» »-	» »	» «
Cidre, Poiré et Hydromel..	2,25	12,94	142,82	155,76	» »	1,93	1,93	» »	» »	« »	» »-	» »	» »
TARIF DU 16 DÉC. 1840.													
Vins en cercles et en bout..	7,20	....	....	....	» »	68,85		» »	» »	» »	» »	» »	
Id.	3,00	....	....	....	» »	13,14	3,316,98	» »	» »	» »	370,94	3,253,45	3,656,12
Id.	5,50	....	....	....	260,34	3,234,99		285,98	3,044,01	3,329,99	» »	31,73	
Alcool pur	16,00	....	....	....	» »	24,36		» »	» »	» »	» »	» »	
Id.	10,00	....	....	....	» »	7,55	998,54	» »	» »	» »	130,20	1,223,70	1,250,07
Id.	15,00	....	....	....	135,46	966,63		118,43	1,264,30	1,382,73	» »	30,37	
Cidre, Poiré et Hydromel..	1,25	....	....	....	14,17	140,72	154,88	20,57	157,10	177,67	10,81	141,54	152,35

Nous ne reviendrons plus sur les diverses hauteurs qui dominent la ville presque partout, ni sur l'énorme ceinture de remparts et de bastions qui l'environnent ; nous croyons en avoir dit assez pour faire comprendre que ce sont là autant de barrières qui s'opposent à l'accès du vent, au renouvellement de l'air circulant dans son enceinte et par conséquent très-nuisibles à la salubrité de cette place de guerre. Quant aux eaux stagnantes qui baignent le pied des fortifications des portes de Lille et de Paris, elles ne présentent, selon nous, aucun danger tant qu'on ne voudra pas dessécher les immenses fossés qui les contiennent. Il n'en est pas de même assurément des marais situés au midi et principalement au nord de la ville, qui, comme nous l'avons déjà dit, se trouve presqu'entièrement bâtie sur un sol paludéen. Pendant l'hiver et une grande partie du printemps, il n'y a rien à craindre dans nos contrées des effluves marécageux ; mais dès que la température s'élève, l'évaporation devient plus active et les détritus formés de vase, de végétaux macérés et d'une foule d'animaux aquatiques, infectent l'air de leur décomposition. Suivant M. de Prony, les maisons que les Romains avaient bâties à cent mètres du littoral des marais Pontins jouissaient d'une salubrité parfaite. On conçoit fort bien que cette observation n'est pas applicable dans tous les cas et que les miasmes marécageux peuvent être quelquefois portés plus loin et subordonnés à une foule de causes particulières, telles que la plus ou moins grande humidité de l'air, la température, la direction et la rapidité des vents, une montagne, une forêt, etc. Aussi, pour notre compte, nous sommes bien convaincu que les fortifications élevées qui dominent les marais en question sont des barrières salutaires qui ont maintes fois servi à arrêter, du moins en partie, la dispersion des émanations marécageuses dans toute la ville et à concentrer leur action dans les lieux qui leur avaient donné naissance. Quoi qu'il en soit, il sera toujours prudent pour les habitants placés entre les portes de Mons et de Lille de ne pas ouvrir les fenêtres de leurs appartements qui donnent au nord, le matin et le soir, époques les plus dangereuses sur les limites des marais.

Occupons-nous des avantages et des inconvénients produits par les plantations alignées sur tous les boulevards. C'est là une question qui a soulevé des discussions nombreuses et sur laquelle tout le monde est encore loin d'être d'accord. Les seuls effets avantageux des arbres, c'est de briser la furie des tempêtes et de dégager, pendant les chaleurs de l'été, une assez grande quantité d'oxigène qui peut remédier, en partie, à l'air corrompu par les émanations nombreuses qui s'exhalent de la ville. Ils peuvent encore arrêter la dispersion des effluves marécageux et ont plusieurs fois suffi pour faire cesser des épidémies qui désolaient des contrées tout entières. Le climat de Rome était plus salubre jadis qu'aujourd'hui, parce que l'air empoisonné des marais Pontins était intercepté par des masses d'arbres qui n'existent plus. Volney rapporte que le séjour de Beyrouth, auparavant extrêmement malsain, a cessé de l'être depuis les plantations, par un émir, d'un bois de sapins à une lieue de la ville (1). Quoique les marais qui sont au nord de Valenciennes soient en grande partie desséchés et assainis, il est incontestable qu'ils dégagent, à certaines époques de l'année, des gaz délétères qui peuvent produire de fort pernicieux résultats. C'est de ce côté, par conséquent, que les plantations seraient le plus nécessaires ; et c'est de ce côté, pourtant, qu'elles sont le plus rares. Nous ne savons vraiment à quelle cause attribuer cette négligence incompréhensible, que la sollicitude de l'administration s'empressera de réparer.

Les arbres plantés dans des lieux où la lumière pénètre difficilement, loin de purifier l'air, comme nous l'avons mentionné ci-dessus, l'altèrent très-sensiblement par l'obstacle qu'ils opposent à son renouvellement, par la putréfaction des feuilles et par l'humidité qu'ils répandent. Aussi, les habitants des rues immédiatement adossées aux remparts sont-ils plus exposés que d'autres à des maladies plus fréquentes et plus dangereuses. Cette remarque, que nous sommes heureux

____

(1) *Voyage en Syrie*, t. II, p. 172.

de voir confirmer par nos relevés statistiques, n'avait pas échappé au génie observateur d'Hippocrate. Il résulte, en effet, de nos recherches faites pendant le cours d'une année, sur les maladies qui affectent les indigents de la section Est, que les rues les plus ombragées par les arbres du rempart sont celles qui offrent le contingent le plus élevé. Ainsi, la rue Comtesse, qui renferme 158 indigents, a eu 139 malades; la rue du Petit-Fossart, qui a 94 indigents, en a eu 68; tandis que celles de Salle-le-Comte, de la Vedière, placées sous ce rapport dans des conditions plus favorables, n'ont eu, la première, sur 105 pauvres que 42 malades, et la seconde, sur 74 que 12 malades. Sans soutenir d'une manière absolue que les causes morbides plus fréquentes résultent spécialement du voisinage des arbres, nous sommes portés à croire que leur influence n'y est pas tout-à-fait étrangère. L'autorité, guidée par des vues conformes aux lois de l'hygiène et de la salubrité, rendrait donc un grand service à la ville en faisant abattre tous les arbres qui avoisinent les habitations, et en les remplaçant par de nouvelles et de plus nombreuses plantations sur les bords du marais de l'Epaix.

L'Escaut et la Rhonelle, ainsi que tous leurs embranchements, offrent un cours assez rapide et sont encaissés dans des lits assez profonds, que l'on a soin de ne plus laisser à sec comme par le passé. Mais une pratique vicieuse que l'on emploie encore aujourd'hui,

c'est l'opération du curage pendant les grandes chaleurs de l'été. Les dépôts que l'on enlève sont, le plus
souvent, composés de débris de végétaux et d'animaux,
de matières fécales, etc., dont la décomposition fournit
des exhalaisons méphitiques capables non-seulement
de compromettre instantanément la sûreté des travail-
leurs et des habitants riverains, mais encore, comme
on l'a vu trop souvent, de produire par toute la ville les
maladies les plus dangereuses et les plus terribles. —
Les divisions de ces deux rivières sont tellement nombreuses, que la majorité des maisons est, pour ainsi
dire, sur l'eau, et que Valenciennes peut être considérée comme un grand lac ; aussi, dès les premières
lueurs du soleil ou vers le soir d'un beau jour, on peut
voir, des sommités voisines, s'élever de tous ces nombreux cours d'eaux des brumes blanchâtres qui gagnent
les quartiers les plus salubres. Ces brouillards, comme
on le conçoit facilement, en communiquant à l'atmosphère une grande humidité dont l'action sur l'organisme est toujours loin d'être innocente, lui donnent une
force dissolvante plus énergique qui la charge de toutes
sortes d'exhalaisons. Dans certaines parties de l'année
et surtout dans les années pluvieuses, les caves placées
en-dessous de beaucoup d'habitations sont presque
continuellement inondées.

Toutes ces rivières qui sillonnent la ville dans tous
les sens encouragent la propreté, qui paraît naturelle

aux habitants, contribuent au renouvellement de l'air et entraînent avec elles une masse énorme d'immondices qui seraient loin d'être sans danger pendant les grandes chaleurs. Quant aux maisons bâties sur leurs bords, nous n'avons pas remarqué que les habitants fussent plus exposés que d'autres à des épidémies plus fréquentes, à des phlegmasies aiguës ou chroniques dont la marche présentât des caractères particuliers, ni par conséquent à une plus grande mortalité. Les principaux inconvénients qui résultent de l'humidité qui règne assez fréquemment à Valenciennes, c'est, comme nous l'avons déjà dit, de corrompre l'air par la plus grande affinité qu'il contracte pour les émanations de toute espèce, pour les miasmes divers qui se forment à chaque instant. C'est là un fait que nous avons pu, il y a quelques années, très-facilement observer pendant toute la durée d'une épidémie de scarlatine. Dès que la gelée arrivait ou que l'air devenait plus sec, le fléau épidémique cessait immédiatement ses ravages ; dès que le dégel ou l'humidité revenaient, au contraire, la maladie frappait immédiatement des coups plus rapides et plus meurtriers. Ces fluctuations en bien ou en mal ont, à des reprises différentes, toujours été subordonnées à un état particulier de l'atmosphère. L'air humide imprime encore à l'organisme un état de faiblesse et de langueur tel, que les individus soumis à son action ne tardent pas à acquérir tous les attributs du tempérament lymphatique. Le tissu cellulaire, distendu par la graisse et les fluides blancs, donne aux formes cette perfection gracieusement arrondie et à la peau cette blancheur délicate que l'on trouve rarement chez les habitants du midi. On conçoit facilement, du reste, que ces altérations de l'atmosphère prédisposent considérablement au développement des diverses affections scrofuleuses ; surtout quand, loin de contrarier par des mesures hygiéniques convenables ces funestes conditions, on les favorise, comme chez les indigents, par un séjour dans des réduits bas, humides, peu aérés, et par une alimentation insuffisante ou mal préparée.

La disposition des rues et des places doit, surtout dans une ville fortifiée où l'air se renouvelle toujours avec quelque difficulté, influer grandement sur la salubrité. Il faut calculer la largeur de chaque rue sur la hauteur des bâtiments qui la bordent, de manière que la circulation de l'air se fasse avec facilité et que les rayons lumineux puissent y pénétrer dans diverses parties du jour. Ce sont là des améliorations dont on s'occupe beaucoup, mais dont ne profiteront réellement que nos neveux. Nous avons déjà, du reste, mentionné succinctement les rues les plus malsaines, les plus étroites et les plus tortueuses ; nous n'y reviendrons plus.

Allons frapper à la porte du pauvre et voyons ce qui

se passe dans sa demeure. Dans chaque chambre ré-
side un ménage, surchargé fort souvent d'une nombreuse famille et de plusieurs animaux domestiques
qui répandent des odeurs infectes et sèment partout
des ordures et des insectes malfaisants. Une mauvaise
paillasse, et chez certains même quelque vieille paille,
servent de matelas à toute la famille. Dans la plus
grande partie des habitations, des légions de punaises
voyagent sur les murailles. Les chambres du rez-de-
chaussée sont, en outre, basses, humides et fort obscu-
res. En hiver, la ventilation est fort négligée ; les fenêtres sont toujours fort minutieusement calfeutrées à
l'aide de bandes de papier collées sur toutes les ouver-
tures. Lorsque le brasier est bien ardent, la couverture
du poêle est enlevée, afin de répandre plus de chaleur ;
et lorsque vous pénétrez dans cette espèce de boîte,
vous êtes suffoqué par un air chaud et empesté. Dès
que la température s'élève, on rencontre d'autres
foyers d'infection tout aussi dangereux. Les cours, trop
étroites et trop resserrées, sont empoisonnées par les
exhalaisons des latrines et des petits aqueducs de chaque habitation. Dans ces petits conduits, mal pavés,
séjournent des urines et d'autres substances qui, en se
putréfiant, laissent dégager des émanations non moins
délétères. L'effet de toutes ces causes fâcheuses doit
encore s'accroître, comme on le conçoit fort bien, par
la présence des malades, qui, manquant souvent des

choses les plus indispensables, augmentent par la féti-
dité des excrétions qu'ils répandent les causes déjà trop
nombreuses d'insalubrité. Quand on a étudié tous les
besoins de la classe indigente, quand on a vu de près
toute cette grande famille grouillante au milieu d'éléments si contraires, on est étonné que la mort ne fasse
pas plus de victimes. Ce serait vraiment rendre un immense service, ce serait grandement améliorer le bien-
être et l'avenir des pauvres de Valenciennes, que de
leur faire comprendre que l'air corrompu, quoiqu'il ne
détermine pas toujours des accidents immédiats, est
un poison lent qui mine, qui détruit chaque jour la constitution, surtout celle du jeune âge (1); que, dans
une habitation aussi restreinte, on ne doit pas nourrir
et loger des animaux domestiques, souvent plus nuisibles qu'utiles..... Que de maux, que de maladies souvent incurables ne préviendrait-on pas? L'air vicié
n'est-il pas l'une des principales causes de toutes les
affections qui affligent l'espèce humaine? Je suis profondément convaincu que si l'on parvenait à obtenir
cette réforme, plus d'une mère n'aurait pas à déplorer
la mort prématurée d'un enfant chéri, atteint d'une
maladie terrible, malheureusement trop fréquente parmi nous, et connue sous le nom de *carreau;* plus d'un
adolescent n'aurait peut-être pas à cacher, sous les plis

---

(1) *Talis est sanguinis dispositio, qualis est aer quem inspiramus*
(Ramazzini, *Constit. epid. urb.* An. 1691, § X).

d'une énorme cravate, les cicatrices ineffaçables d'une affection héréditaire. L'expérience prouve , du reste, sans réplique, qu'il est bien plus difficile de vivre avec de bons aliments dans un air impur, qu'avec du pain grossier et mal fait dans un air renouvelé (1).

(1) Comme dans la plupart des grandes villes, le loyer du pauvre est ici proportionnellement plus élevé que celui du riche. C'est là un malheur que tout le monde déplore, mais auquel personne n'a encore songé. du moins jusqu'aujourd'hui, à porter un remède efficace. Qu'on nous permette donc d'indiquer brièvement ici un moyen aussi simple que facile et qui pourrait apporter quelqu'allègement à cette fâcheuse position. L'autorité municipale aidée du concours puissant de l'Administration des Hospices , dont tous les efforts tendent chaque jour à alléger les besoins des indigents, prendrait sous sa tutelle spéciale une centaine de ménages les plus nécessiteux. Elle débattrait les prix avec les propriétaires, qui, en ayant une garantie certaine, se montreraient beaucoup moins exigeants et accueilleraient plus favorablement les réclamations qui leur seraient adressées. Ceux-ci, de plus, ne seraient payés que par semestre.

Chaque chef de famille inscrite verserait , à la fin de chaque mois, la somme convenue. On va m'objecter que c'est là l'obstacle principal, le vrai nœud gordien, et que beaucoup oublieraient fort volontiers de s'acquitter. En admettant cette objection dans toute sa force, on va voir qu'on pourra fort facilement encore surmonter cette difficulté. L'administration, pour ne pas se montrer plus intraitable que certains propriétaires, accorderait, selon les besoins, quelque prolongation. A ceux, au contraire, qui mettraient du mauvais vouloir, elle retirerait les secours gratuits qu'elle accorde, et ces sommes seraient employées à couvrir les déficits imprévus. On serait en compte ouvert avec une maison de banque bien connue, et, une fois les recettes terminées, l'argent serait immédiatement placé au taux légal. Un employé, surveillé par l'administration, serait chargé de la caisse des logements, c'est-à-dire de tout ce qui serait relatif aux recouvrements mensuels, aux prix des loyers, aux réclamations des occupeurs comme des propriétaires. Au moins une fois l'an. l'administration pourrait encore, si ces ressources le permettaient, faire laver et blan-

Les hôpitaux, moins nombreux que jadis, sont beaucoup plus spacieux. L'Hôtellerie et les Chartriers, qui sont les deux plus anciens, ne renferment que des individus d'un âge assez avancé et qui, pour y être admis, ont été obligés de payer une somme déterminée d'avance. L'Hôtel-Dieu, beaucoup plus important, offre des salles assez vastes ouvertes à toutes les infirmités des malheureux. Malgré les sages et utiles améliorations introduites dans ces derniers temps, cet hôpital présente des inconvénients qu'il sera difficile de faire disparaître. Son trop grand rapprochement du rempart empêchera toujours une libre et facile circulation de l'air. La cour, beaucoup trop ombragée par les arbres voisins, est fort triste et beaucoup trop petite pour un établissement de cette importance. Aussi, il y a à peine quelques années, hommes et femmes s'y

chir à la chaux toutes les habitations qu'elle aurait prises en location. Pour entretenir une certaine émulation, on décernerait, à la fin de chaque année, des primes à ceux qui auraient mis de l'exactitude dans leurs paiements et entretenu quelque propreté dans leur intérieur. Par quelques encouragements, il ne serait pas fort difficile de faire tourner les capitaux vers ce point, et des logements modestes mais salubres succéderaient bientôt à ces affreux réduits où le corps et l'âme se dégradent. L'importance de ce plan mériterait peut-être plus de développement que ne peut le comporter une simple note. Il nous suffira d'indiquer très-succinctement les avantages de cette combinaison qui sert tout à la fois l'intérêt des spéculateurs et l'intérêt général, pour que chacun reconnaisse toutes les heureuses conséquences qui pourraient en résulter. Aussi, sommes-nous persuadé que l'autorité n'oubliera pas ses droits et ses devoirs dans cette belle circonstance... elle adoptera avec empressement la généreuse initiative d'une idée si philantropique.

promenaient pêle-mêle. On a remédié depuis, en partie, à ce dernier défaut par une cloison à claire-voie. L'Hôpital-général, fondé en 1754, est certainement le plus vaste et le plus majestueux. Cet immense hospice renferme une chapelle qui fait l'admiration de tous ceux qui le visitent. Assurément, l'architecte qui a fait le plan et dirigé la construction de ce monument a complètement sacrifié toutes les lois conservatrices de l'hygiène aux beautés et à la régularité de l'architecture. Ses murailles, d'une fort grande épaisseur, sont presqu'entièrement bâties en pierres bleues, dont la surface est toujours recouverte d'eau pendant les temps humides. Les cours, beaucoup trop étroites pour la hauteur des bâtiments, sont encaissées. Le soleil n'y pénètre qu'à de rares intervalles du jour, et l'accès difficile des vents y empêche le renouvellement de l'air. Ajoutons à tous ces détails que cet édifice est situé sur l'Escaut, au nord et dans une des parties les plus basses de la ville ; qu'il est entouré par l'abattoir, la caserne Poterne et plusieurs rues fort sales et fort malsaines. La moitié sert d'asile à trois cents pauvres vieillards qui y sont gratuitement logés, nourris et habillés ; l'autre est employée comme hôpital militaire.

L'abattoir, situé près du rempart et sur les bords de l'Escaut qui entraîne dans son cours tout le sang et les autres substances susceptibles de se putréfier, est placé dans d'excellentes et d'heureuses conditions hygiéniques. Il n'en est pas de même de la prison, qui se trouve fort resserrée et au milieu de la ville. Mais ce qui console et rassure, c'est que jamais il n'y a d'encombrement capable de produire des maladies pestilentielles.

Il ne reste plus aujourd'hui que trois églises paroissiales, souvent trop petites pour le nombre des individus qui les fréquentent. On peut, du reste, à ce sujet appliquer en partie aux Valenciennois ce que Boulainvillers disait des habitants du département du Nord, « qu'ils étaient exacts à la messe et au sermon, le tout » sans préjudice au cabaret, qui est leur passion do- » minante. »

Toutes les conditions d'insalubrité que nous venons de signaler sont encore modifiées par les intempéries des saisons. « Si les chaleurs commencent de bonne » heure, dit Pringle en parlant de notre pays (1), et » qu'elles continuent pendant tout l'automne, sans être » modérées par les vents et par les pluies, la saison » devient extrêmement malsaine, les maladies parais- » sent de bonne heure et sont dangereuses ; mais si » l'été est tardif et que les pluies et les vents fréquents » le tempèrent, ou bien si les froids de l'automne com- » mencent de bonne heure, alors il y a peu de maladies, » les symptômes sont favorables et la guérison est aisée. » On peut, continue-t-il plus loin, dater le commen- » cement des maladies épidémiques de ce pays de la

(1) *Observ. sur les maladies des armées dans les camps et les garnisons*, p. 4.

» fin de juillet ou du commencement d'août pendant.
» les jours caniculaires ; leur déclin sensible est vers la
» première chute des feuilles, et leur fin lorsqu'il com-
» mence à geler ; le reste de l'année il y a beaucoup
» moins de disposition aux maladies. » Jadis, en effet,
la fin des étés les plus chauds s'accompagnait presque
toujours, comme le dit Pringle, de maladies épidémiques fort meurtrières ; tandis qu'aujourd'hui c'est vers
cette époque que le chiffre de la mortalité est le moins
élevé, comme on pourra facilement le constater dans
les tableaux que nous donnerons dans le chapitre suivant. L'heureuse influence d'une civilisation progressive, dit le docteur Villermé en parlant de la mortalité
de Paris, les nombreuses améliorations introduites,
soit dans l'état sanitaire des peuples, soit dans le sort
et la condition matérielle des nations, sont les causes
positives de cette diminution. On peut affirmer,
ajoute-t-il, que ces changements tiennent, non à un
accroissement de mortalité pendant la saison qui en offre aujourd'hui le maximum, mais à une diminution
durant la saison qui comptait autrefois le plus de décès.

Arrivons à un autre ordre de faits. Le perfectionne-
ment des causes auxquelles est attachée l'amélioration
de la santé publique dépend essentiellement des progrès plus ou moins rapides de l'éducation et de la civilisation. C'est là un fait que l'histoire des peuples met
hors de doute. Tout le monde sait que les nations barbares de l'intérieur de l'Afrique, que les hordes sauva-

ges des Arabes sont exposées à des épidémics plus fréquentes et plus meurtrières, à des maladies toutes particulières que l'on rencontre fort rarement chez les
peuples civilisés de l'Europe. L'éducation, en mora-
lisant les masses, inspire à l'homme le goût et la volonté du bien et lui fait user avec sagesse et modération
de toutes les ressources que lui offre la nature. L'instinct, en un mot, s'efface pour faire place à l'intelligence. C'est là un bienfait qui n'est pas resté sans écho
à Valenciennes ; car il n'est peut-être pas de ville où
les moyens d'instruction soient plus répandus. Un collège fort habilement dirigé, des pensions particulières,
sont fréquentés par les enfants des riches ; tandis que
ceux des pauvres vont puiser gratuitement les éléments
les plus indispensables aux écoles mutuelles et des frères de la Doctrine chrétienne, aux salles d'asile, aux
académies de dessin, de peinture, etc. Mais, il ne faut
pas se le dissimuler, les progrès de la civilisation ont
enfanté plusieurs abus fort graves dont nous allons dire
quelques mots. La nuit, qui devrait être consacrée en
grande partie au repos et au sommeil, est trop souvent
sacrifiée aux plaisirs dangereux du bal et du théâtre.
Les facultés sensitives et intellectuelles sont mises en
jeu et dans un état de tension continuelle... De là résulte une grande irritabilité nerveuse, source de maladies insolites contre lesquelles les secours de l'art
restent si souvent impuissants. Dans ces grandes réu-

nions, l'air se renouvelle toujours avec quelque difficulté et se trouve vicié par la flamme des bougies, par
la poussière et par toute espèce d'émanations animales.
A la sortie, le corps se trouve trempé par une sueur
abondante qu'on arrête imprudemment par le passage
brusque du chaud au froid. La suppression instantanée
des fonctions sécrétoires de la peau refoule le sang de
la périphérie au centre et détermine des congestions
qu'on néglige d'abord, mais qui sont malheureusement
plus tard la source de maladies mortelles. L'industrie,
en dominant l'intelligence de notre siècle, sème partout les soucis de l'ambition et les inquiétudes trop
souvent insatiables de la fortune. Des succès douteux
naissent des revers, et l'homme devient la victime de
mille secousses morales qui, comme on le sait, usent
fort vite le feu sacré de la vie. Ce sont là, du reste, des
malheurs qu'il faut se résigner à signaler, sans pouvoir
en apprécier au juste l'importance et les fâcheux résultats .....

Certaines affections ont le triste privilège de se
transmettre par héritage ; c'est là un fait malheureusement incontestable. Ne voyons-nous pas chaque jour
des enfants procréés par des parents rachitiques ou
scrofuleux être atteints des mêmes maladies? D'autres,
au contraire, ne semblent naître que pour être les victimes des excès et des dérèglements de ceux auxquels
ils doivent le jour. Dans la plupart des cas, l'homme

ne doit attribuer qu'à lui-même, qu'à son indifférence et trop souvent à sa cupidité toutes les fâcheuses prédispositions qui accableront sa progéniture. Ne voit-on pas chaque jour un père insensé sacrifier follement à la fortune et à l'ambition le bonheur et l'avenir de ses enfants ; tandis qu'il aurait pu, par une alliance heureusement ménagée, obtenir des résultats complètement différents? Mais, que voulez-vous? dans notre siècle les calculs de l'égoïsme l'emportent presque toujours sur ceux de la prudence. Après cela, à chaque pas que vous ferez dans le monde, vous entendrez vanter hypocritement les nombreux avantages, les bienfaits incomparables de la santé ; tandis qu'en réalité peu de gens s'inquiètent des préceptes à l'aide desquels on peut la conserver ; parfois même quelques esprits désœuvrés s'amusent à en ridiculiser l'utilité et l'importance. C'est là, du reste, une des mille contradictions dans lesquelles se plaît l'esprit humain ; c'est qu'on néglige trop souvent ce qu'on devrait s'empresser de connaître. On fait beaucoup apprendre à la jeunesse ; on concentre toutes ses facultés sur les beautés des langues grecque et latine, sur la peinture, la musique, etc., et on laisse de côté les principaux axiômes de l'hygiène. Je me garderai bien, assurément, de nier tous les avantages des lettres, des talents d'agrément, leur heureuse influence sur la civilisation et les nombreuses améliorations de notre état social ; mais je soutiens que la vie ne serait que meilleure si nous avions moins de faiseurs de romans échevelés et immoraux, moins de tableaux incroyables; si l'on s'occupait un peu plus à connaître les divers besoins de la constitution et l'harmonie parfaite de cet admirable concert où chaque organe fait, pour ainsi dire, sa partie. — On cherche, dans notre siècle, à développer trop rapidement les qualités de l'esprit, sans s'apercevoir que c'est trop souvent aux dépens de celles du corps. Aussi qu'arrive-t-il ? La lumière de la science étiole ou dessèche l'ardeur trop précoce de ces jeunes intelligences. L'une des deux puissances qui composent l'organisme humain venant à obtenir quelque prédominance, l'équilibre se brise, et des malheurs que l'homme de l'art ne parvient pas toujours à conjurer sont la suite inévitable d'une imprévoyance malheureusement trop commune. Voyez encore ce qui arrive pour les aliments. C'est là un chapitre où les préjugés fourmillent à foison ; et, tout en se vantant de bien se connaître, l'homme, dans la majorité des cas, ignore ce qui lui convient. Souvent il se laisse guider par un caprice ou une susceptibilité gastronomique, sans savoir si des viandes ne sont pas mieux appropriées à son tempérament que des végétaux. Dans ce cas, les effets d'une alimentation bien dirigée se font moins bien immédiatement sentir que pendant la convalescence, espèce de terrain neutre qui n'est ni la santé ni la maladie. C'est alors que le médecin rencontre des obstacles et des difficultés sans nombre ; c'est alors qu'il ne saurait veiller avec trop de sollicitude.... Malgré tous ses généreux efforts et ses fréquentes recommandations, chaque jour l'ignorance, ne consultant que l'instinct d'un appétit grossier, rend à la mort une victime que son expérience et l'assiduité de ses soins lui avaient victorieusement enlevée !!!. Croit-on qu'on verrait, à toute heure du jour, l'ivrogne le verre à la main, s'il connaissait mieux les dangers de son intempérance et de ses libations ? Bacchus, au contraire, verrait bientôt déserter ses autels. S'il était permis à l'homme de mieux apprécier l'influence, sur l'organisation, d'un air pur et renouvelé, son habitation ne ressemblerait plus à un bouge infect et corrompu, où gémissent des enfants malingres, rabougris, et dont les rides nombreuses et prématurées attestent un état de souffrance qui les a fait vieillir avant l'âge. On voit, par cette esquisse rapide, tous les avantages qui résulteraient pour tout le monde si les principales connaissances hygiéniques étaient plus répandues. Que de maladies souvent mortelles, que de fléaux épidémiques n'éviterait-on pas ? Est-il, du reste, une science dont le but soit plus noble et plus beau que celle qui apprend à éviter les choses nuisibles et à faire un bon usage des choses utiles? Cette étude, nous n'en doutons pas, ne tardera pas à être prescrite pendant la première éducation qu'on donne à toutes les classes de la société ; car on appréciera de plus en plus que la santé publique est la mesure infaillible de la prospérité des nations.

Dans la plupart des topographies médicales, on indique fort brièvement, et comme chose fort secondaire, les maladies qui règnent dans le pays sur lequel on écrit. Ce n'est pas là la marche que nous avons suivie. Médecin du Bureau de bienfaisance, nous avons tenu une note fort exacte de toutes les affections qui ont affligé les indigents. Par ce moyen, nous avons pu connaître les différents genres morbides, leurs variétés, leurs complications et toutes les particularités qui y sont relatives. C'est là le triste budget que nous allons, d'une manière fort abrégée, dérouler sous les yeux du lecteur. Sur 1,800 pauvres que renferme le quartier de la section Est, 876 sont venus dans l'espace de 15 mois consécutifs, c'est-à-dire depuis le mois de mai 1842 jusqu'au mois d'août 1843, réclamer les secours de la médecine. A l'aide de ces données, on pourra, par un calcul proportionnellement approximatif, apprécier la fréquence des maladies régnantes. On sait, du reste, que la basse classe est celle qui doit fournir le contingent le plus élevé de malades ; car c'est sur elle que pèsent les principales causes morbides. Habitation resserrée et humide, nourriture malsaine ou insuffisante, défaut de vêtements ou de propreté, excès de travail ou de débauche : tel est ici, comme partout, le lourd fardeau qui accable et qui ruine incessamment la vie des malheureux. Nous n'avons suivi aucun ordre méthodique pour la classification des maladies inscrites dans le tableau ci-dessous ; nous les avons rangées telles qu'elles se sont présentées à notre observation.

Bronchite aiguë	101	Névralgies	5
Diarrhée séreuse ou sanguinolente	99	Asthme	5
Congestion cérébrale	59	Impétigo	5
Rougeole	55	Syphilis	4
Infl. du tube digestif	44	Gale	4
Angine	39	Convulsions	4
Ophthalmie	39	Muguet, aphthes	3
Rhumatisme et lumbago	36	Sciatique	3
Vers	36	Hématémèse	3
Pleurésie, points pleurétiques	35	Affections des organes urinaires	2
Fièvres intermittentes	28	Colique des peintres	2
Embarras gastrique	27	Indigestion	2
Phthisie et bronchite suspecte	24	Otite	2
Bronchite chronique	24	Infl. de la bouche	2
Pléthore sanguine	24	Blennorrhagie	1
Pneumonie, bronchite capillaire	16	Fièvre typhoïde	1
Affections scrofuleuses	16	Purpura	1
Coqueluche	13	Gastralgie	1
Hémoptysie produite par l'aménorrhée ou une maladie du cœur	13	Croup	1
		Rupia	1
		Scorbut	1
		Hydrocéphale	1
Prurigo	12	Encéphalite	1
Acnés	12	Métro-péritonite	1
Métrorrhagie	10	Furoncles	1
Fleurs blanches	10	Goutte	1
Eczéma	9	Laryngite	1
Coliques nerveuses	7	Vérolette	1
Ictère	6	Urticaire	1
Chlorose	6	Prolapsus utérin	1
Érysipèle	6	Torticolis	1
Affections organiques du cœur	6	Orchite	1

L'étude générale des maladies qui règnent dans nos contrées présente de grandes et de nombreuses difficultés..... Indépendamment des conditions morbides propres à la localité, les perturbations atmosphériques sont si fréquentes et si inattendues, qu'elles impriment à l'organisme souffrant des changements aussi profonds que variables. Les affections n'ont pas, dans leurs symptômes et dans leur marche, cette régularité que l'on rencontre dans quelques autres parties du globe. Quoi qu'il en soit, les auteurs ont attribué à chaque saison des maladies qui y correspondent et qui subissent, pour ainsi dire, le cours de toutes les variations météorologiques. Quatre affections morbides se partagent l'année avec des types essentiellement distincts. On les trouve catarrhales et peu dangereuses au printemps, putrides en été et en automne, et franchement inflammatoires en hiver (1). Les maladies du printemps et de l'hiver appartiennent donc plus spécialement à l'état inflammatoire proprement dit : ce sont des toux, des pleurésies, des pleuro-pneumonies, des rhumatismes, etc., qui, en général, réclament un traitement anti-phlogistique et débilitant. C'est encore dans ces deux époques que naissent ces maladies chroniques accompagnées de fièvre hectique et dont la terminaison est presque toujours fatale. Les maladies de l'été et de l'automne sont

(1) *Saluberrimum ver est, deindè ab hoc hiems, periculosior æstas, autumnus longè periculosissimus* (Cornelii Celsi de re medicâ, lib. II, cap. 1).

d'une nature différente. Tous les phénomènes morbides se passent du côté de l'appareil gastro-hépatique ; aussi, leurs caractères dominants consistent principalement en gastrites, gastro-entérites, dysenteries, choléra-morbus, fièvres rémittentes et intermittentes, qu'on voit disparaître comme par enchantement dès la première apparition de la gelée, pour faire place à des maladies inflammatoires. Telle est la division établie par tous les anciens observateurs, qui ont suivi avec un talent et une constance vraiment dignes d'admiration toutes les révolutions maladives dont nous venons de parler. Mais, comme la plupart l'ont fait remarquer, et plus spécialement Pringle, que je me plais à citer fort souvent parce que ses observations sont tout-à-fait relatives à notre pays, il ne faut pas croire que les maladies inflammatoires ou celles d'automne sont toujours tellement bornées à leurs saisons, que divers accidents n'y apportent quelquefois du changement. Ainsi, il peut très-bien arriver, comme on en a du reste rapporté plus d'un exemple authentique, que les maladies de l'hiver se montrent pendant l'été, si le froid, la pluie, le temps couvert, surviennent pendant cette dernière saison. « On doit de plus observer que,
» comme le passage d'une saison à l'autre se fait par
» degrés insensibles, il se trouve à leur jonction un
» mélange de ces deux espèces de maladies. Ainsi,
» vers la fin du mois de juin ou au commencement de

» juillet, les symptômes inflammatoires diminuent ou
» se retirent, et ceux qu'on appelle bilieux ou putri—
» des avancent de leur côté, de sorte que, quelles que
» soient les causes qui occasionnent une maladie, elle
» vient d'inflammation ou de la corruption des hu—
» meurs, ou d'un mélange des deux. De même, vers
» le déclin de l'automne, les toux, les points de côté,
» les douleurs de rhumatismes et autres symptômes
» des inflammations d'hiver, se joignent aux fièvres
» d'automne. »

Nous n'insisterons pas plus longtemps sur toutes ces divisions pathologiques, et, pour ne pas nous exposer à des redites monotones, nous renvoyons à ce que nous avons dit à ce sujet lors de l'étude des causes morbides qui règnent dans notre cité. Nous ferons seulement observer que, pour être aujourd'hui dans le vrai, il faudrait renverser l'aphorisme du père de la médecine, commenté par Celse et cité plus haut, c'est-à-dire que, sous le rapport de la mortalité, le printemps et l'hiver occuperaient le premier rang, tandis que l'été et l'automne offriraient des maladies moins fréquentes et moins dangereuses. Qu'il nous soit permis, après ces quelques généralités fort restreintes, de parler des maladies que nous avons eu l'occasion d'observer le plus habituellement et d'indiquer sommairement les moyens curatifs que nous avons employés avec le plus de succès. Pour mettre plus d'ordre dans ce que nous avons à en dire, nous les rangerons par groupes fonctionnels selon la classification la plus généralement adoptée, et nous étudierons successivement les maladies de la peau, de l'appareil digestif, de l'appareil respiratoire, etc.

A. Les maladies de la peau étaient jadis plus fréquentes à Valenciennes qu'elles ne sont aujourd'hui. A certaines époques, la gale surtout attaquait tant d'individus, qu'il y avait pour croire qu'elle était épidémique (1). Cela tenait à certaines conditions d'encombrement et de malpropreté qui ont tout-à-fait disparu. Aussi n'est-elle plus qu'une maladie assez rare de nos jours, comme on peut le voir dans le relevé ci-dessus.

On a tellement bien apprécié l'importance et l'utilité de la vaccine, que la variole est une maladie presqu'inconnue ; à tel point que depuis quatre à cinq ans je n'ai pu en observer que quelques cas (2). Il n'en est pas de même des fièvres éruptives qui, depuis quelques années, règnent épidémiquement dans nos contrées.

(1) *Mémoire touchant les malades de l'hôpital militaire pendant l'année 1735*, par G. F. Crondal, médecin de l'hôpital royal de Valenciennes.

(2) Cette affection, que l'on n'avait pas vue à Valenciennes depuis longtemps, a reparu sous une forme épidémique pendant l'hiver de 1844 à 1845. La plupart des personnes qui avaient négligé de se faire vacciner furent atteintes, ainsi que quelques-unes sur les bras desquelles on pouvait facilement distinguer les cicatrices blanches d'une vaccination bien réussie. L'épidémie fut en général fort peu meurtrière.

Pendant l'hiver de 1844, la scarlatine, comme on sait, a ravagé cruellement tout notre arrondissement (1) ;

(1) C'est pendant le cours de cette épidémie que nous eûmes recours à l'emploi de la belladone comme préservatif de la scarlatine. Ce moyen thérapeutique, très-hautement vanté par la plupart des médecins d'outre-Rhin, avait été fort peu mis en usage par les médecins français. Nos succès furent tels, qu'ils dépassèrent nos espérances. Nous adressâmes, sur ce sujet, à l'Académie royale de Médecine, un Mémoire qui fut l'objet d'un rapport très-favorable de M. Martin-Solon et dont on nous permettra de citer ici quelques courts fragments :

« Une épidémie de scarlatine ravageait, pendant l'hiver de 1840 à 1841, plusieurs villages voisins de Valenciennes : Saultain, dont la population est de sept à huit cents individus, et Curgies, qui en possède huit à neuf cents, lorsque M. le docteur Stiévenart eut l'heureuse idée d'apprécier les propriétés prophylactiques de la belladone contre cette maladie. La gravité des circonstances rendait ces essais d'autant plus louables, que trente malades sur quatre-vingt-seize avaient déjà succombé. Il résulterait des observations de M. Stiévenart que, sur deux cent cinquante personnes de l'un des villages, deux cents prirent de la belladone et toutes furent préservées de la contagion ; que, parmi les cinquante autres, quatorze éprouvèrent les atteintes de scarlatine et quatre d'entre elles périrent. A Curgies, M. Stiévenart administra la belladone aux enfants de l'école communale, en leur permettant de se rendre aux leçons et de communiquer avec les autres personnes du village. Tous les enfants qui se soumirent à l'usage du préservatif évitèrent la scarlatine ; quelques-uns de ceux qui ne voulurent point en prendre n'échappèrent point à l'épidémie.

» Nous ne chercherons point quel peut être le mode d'action de la belladone, pour mieux établir ses propriétés prophylactiques. Mais nous ne pouvons nous empêcher d'être disposés à admettre ces dernières en présence des faits de M. Stiévenart et de ceux bien plus nombreux de vingt autres observateurs. Il est à désirer qu'un moyen aussi innocent soit expérimenté de nouveau ; les préservatifs, plus efficaces et plus faciles à employer que la séquestration, seraient les meilleurs moyens à prescrire pour l'extinction des affections contagieuses, puisqu'ils en arrêteraient la propagation en empêchant sur tandis que, deux ans plus tard, ce fut le tour de la rougeole. Plusieurs cas se montrèrent au mois de décembre 1842 ; mais l'épidémie éclata tout-à-fait au mois de janvier 1843. 55 enfants des pauvres de la section Est en furent atteints. Ce fut encore dans les quartiers les plus insalubres, dans les habitations les plus restreintes, que la maladie se montra avec le plus de violence. Un coryza, du larmoiement, une angine tousillaire, un pouls fébrile, de la toux et des douleurs de poitrine,

chaque individu le développement du germe morbide. Les épidémies de scarlatine sont assez fréquentes et assez meurtrières, par leurs accidents primitifs et consécutifs, pour que l'on fasse en France quelques recherches sur leur prophylaxie ; c'est dans les petites localités surtout que ces recherches peuvent être faites avec fruit et que nous voudrions qu'on les tentât. Nous insisterions d'autant plus sur ce vœu, que dans une épidémie observée au commencement de l'année dans la commune de Montbront, du département de la Moselle, vingt-six enfants, sur deux cent soixante-sept atteints de scarlatine, succombèrent à la maladie ou à ses suites, sans que l'on ait essayé d'arrêter la fureur de l'épidémie. Ce serait, disons-nous, dans les petites communes qu'il faudrait que ces expériences fussent faites. En effet, pour que les résultats puissent être définitivement acceptés, il faut que l'on n'ait pas à invoquer, soit les effets d'une simple coïncidence, soit que la plupart des sujets échappent ordinairement à la contagion sans avoir usé du préservatif. Dans les petites localités, on arrivera facilement au but que nous proposons, en tenant un compte exact et authentique des cas de scarlatine observés chez les sujets qui n'auraient point pris de belladone, et chez ceux, de même âge et de même condition, qui auraient fait convenablement usage du préservatif. C'est dans ce sens que le docteur Genecki, de Stettin, et d'autres praticiens ont recueilli des observations consignées dans les annales de la science ; c'est à peu près dans ce sens qu'est rédigé le travail de M. Stiévenart. » (*Extrait du Bulletin de l'Académie royale de Médecine*, du 15 février 1843.)

furent les principaux symptômes qui précédèrent ou accompagnèrent l'éruption, dont la terminaison était toujours fort heureuse lorsqu'elle était exempte de complications. Des boissons chaudes et émollientes, des préparations gommeuses, suffirent dans les cas simples ; mais il n'en fut pas toujours ainsi, car 8 individus furent atteints de pneumónies consécutives fort graves, dont 3 moururent. On nous permettra de consigner ici une de ces intéressantes observations.

Le 6 janvier 1843, je fus appelé par la femme D..... rue de Salle-le-Comte, pour donner des soins à un de ses enfants, âgé de trois ans et cinq mois, et atteint de la maladie régnante. Ne trouvant aucune lésion des organes principaux, je me bornai à quelques prescriptions calmantes qui avaient suffi pour guérir son frère, âgé de huit ans et frappé antérieurement de la même affection. Sur l'invitation de la mère, j'y retournai le 8 et j'appris que l'état du petit patient s'était beaucoup aggravé ; que la veille, au soir, un de mes confrères avait été appelé et qu'il avait prescrit une application de quatre sangsues derrière les oreilles et des sinapismes aux mollets, prétendant combattre une maladie cérébrale qui n'existait pas, comme on le verra tout-à-l'heure. — *État actuel.* Le petit malade est couché sur le dos, les yeux à demi-fermés, ne prononçant plus une seule parole et ne s'inquiétant plus de tout ce qui

l'environne. Affaiblissement considérable dû à la maladie première et à l'application vraiment intempestive
des quatre sangsues. Les lèvres sont d'un rouge foncé,
la respiration est courte et haletante, et de temps à
autre il y a dans les muscles de la machoire des contractions qui déterminent un grincement de dents qui
fait mal. Le pouls bat 120 fois à la minute ; il est petit, filant sous le doigt. J'ordonne à la mère de prendre
l'enfant, qui ne jette pas un seul cri et se laisse aller où
le poids du corps l'entraîne. Je percute la partie postérieure de la poitrine et je trouve une matité complète
au tiers inférieur et postérieur des deux côtés. Au tiers
supérieur, la résonnance est bonne. Si j'applique
l'oreille sur la région du thorax, où j'observe de la matité, je n'entends plus de murmure vésiculaire ; seulement je perçois, lorsque l'enfant tousse, un retentissement assez manifeste de la voix. Immédiatement au-
dessus, on entend un râle crépitant très-marqué. Tout-
à-fait en haut, la respiration est forte et presque pué-
rile. Rien de notable dans la partie antérieure de la
poitrine ; on entend seulement, de distance à autre,
un gros râle sans aucune importance pour le diagnos-
tic. Les autres fonctions sont à l'état normal. — *Pres-
cription :* Infusion de fleurs de tilleul, 100 grammes ;
eau de fleurs d'oranger, 20 grammes ; émétique, 15
centigrammes ; sirop diacode et de capillaire â â,
15 grammes, à prendre par cuillerées à café d'heure
en heure.

10 *janvier*. L'amélioration paraît peu sensible ; pourtant l'enfant, selon le dire de la mère, a moins toussé et a été moins agité pendant la nuit. Le pouls est toujours fort faible et bat 110 fois par minute. La toux est encore assez fréquente, sans expectoration. La respiration est toujours fort haute ; mais les contractions des machoires reviennent moins souvent. Même état de la poitrine que celui décrit ci-dessus. La potion émétisée, étant bien supportée, est continuée.

12 *janvier*. Convalescence bien dessinée. — Le petit malade s'occupe de tout ce qui l'environne et réclame des aliments avec instance. La gêne de la respiration a considérablement diminué, ainsi que la fièvre. Plus de matité à la partie postérieure de la poitrine, et, par l'application de l'oreille, on entend un râle crépitant fin, qui n'est autre que le râle crépitant de retour. Nous suspendons dès ce moment l'emploi de la potion émétisée et nous nous bornons à prescrire du sirop de gomme et quelques aliments féculents.

Pour ceux qui n'ont pas vu la position faible et chancelante de ce petit malade, ils apprécieront difficilement toute l'importance de ce succès. A nos yeux, cependant, il est incontestable que si l'on avait aveuglément continué l'emploi des émissions sanguines locales, ce n'aurait pas été une guérison que nous aurions eu à enregistrer, mais bien un revers certain. Qu'on

se figure l'affaiblissement dans lequel tombent les enfants après la rougeole, et l'on jugera de quel côté se
trouvent la raison et la vérité. Personne plus que moi
n'apprécie la puissance thérapeutique des émissions
sanguines dans les congestions actives du poumon ; je
sais fort bien que c'est le spécifique par excellence.
Mais je soutiens que c'est un grand malheur quand on
veut réduire les indications si variées de la médecine
en principes systématiques. Il n'est peut-être pas de
science où les exceptions fourmillent en plus grand
nombre, et il n'en est peut-être pas une seule qui ait
rencontré plus de sectateurs fanatiques ayant eu l'am-
bitieuse prétention de niveler ce terrain si inégal, si
accidenté.

Quant aux autres affections cutanées, elles n'offrent
aucune particularité remarquable ; c'est pour cela que
nous nous abstenons d'en faire mention ici.

B. A l'exception de la diarrhée, dont nous parlerons tout-à-l'heure, les maladies du tube digestif
sont assez rares. La gastrite, l'entérite et la colite,
quoique réunies en un seul faisceau, n'occupent que
le cinquième rang dans le relevé publié ci-dessus.
Quant à la fièvre typhoïde, c'est vraiment pour Valenciennes une maladie tout exceptionnelle, quoiqu'elle ait vers la fin de 1843, à la suite de brouillards
fort épais et méphitiques, sévi d'une manière assez
violente. Nous reviendrons, du reste, sur ce sujet,

lorsque nous parlerons de la phthisie et des fièvres intermittentes.

Nous nous arrêterons quelques instants sur la diarrhée , parce qu'elle paraît dépendre de certaines conditions propres au pays. Selon les auteurs , cette maladie est assez rare , d'une nature fort équivoque , et par conséquent assez difficile à classer dans le cadre nosologique. Elle s'observe principalement pendant les grandes chaleurs de l'été. Les matières de la diarrhée offrent autant de variétés dans leur couleur que dans leur nature ; tantôt les selles sont blanches , jaunes ou vertes et parfois mélangées de sang ; d'autres fois, elles ont l'aspect pultacé de la purée, ou de la sérosité presque transparente. Cette dernière forme est la plus fréquente que nous ayons vue. Les principaux symptômes éprouvés par les malades sont un grand sentiment de faiblesse et d'abattement, qui augmente en raison de la fréquence des selles. Chaleur de la peau , pouls fébrile , soif assez vive , le plus souvent *conservation de l'appétit* avec indolence de toute la région abdominale. Si cet état dure plusieurs jours, les forces diminuent tellement que le malade a de la peine à se soutenir. La maigreur, chez les enfants surtout, marche avec une rapidité effrayante et des rides fort prononcées ne tardent pas à se creuser dans toutes les régions du corps. Le séjour dans une grande ville , un air humide et non renouvelé , des

eaux malsaines , des excès de toute espèce , des aliments grossiers et indigestes , sont les causes productrices de cette maladie , qui , traitée convenablement dès le début , ne nous a jamais offert de ter-
minaisons fâcheuses. L'affection une fois bien reconnue, il suffit de réveiller l'atonie du tube digestif; et
les toniques astringents, tels que l'extrait de ratanhia,
le cachou , etc. , en produisant un resserrement fi-
brillaire , font diminuer rapidement la sécrétion anormale de l'intestin et suffisent presque toujours pour
en triompher au bout d'un temps fort court.

C. Les maladies de poitrine sont assez fréquentes
dans nos contrées. G. F. Crendal rapporte qu'en
1735 la plus grande partie des malades des cinq
premiers mois le furent de pleurésies (1). La bronchite aiguë tient le premier rang dans le tableau
des maladies inscrites ci-dessus; plus loin viennent
la pleurésie , la phthisie , la bronchite chronique et
enfin la pneumonie. Mais le chiffre le plus élevé
de toutes ces affections , envisagé au point de vue
de la mortalité , est assurément celui de la phthisie.
Ainsi, pendant quinze mois, nous avons pu recueillir vingt-quatre cas de cette terrible affection, parmi lesquels figurent , il est vrai, quelques observations de bronchite suspecte. Mais ce qui est incontes-

(1) *Traité de quelques maladies de poitrine*, par G. F. Crendal,
médecin de l'hôpital royal de Valenciennes, in-12.

table, c'est que, dans ce laps de temps, treize ont succombé avec tous les symptômes propres à cette maladie, qui est vraiment l'opprobre de la médecine. Il s'en suivrait, si l'on voulait s'en rapporter tout-à-fait à cette donnée beaucoup trop restreinte selon nous, mais qui a pourtant sa valeur, que la phthisie figurerait pour un chiffre énorme dans les cadres de la mortalité. Avant d'aller plus loin, nous mentionnerons une remarque que nous avons déjà faite ailleurs et qu'il est bon de rappeler ici, c'est que nos calculs portent entièrement sur la classe indigente, c'est-à-dire sur celle qui est la plus exposée à contracter ce germe fatal qui, presque toujours, conduit inévitablement à la mort.

On a, dans ces derniers temps, au sujet de la phthisie, soulevé une question fort intéressante qui a eu les honneurs de plusieurs débats académiques. On nous permettra de nous y arrêter quelques instants. C'est M. Boudin, médecin militaire distingué, qui en est l'auteur et qui a tenté de formuler une loi pathologique de la manière suivante : Il est incontestable que l'influence des contrées marécageuses semble rendre l'organisme réfractaire à certaines manifestations morbides, parmi lesquelles il classe la phthisie et la fièvre typhoïde. Quoique l'Académie ait pris en très-sérieuse considération cette assertion un peu excentrique, cette prétendue loi d'antagonisme ou de substitution morbide si l'on veut, n'est, pour notre pays du moins, qu'une illusion complètement théorique. Comme on a pu le voir ci-dessus, dans les 876 malades que nous avons eus à traiter dans l'espace de 15 mois, nous avons rencontré 28 cas de fièvres intermittentes non pernicieuses qui ont toujours facilement cédé à l'action du sulfate de quinine, 24 de phthisie ou de bronchite suspecte et un seul de fièvre typhoïde. Les fièvres intermittentes et la phthisie se produisent donc en nombre à peu près égal ; et quant à la fièvre typhoïde, tout en étant beaucoup plus rare, elle frappe parfois des coups aussi meurtriers qu'inattendus, comme il est arrivé vers la fin de 1843. Comme nous avons déjà eu occasion de le dire, la grande propreté qui règne dans la ville, les rivières nombreuses qui entraînent dans leurs cours des masses d'immondices, tous les travaux d'assainissement et d'utilité publique terminés dans ces derniers temps, empêcheront toujours d'attribuer le développement de ces éléments morbides à des causes inhérentes au sol. On ne cherchera pas non plus à objecter que Valenciennes n'est pas placée dans des conditions favorables d'intoxication marécageuse, puisque nous avons démontré que la plus grande partie de la ville est construite sur un sol entièrement paludéen et que d'immenses marais s'étendent au nord et au midi. On trouve, du reste, les mêmes résultats pathologiques dans quelques localités limitrophes. Ainsi, à Wallers, village situé à six ou sept kilomètres de la ville et en-

touré de marais considérables, la fièvre typhoïde est
endémique et décime presqu'annuellement ses malheureux habitants. Enfin, d'après les renseignements qui
nous ont été fournis par plusieurs praticiens de St.-
Amand-les-Eaux, qui, comme chacun sait, est entouré
presque partout de marécages, on y voit régner en
même temps la phthisie, les fièvres intermittentes et la
fièvre typhoïde.

Comme nous l'avons déjà fait pressentir en plusieurs
endroits, les affections scrofuleuses sont assez fréquentes dans notre localité. Comme dans beaucoup d'autres villes du Nord de la France et de la Belgique, la
scrofule y est endémique. Aussi, tout ce que craint une
mère en voyant une tumeur au cou de son enfant, c'est,
pour nous servir d'une expression consacrée, qu'il soit
marqué. Quelles sont donc les causes productrices de
cette terrible maladie, qui exerce d'aussi cruels ravages
sur toutes les parties de notre frêle organisation ?....
D'abord, il y a des familles nombreuses qui se trans-
mettent ce vice organique de générations en générations, sans s'inquiéter des précautions qui pourraient,
sinon en prévenir, du moins en atténuer les fâcheuses
conséquences. Que de parents, aussi aveugles que coupables, ne font aucun effort pour frustrer leurs enfants
de ce triste héritage de peines et de misères ! Ainsi,
plutôt que de les faire élever à la campagne, où règne
un air pur et renouvelé et où l'heureuse réunion des

conditions hygiéniques ne tarderait pas à faire disparaître toute disposition scrofuleuse, une mère valétudinaire leur offre une nourriture trop souvent insuffisante, leur fait habiter une chambre trop restreinte où l'on ne respire qu'un air lourd et corrompu. Plus tard, on les cloître impitoyablement dans une pension particulière, dans un collège, où ils se trouvent privés de l'influence salutaire du grand air, de la lumière, de l'exercice, etc. La syphilis, les unions mal assorties, considérées sous le double rapport de l'âge et de la santé, sont, selon les auteurs, autant de causes puissantes qui ne sont pas sans danger. Indépendamment des causes générales que nous venons de mentionner, il est des conditions toutes spéciales qui contribuent grandement au développement des affections strumeuses. Elles appartiennent à la constitution atmosphérique du pays, à l'alimentation, à l'exercice et aux habitations. Comme nous l'avons déjà fait remarquer dans plusieurs endroits et comme il est facile de s'en apercevoir au premier coup d'œil, Valenciennes, avec sa situation au fond d'une vallée profonde et marécageuse, avec les nombreuses divisions de l'Escaut et de la Rhonelle qui la sillonnent de toutes parts, offre une atmosphère surchargée d'humidité, c'est-à-dire l'une des causes les plus favorables au développement de l'affection scrofuleuse. L'organisme ne tarde pas à ressentir l'influence pernicieuse de ces fâcheuses condi-

tions. Cette influence se fait principalement sentir chez les jeunes enfants qui habitaient la campagne et qu'on ramène en ville. Peu à peu les belles couleurs qui rayonnaient sur leur figure souriante disparaissent ; les sucs blancs prédominent et ne tardent pas à communiquer à l'économie un état de relâchement général. Alors les chairs n'offrent plus qu'une fermeté douteuse, les fonctions languissent et les sensations tombent dans une espèce de torpeur et parfois même d'anéantissement complet. Ce n'est là que le triste prélude de la scrofule. D'autres causes viennent encore contribuer à l'accélération de sa marche. Comme nous l'avons déjà indiqué, il existe plus d'une rue où il y a absence presque complète d'insolation. « Sans lumière, dit Hu-
» feland (1), tout languit dans la nature, l'air est sans
» vie, les végétaux s'étiolent et dépérissent, les ani-
» maux n'acquièrent qu'un développement incom-
» plet. » Nous n'ajouterons aucun détail à ceux que nous avons donnés plus haut sur les habitations insalubres des pauvres et sur l'air vicié qu'on y respire. Cette viciation de l'air, qui dépend de différentes causes que nous avons assez longuement énumérées, n'exerce plus qu'une action insuffisante sur le sang, qui, à demi vivifié, ne stimule plus convenablement les organes et finit par détruire cet équilibre régulier qui fait l'apanage distinctif de la santé. — Nous ne dirons rien ici des

---

(1) Hufeland. *Traité de la maladie scrofuleuse*, p. 30.

caractères attribués par les auteurs à la constitution scrofuleuse, parce qu'ils n'offrent aucun signe bien caractéristique. Il arrive, en effet, qu'on voit des enfants entachés de toutes les apparences de cette fatale prédisposition, être exempts des atteintes désorganisatrices de la maladie en question ; tandis que d'autres, qu'on croyait doués d'une riche constitution, en devenaient les malheureuses victimes.

Les principales affections morbides scrofuleuses que nous avons observées le plus ordinairement à Valenciennes sont les abcès et les ulcères scrofuleux, les inflammations des os et du périoste, le rachitisme, le carreau, etc. — La base rationnelle de tout traitement anti-scrofuleux repose presqu'entièrement sur l'hygiène. L'air vif et pur, l'exercice, un bon régime, réussiront beaucoup mieux que les remèdes les plus vantés. Nous devons cependant reconnaître ici que quelques-uns, tels que l'iodure de potassium, l'hydrochlorate de chaux, incorporés dans un sirop de plantes toniques et administrés par cuillerées à l'intérieur, n'ont pas été sans exercer une heureuse influence sur l'issue de cette terrible maladie.

La leucorrhée, plus connue sous le nom de fleurs blanches, de pertes blanches, est une maladie très-fréquente dans notre localité, quoiqu'elle ne figure qu'avec un chiffre peu élevé dans le relevé que nous avons donné ci-dessus. Cela dépend principalement de

ce que les femmes s'inquiètent fort peu de cet écoulement, que beaucoup considèrent comme naturel, surtout lorsqu'il n'est pas très-abondant. Cette affection
est attribuée à une foule de causes dont nous ne devons
pas nous occuper ici. Nous nous bornerons à signaler
celles que nous croyons les plus propres à la faire développer dans nos contrées. Il y en a trois principales :
1° la constitution atmosphérique, 2° l'usage presque
général du café au lait, 3° les chaufferettes. Les
brouillards froids et marécageux, une habitation ob-
scure, malpropre, où l'air manque de circulation, sont
des causes morbides dont nous avons déjà parlé longuement ailleurs et capables de faire naître la leucorrhée. J'avais douté pendant longtemps des résultats
avancés par les auteurs au sujet du café au lait dans la
production des fleurs blanches : l'expérience a changé
mes doutes en certitude ; et toutes les fois que j'ai été
consulté pour cette affection, j'ai toujours commencé
par faire suspendre l'usage du café au lait ; et si je
n'obtins pas une guérison complète dans tous les cas,
il y avait presque toujours une diminution telle dans
l'écoulement, que les femmes ne s'en occupaient plus.
— Un usage malheureusement fort répandu parmi les
femmes du peuple, c'est l'emploi des chaufferettes.
C'est là assurément une cause qui n'est pas sans exercer une grande influence dans la production de la maladie dont nous parlons et dans l'augmentation quand

son existence est antérieure. L'ardeur du brasier, concentrée par les jambes et les jupons qui l'entourent hermétiquement, fait naître dans l'organe malade un accroissement de vitalité anormale qui, au bout d'un certain temps, finit par passer à l'état morbide.

Ces écoulements blancs sont aussi variables dans leur nature, leur aspect, que les causes qui les produisent. Le liquide exhalé est tantôt clair comme de la sérosité, tantôt purulent ; dans certains cas il est complètement inodore, dans d'autres il exhale une odeur infecte. Nous avons vu certaines malades dont l'écoulement était si abondant, qu'elles en éprouvaient une faiblesse considérable, un amaigrissement vraiment incroyable et quelquefois la suppression complète des menstrues. Dans ces cas exceptionnels, après avoir recommandé tous les soins indiqués par l'hygiène, nous avons toujours eu recours avec avantage à l'emploi d'une médication tonique-astringente et ferrugineuse.

Les affections organiques de l'utérus et plus spécialement les polypes, qu'on rencontre si souvent à Paris, sont assez rares dans nos contrées.

D'après Pringle (1), la principale maladie chronique dans les Pays-Bas consistait en une espèce de scorbut particulier à ceux qui vivent dans un air humide

____

(1) *Observations sur les maladies des armées dans les camps et les garnisons*, p. 7.

et corrompu, principalement s'ils font usage de viandes salées..... Cette affection, si commune jadis, est
fort rare de nos jours ; et si j'en ai parlé ici, c'est seulement pour faire voir tout ce que nous avons gagné
sous ce rapport. Un seul cas figure dans notre relevé ;
il a trait à un enfant qui se trouvait au milieu de fort
fâcheuses conditions, tant sous le rapport de l'air que
sous celui de l'alimentation. Il est vrai de dire que, depuis l'auteur que nous venons de citer, les temps ont
bien changé. La civilisation a gagné toutes les classes
de la société ; l'ordre et une petite aisance ont commencé à descendre dans la chaumière du pauvre pour
en chasser l'oisiveté et la débauche, source trop commune de maux infinis.

Ici se termine notre tâche. Nous aurions pu nous
appesantir plus longuement sur ce sujet si important ; mais nous serions sorti des limites que comporte
le cadre de cet ouvrage. Il nous aurait fallu exposer
d'une manière plus détaillée l'histoire et l'issue si
diverses de chaque maladie, analyser la valeur com-
parative des divers modes de traitement, rechercher enfin l'influence des professions, des mœurs,
etc. C'est là, nous ne nous le dissimulons pas, une
mine aussi féconde que difficile à exploiter.... Un jour,
nous osons l'espérer, quelque praticien aussi patient
qu'éclairé se mettra courageusement à l'œuvre et pré-
cisera les mesures de police et d'économie domestique

susceptibles, sinon de prévenir un grand nombre de maladies, de les rendre du moins plus rares et moins terribles. En dotant le pays d'un travail si utile, ce serait très-noblement acquitter sa dette !!!..

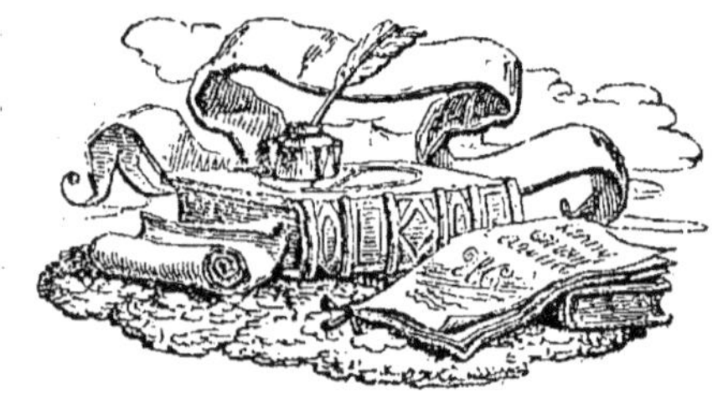

TOPOGRAPHIE MÉDICALE.

CHAPITRE QUATORZIÈME.

SOMMAIRE.

Recherches statistiques sur la population de Valenciennes. —
Naissances, mariages, décès, etc.

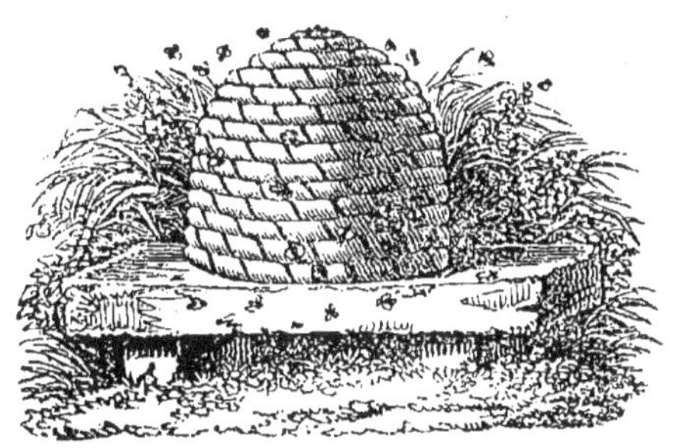

TOPOGRAPHIE MÉDICALE.

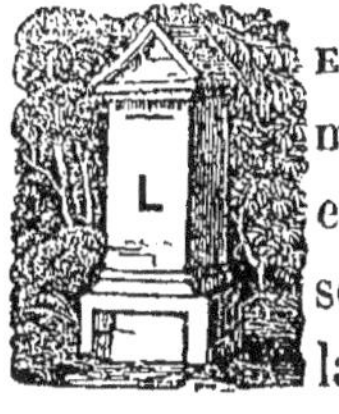

L e doute absolu est une aussi grande chimère que le positivisme absolu. Il y a, en effet, un certain ordre de faits qui sont tellement voilés, qu'ils échappent à la pénétration de l'intelligence humaine;

mais il y en a d'autres qui, soit dans leurs résultats, soit dans leurs causes, sont entourés d'une masse de probabilités, de certitudes tellement irrécusables, qu'il n'est pas permis d'en nier l'évidence. Il y a longtemps qu'on a dit avec raison que l'erreur était voisine de la vérité.... On doit donc douter avec circonspection ; le doute, alors, c'est la prudence de la sagesse et de l'expérience ; si c'est, au contraire, pour satisfaire un entêtement irréfléchi ou les élans ambitieux de l'amour-propre, c'est un crime scientifique qui sera déféré à l'Aréopage de la postérité pour y être jugé sans pitié ni merci.

Nous n'avons nullement l'intention de pénétrer dans le dédale de toutes les conjectures philosophiques qui ont trait au chapitre mouvant des probabilités ; ce qu'il y a de bien positif, c'est que, pour l'homme, la certitude repose entièrement sur des chiffres, et qu'une statistique rationnelle est la boussole qui le guide sûrement à travers tous les précipices qui conspirent sans cesse contre sa chétive existence. Nous arrivons à notre sujet. La vie de l'homme, comme celle de tous les êtres organisés, a une durée fort limitée et se trouve soumise à une foule de causes destructrices qu'il serait trop long d'analyser ici ; nous nous bornerons donc à exposer, dans des tables analytiques d'une durée de vingt années consécutives, le mouvement de la population de Valenciennes. Aujourd'hui, que les recherches relatives aux naissances et aux décès sont faites avec la plus grande exactitude, il résultera, nous osons l'espérer, de ce travail assez pénible des conclusions qui reposeront sur quelque certitude. Dans la première table, nous considèrerons, mois par mois, les naissances et les décès, afin d'apprécier l'influence des saisons sur le flux et le reflux de l'existence ; dans la seconde, nous noterons seulement les divers âges des individus morts, pour connaître la moyenne de la vie.

Mais avant d'arriver à ce travail, consacrons quelques pages au chiffre de la population de Valenciennes. C'est là un sujet qui a aussi son importance. Certains annalistes ont prétendu que la population de cette ville s'élevait jadis au chiffre énorme de 50,000 âmes. C'est incontestablement une assertion exagérée, qui ne repose sur aucun document authentique et qui se trouve bien démentie par l'étendue de son enceinte. Il est bien vrai que jadis, à Valenciennes, les émigrations étaient beaucoup plus rares qu'aujourd'hui, puisque cette cité était, pour ainsi dire, un centre de commerce et d'industrie où aboutissaient une foule d'artisans étrangers qui venaient combler le vide que devaient produire la fréquence des épidémies et les carnages de la guerre. Il est bien vrai encore que Valenciennes possédait des faubourgs que nous connaissons à peine aujourd'hui. Le marais de l'Epaix, entre autres, avait une église et était divisé en deux grandes sections, connues sous les

noms de quartier d'Audenarde et quartier de Gand.
D'Outreman rapporte qu'en 1595 les soldats brûlèrent
cinquante-quatre maisons aux faubourgs de la porte
Montoise (1). En revanche, St.-Vaast-là-haut, qui
renferme aujourd'hui 1,300 habitants, n'existait pas.
L'étroitesse des rues et des places, des jardins moins
vastes, devaient faciliter, comme on peut raisonnable-
ment le supposer et comme nous l'avons vu plus haut,
le nombre des habitations. Tout en récusant, comme
exagéré, le chiffre de 50,000 âmes, nous croyons cependant que la population de Valenciennes a été plus
forte jadis qu'elle ne l'est aujourd'hui ; pourtant, dans
ces temps reculés, on faisait autant la guerre aux produits de la terre qu'à ses ennemis ; ce qui devait exercer une grande influence sur la diminution de la population, attendu que les économistes ont établi, sur des
preuves irrécusables, que l'augmentation de la population était toujours en raison directe de la production.
Quant à nous, nous ne croyons pas que l'accroissement
de la population soit toujours le thermomètre exact de la
prospérité d'un pays et le moyen infaillible d'apprécier
les changements de civilisation qui s'opèrent chez les
peuples. Il en est de cette question complexe comme
de beaucoup d'autres, c'est-à-dire que le bien se
trouve souvent au milieu. L'état prospère d'une nation
ne peut-il pas être à la fois non-seulement sous la dé-

____

(1) *Histoire de Valenciennes*, p. 289.

pendance de la production, mais encore de diverses circonstances politiques, des divers degrés de civilisation, des relations commerciales, de la mortalité, des progrès de l'agriculture, de l'enceinte d'une ville fortifiée et d'une foule d'autres causes dont il n'est pas toujours facile d'apprécier les résultats d'une manière fort exacte. Nous trouverions facilement, du reste, dans l'histoire des peuples, des faits qui combattraient victorieusement ce paradoxe. En Irlande, la population a pris un développement aussi rapide qu'aux États-Unis, avec cette différence, que dans le premier pays elle a toujours été progressivement misérable, tandis qu'elle a toujours été progressivement prospère dans le second (1). Les dernières victoires que les Anglais ont remportées sur les Chinois prouvent encore que la puissance et le bonheur des peuples sont loin d'être en raison directe du chiffre de la population. Quoi qu'il en soit, depuis 1780 la population de la France s'est accrue de plus d'un tiers, et sa marche a toujours été progressive jusque dans ces derniers temps. Comment se fait-il que le mouvement de la population de Valenciennes soit resté stationnaire pendant l'activité et la fécondité qui distinguent notre époque ? Les richesses merveilleuses du sol, les ressources surprenantes de l'industrie devaient cependant exercer une influence incontestable sur l'accroissement de la population.

(1) *Cours d'économie politique,* par J.-B. Say, t. IV, p. 387.

Assurément, Valenciennes serait aujourd'hui beaucoup
plus importante et aurait vu chaque année augmenter
le nombre de ses habitants, si elle n'avait été restreinte
et comme étranglée dans l'enceinte infranchissable de
ses fortifications. C'est là un résultat que l'on obtient
infailliblement par la comparaison rigoureuse des naissances aux décès. Ainsi, dans un espace de 20 ans,
c'est-à-dire de 1820 à 1840, malgré les ravages si
terribles du choléra-morbus, la ville aurait gagné
2,831 habitants. Comme on le voit, notre cité peut
très-bien suppléer à sa population par sa fécondité.
Loin d'être obligée, comme par le passé, de recruter
des étrangers pour remplir les vides qui s'opèrent, elle
se trouve trop resserrée dans son enceinte pour loger
tous ses enfants, qui sont forcés d'émigrer dans les villes et bourgs voisins ou dans des pays plus lointains.
Une autre preuve de cette assertion se trouve dans
l'examen comparatif des populations des villages environnants. Ainsi, en 1699, celui d'Anzin possédait 224
habitants, tandis qu'il en renferme aujourd'hui 5 à
6,000. Tout le monde connaît l'accroissement rapide
et vraiment fabuleux de Denain. Après tout, qu'avons-
nous perdu par la diminution de la population de la
ville ? Je soutiens que nous avons beaucoup gagné ; car
tout le monde reconnaîtra avec moi qu'il y aurait exu-
bérance et encombrement dangereux pour la santé
publique, si le chiffre des habitants dépassait de beau-

TABLEAU DU MOUVEMENT DE LA VILLE DE VALENCIENNES.

ANNÉES.	TOTAL de la population aux époques des recensements.	NAISSANCES. ENFANTS LÉGITIMES.			ENFANTS NATURELS.			TOTAL GÉNÉRAL.			DÉCÈS			ACCROISSEMENT ANNUEL de la population par la comparaison des naissances et des décès.			MARIAGES.
		Garçons.	Filles.	Totaux.	Garçons.	Filles.	Totaux.	Garçons.	Filles.	Totaux.	Hommes.	Femmes.	Totaux.	Hommes.	Femmes.	Totaux.	
1820	18,800	281	240	521	138	117	255	419	357	776	254	255	509	165	102	267	125
1821	—Id.—	265	279	544	100	113	213	365	392	757	248	250	507	117	133	250	107
1822	19,900	260	273	533	103	106	209	363	379	742	211	268	479	152	111	263	138
1823	—Id.—	259	271	530	124	104	228	383	365	748	257	268	525	126	97	223	146
1824	—Id.—	260	287	544	87	104	191	347	391	738	285	307	592	62	84	146	126
1825	—Id.—	247	235	482	107	117	224	354	352	706	277	282	559	77	70	147	121
1826	—Id.—	233	243	476	88	102	190	321	345	666	251	278	529	70	67	137	140
1827	—Id.—	265	231	496	108	66	174	373	297	670	204	231	435	169	66	235	162
1828	—Id.—	296	347	543	91	89	180	387	336	723	267	304	571	120	32	152	133
1829	—Id.—	235	233	468	83	66	149	318	299	617	275	332	607	6	4	10	149
1830	—Id.—	245	264	509	82	83	165	327	347	674	268	342	610	59	5	64	150
1831	—Id.—	260	266	526	104	94	198	364	360	724	277	303	580	87	57	144	135
1832	—Id.—	265	255	520	109	94	203	374	349	723	436	522	958	Excédant des décès 235			129
1833	18,953	269	239	508	100	97	197	369	336	705	293	310	603	76	26	102	163
1834	—Id.—	275	253	528	94	101	195	369	354	723	222	253	475	147	101	248	164
1835	—Id.—	262	267	529	92	88	180	354	355	709	282	287	579	72	68	140	179
1836	—Id.—	282	273	555	111	88	199	393	361	754	293	278	571	100	83	183	184
1837	19,499	273	260	533	90	92	182	363	352	715	330	336	666	33	16	49	163
1838	—Id.—	264	280	544	83	82	165	347	362	709	307	304	611	40	58	98	175
1839	—Id.—	269	236	505	78	76	154	347	312	659	289	227	516	58	85	143	176
1840	—Id.—	261	305	566	40	44	84	301	349	650	321	274	595	Déficit 20	75	55	192 (1)

(1) De 1836 à 1842, il y a eu 18 suicides, do t 16 hommes et 2 femmes.

ANNÉES.	DÉCÈS PAR MOIS.											
	Janvier.	Février.	Mars.	Avril.	Mai.	Juin.	Juillet.	Août.	Septembre.	Octobre.	Novembre.	Décembre.
1820	69	54	71	45	43	47	35	39	37	35	41	55
1821	73	56	51	48	62	41	36	36	37	34	36	46
1822	64	43	60	28	46	38	35	42	41	33	30	52
1823	67	50	62	72	48	40	57	27	26	31	53	43
1826	85	62	77	50	51	35	37	41	36	28	30	33
1827	46	43	46	37	41	45	30	23	40	35	34	47
1828	44	46	53	52	63	55	48	46	42	42	71	54
1829	70	58	64	70	44	46	53	45	41	51	45	72
1830	88	84	52	45	51	48	54	44	58	46	39	54
1831	75	64	60	54	46	43	54	52	52	53	53	81
1832	»	»	»	»	»	»	»	»	»	»	»	»
1833	53	51	59	80	101	84	66	41	19	28	43	61
1834	40	47	49	37	38	36	39	54	42	50	49	208
1835	60	45	63	53	48	43	32	37	39	44	48	57
1836	91	49	79	52	51	37	29	31	30	26	43	53
1837	76	80	63	68	52	47	44	43	37	48	44	64
1838	69	61	64	60	51	46	54	41	30	50	46	39
1839	45	41	78	61	51	44	42	37	27	41	30	47
1840	43	41	51	59	51	52	55	51	34	51	45	62
	1158	975	1102	971	938	827	800	730	668	726	780	1128

ANNÉES.	NAISSANCES PAR MOIS.											
	Janvier.	Février.	Mars.	Avril.	Mai.	Juin.	Juillet.	Août.	Septembre.	Octobre.	Novembre.	Décembre.
1820	61	76	73	75	77	63	47	43	40	47	58	69
1821	79	73	63	70	65	57	50	50	65	43	51	59
1822	60	59	79	73	56	61	62	51	43	53	55	63
1823	72	59	58	62	62	58	72	55	48	63	47	72
1826	63	55	64	56	48	54	43	56	42	44	59	58
1827	62	51	72	41	43	73	50	55	50	44	60	54
1828	72	49	61	77	60	74	61	37	48	59	48	43
1829	46	62	39	47	48	53	53	54	34	46	45	55
1830	50	43	55	59	64	67	48	44	52	48	51	52
1831	67	58	59	75	61	64	51	42	36	55	61	56
1832	56	62	72	62	57	52	55	73	39	61	46	51
1833	54	55	65	61	44	76	57	46	49	71	50	52
1834	59	77	56	63	49	54	47	53	46	51	53	78
1835	72	57	66	50	77	59	49	58	53	55	61	52
1836	67	67	71	65	75	62	49	59	60	44	73	61
1837	68	64	67	48	44	61	56	52	50	55	49	53
1838	60	41	70	65	71	74	56	62	43	36	64	67
1839	59	56	70	55	54	54	47	49	56	56	36	67
1840	48	65	61	70	58	52	46	51	50	49	46	54
	1175	1129	1244	1166	1112	1163	999	990	905	980	1013	1116

Dans ce tableau, on n'a pas tenu compte comme dans le premier des décès relatifs aux étrangers, aux militaires et aux non domiciliés. — Si nous avons omis de parler des années de 1824 et 25, c'est que les détails numériques nous ont manqué.

ANNÉES.	MARIAGES PAR MOIS.											
	Janvier.	Février.	Mars.	Avril.	Mai.	Juin.	Juillet.	Août.	Septembre.	Octobre.	Novembre.	Décembre.
1820	10	6	10	6	8	13	5	15	8	16	17	11
1821	7	6	6	6	9	7	8	10	11	16	13	8
1822	19	8	10	11	11	20	13	10	10	8	8	10
1823	12	11	6	22	12	12	9	5	13	15	18	11
1826	14	13	6	9	17	11	9	9	15	14	16	7
1827	13	14	10	5	20	19	17	10	15	11	18	10
1828	13	17	7	10	5	10	11	10	18	8	10	14
1829	10	14	14	8	11	13	12	12	18	12	13	12
1830	7	12	9	20	14	14	10	7	18	14	17	8
1831	4	7	8	16	15	15	10	12	14	13	17	4
1832	9	16	12	9	14	7	10	5	11	11	11	14
1833	6	12	13	14	20	13	10	10	21	11	11	22
1834	13	13	10	18	13	12	16	15	13	13	16	12
1835	15	17	11	16	13	18	16	12	14	14	16	17
1836	10	24	11	15	18	15	8	12	21	19	18	13
1837	10	11	12	17	13	17	17	13	13	17	11	12
1838	10	15	9	23	16	13	6	17	14	16	18	18
1839	13	6	11	21	15	18	14	19	13	14	13	19
1840	9	20	14	16	20	22	16	17	14	17	15	12
	204	242	189	262	264	260	217	220	274	259	276	234

coup celui du dernier recensement. Les besoins et la
concurrence augmenteraient avec la population ; et si
le travail venait à manquer, la classe ouvrière, décimée
par la misère et les vices les plus honteux, serait forcée
de s'entasser dans de misérables réduits, où ne circule
qu'un air impur et surchargé d'exhalaisons diverses.
Alors naissent ces affections scrofuleuses déjà beaucoup trop fréquentes, et si terribles par leur transmis-
sion héréditaire. Minés, corrompus par ce vice si difficile à détruire, ces êtres, dégradés par la maladie dont
ils portent souvent des traces ineffaçables, contractent
aveuglément des alliances , donnent naissance à des
enfants chétifs et malingres qui , dès les premiers pas
qu'ils font dans le chemin de la vie, se sentent accablés
sous le lourd et pénible fardeau de leur fatale origine.

RELEVÉ MENSUEL DES DÉCÈS DE VALENCIENNES,

depuis l'année 1824 jusqu'à l'année 1840 inclusivement.

Enfants décédés depuis un jour jusqu'à un mois.

Janvier......... 23		Juillet......... 14
Février......... 13		Août.......... 13
Mars.......... 17		Septembre...... 13
Avril.......... 15		Octobre........ 15
Mai........... 13		Novembre...... 5
Juin 9		Décembre...... 12

Mois de la vie.	Janvier.	Février.	Mars.	Avril.	Mai.	Juin.	Juillet.	Août.	Septembre.	Octobre.	Novembre.	Décembre.	Décès.	Années.
1	7	6	9	6	4	6	5	1	5	5	3	5	62	62
2	2	2	2	3	6	8	1	2	1	2	3	4	36	72
3	3	2	4	1	5	5	3	3	1	3	2	3	35	105
4	4	»	5	1	5	4	3	1	2	3	4	»	32	128
5	3	1	3	»	2	1	1	2	2	2	4	2	23	115
6	2	2	3	»	2	5	»	4	2	5	4	1	30	180
7	1	1	3	2	»	1	2	2	1	2	2	2	19	133
8	7	3	2	4	1	»	1	2	»	5	3	1	29	232
9	4	4	4	2	2	3	»	2	3	4	2	4	34	306
10	2	3	6	4	»	»	»	1	1	5	»	5	27	270
11	»	2	3	1	4	2	»	1	»	»	»	2	15	165
12	»	»	»	»	»	»	»	»	»	»	»	»	»	»

ÂGES DE LA VIE.	ÉPOQUES DES DÉCÈS.												TOTAUX.	
	Janvier.	Février.	Mars.	Avril.	Mai.	Juin.	Juillet.	Août.	Septembre.	Octobre.	Novembre.	Décembre.	Décès.	Années.
1	31	20	22	27	21	21	26	21	22	22	18	22	278	278
2	28	19	20	24	17	17	11	5	15	20	11	22	206	412
3	19	11	9	14	11	10	13	12	4	13	7	4	127	381
4	11	4	4	6	4	2	7	3	8	7	5	8	69	276
5	4	4	7	2	4	3	7	6	3	2	5	8	55	275
6	6	6	1	5	3	1	1	2	1	3	3	3	35	210
7	5	1	3	2	1	3	4	3	»	2	2	1	27	189
8	1	1	2	1	4	2	1	1	2	»	1	1	17	136
9	3	1	3	2	»	»	2	4	»	1	»	1	17	153
10	1	»	4	4	2	»	2	»	2	1	2	1	19	190
11	2	2	1	1	»	2	»	1	»	»	3	1	13	143
12	1	2	2	1	2	»	1	»	1	2	3	1	16	192
13	»	1	2	2	1	1	3	2	1	»	1	3	17	221
14	1	1	1	2	»	1	»	1	»	1	»	1	9	126
15	»	»	»	2	2	4	3	»	1	»	1	2	15	225
16	1	1	1	6	3	3	4	1	4	3	3	3	33	528
17	1	»	1	1	»	3	1	1	2	3	2	2	17	289
18	1	4	1	3	1	1	3	1	»	4	2	2	23	414
19	1	1	1	5	3	3	2	»	1	4	3	3	27	513
20	2	1	7	4	2	4	5	2	»	1	2	2	32	640
21	4	5	5	3	1	2	1	6	1	1	2	3	34	714
22	4	8	6	7	7	8	4	4	3	2	5	4	62	1364
23	2	7	14	10	8	3	6	9	2	1	7	2	71	1633
24	2	2	8	6	9	5	4	4	4	1	1	1	47	1128
25	2	5	4	5	6	6	2	1	5	3	3	6	48	1200
26	2	3	8	4	5	4	1	5	1	1	3	2	38	988
27	5	1	6	5	7	5	4	4	»	1	2	1	41	1107
28	4	2	9	4	»	3	5	»	3	2	3	»	35	980
29	4	6	1	3	1	2	3	2	5	4	2	4	37	1073
30	3	1	2	1	3	2	5	3	3	1	1	3	28	840
31	2	2	»	2	3	1	»	2	»	2	2	2	18	558
32	2	1	3	5	2	2	1	2	1	»	1	2	22	704
33	»	7	2	1	8	1	1	1	2	3	3	2	31	1023
34	3	2	1	2	2	1	2	4	2	3	2	2	26	884
35	»	6	3	1	4	1	2	3	1	0	1	3	25	875
36	1	1	2	1	3	3	»	1	1	»	2	4	19	684
37	3	2	2	4	»	1	2	3	2	»	2	»	21	777
38	6	»	3	5	»	1	6	2	»	1	1	1	26	988
39	5	1	2	4	3	5	3	3	»	4	3	»	33	1287
40	3	2	1	4	4	3	2	2	1	4	2	5	33	1320

Âges de la vie.	Époques des décès.												Totaux.	
	Janvier.	Février.	Mars.	Avril.	Mai.	Juin.	Juillet.	Août.	Septembre.	Octobre.	Novembre.	Décembre.	Décès.	Années.
41	1	2	2	2	2	2	2	2	4	3	0	2	24	984
42	2	4	5	4	2	1	1	1	»	2	4	»	26	1092
43	1	»	1	3	2	»	»	1	1	2	1	2	14	602
44	1	2	5	»	1	3	»	3	»	3	5	2	25	1100
45	1	2	1	1	1	3	1	1	»	1	0	1	13	585
46	»	5	1	3	3	2	2	4	2	3	2	2	29	1334
47	3	3	1	2	1	1	»	»	3	»	0	1	15	705
48	2	4	5	3	2	2	1	3	2	3	2	4	33	1584
49	4	3	2	2	3	1	1	3	1	3	1	2	26	1274
50	3	1	2	4	»	3	4	2	2	l	3	4	29	1450
51	4	2	4	3	3	4	3	»	1	1	3	1	29	1479
52	3	2	3	»	3	3	»	4	1	2	2	2	25	1300
53	3	2	»	1	3	1	1	4	1	3	3	3	25	1325
54	2	4	5	3	»	2	2	1	1	4	1	2	27	1458
55	2	3	4	2	2	3	2	1	1	»	4	4	28	1540
56	3	6	5	4	1	3	1	1	5	»	»	2	31	1736
57	2	2	3	3	4	4	3	3	1	1	2	2	27	1539
58	2	3	3	2	1	4	2	1	1	1	2	1	23	1334
59	3	4	4	8	»	1	1	1	3	4	1	2	31	1829
60	4	4	2	1	3	»	1	2	4	1	1	2	25	1500
61	3	5	2	»	1	4	1	3	3	2	3	4	31	1891
62	1	4	3	1	»	3	»	»	4	2	6	4	28	1736
63	3	3	3	3	4	3	2	6	1	1	4	4	37	2331
64	3	3	6	5	2	1	2	1	3	3	4	6	39	2496
65	1	5	1	»	2	2	2	»	2	1	5	2	23	2495
66	4	4	5	3	4	2	6	3	1	2	4	6	44	2904
67	6	3	5	6	2	3	4	à	2	3	2	1	35	2345
68	2	7	7	5	3	3	1	1	4	6	4	3	46	3128
69	5	5	2	»	1	1	4	4	2	2	2	3	31	2139
70	5	6	8	6	4	3	»	6	2	3	4	6	53	3710
71	7	1	5	6	3	3	3	4	2	2	3	4	44	3124
72	7	4	4	3	2	2	2	3	3	3	3	3	43	3096
73	5	7	4	5	6	4	4	4	2	1	7	4	52	3796
74	7	5	6	3	5	3	2	6	»	»	4	6	47	3478
75	2	5	4	2	4	4	3	2	2	4	1	4	37	2775
76	7	6	5	6	4	3	3	4	1	6	4	1	50	3800
77	5	3	4	2	2	1	2	1	8	6	1	4	39	3003
78	7	5	7	3	4	2	6	6	2	3	5	3	53	4134
79	6	3	5	2	1	1	1	6	»	3	4	2	34	2686
80	4	6	7	1	3	5	5	6	2	2	3	2	46	3680

AGES DE LA VIE.	ÉPOQUES DES DÉCÈS.												TOTAUX.	
	Janvier.	Février.	Mars.	Avril.	Mai.	Juin.	Juillet.	Août.	Septembre.	Octobre.	Novembre.	Décembre.	Décès.	Années.
81	»	2	4	6	4	5	5	2	2	2	1	2	35	2835
82	4	»	6	5	6	4	4	1	2	2	4	2	40	3280
83	6	»	3	1	5	3	1	1	2	2	5	8	37	3071
84	5	3	3	»	2	2	1	3	3	5	1	2	30	2520
85	1	1	3	2	3	4	»	»	1	1	1	1	18	1530
86	1	1	1	2	2	3	1	1	1	2	3	2	20	1720
87	3	2	»	»	1	»	2	2	»	4	1	»	15	1305
88	2	3	2	»	»	»	»	1	2	1	2	2	15	1320
89	»	2	1	»	»	1	»	2	»	»	2	»	8	712
90	1	»	2	»	»	»	1	»	»	»	».	»	4	360
91	»	»	»	1	»	»	»	»	1	»	1	»	3	273
92	»	»	1	1	1	»	»	1	»	»	»	»	4	368
93	»	»	»	»	»	»	»	»	»	»	»	»	»	»
94	»	»	»	»	»	»	»	»	»	»	»	»	»	»
95	»	»	»	»	»	»	»	»	»	»	»	»	»	»
96	»	»	»	»	»	»	»	»	»	»	»	»	»	»
97	»	»	»	»	»	»	»	»	»	»	»	»	»	»
98	»	»	»	»	»	»	»	»	»	»	»	»	»	»
99	»	»	»	»	»	»	»	»	»	»	»	»	»	»
100	»	»	»	»	»	»	»	»	»	»	»	»	»	»

La population de Valenciennes, en y comprenant les faubourgs et la garnison, s'élève d'après le dernier recensement pour :

La section Sud à................ 7643

Id.   Est à................ 6615

Id.   Nord à 7085

Total..... 21,343

Depuis 1820 jusqu'en 1841, il est né.......... 10,963 enfants légit.

Id.   id.   id.   .... 3,935 enfants nat.

Total..... 14,898

Depuis 1820 jusq. 1841, les décès se sont élevés à 12,067

Différence...... 2,831

En divisant le chiffre 12,067, représentant le nombre des morts, par celui de 21, représentant celui des années, on trouve une mortalité moyenne de 574,625 ; d'où l'on voit qu'il meurt annuellement 1 individu sur 37,125. D'après les calculs du Bureau des Longitudes, il meurt en France 1 individu sur 40 ; tandis que, d'après les recherches faites de 1830 à 1840 sur le mouvement de la population de Paris, la proportion moyenne de la mortalité serait de 1 sur 30 (1). D'après cela, on voit que, sans atteindre le chiffre assez élevé de la moyenne qui regarde la France tout entière, nous nous éloignons fort heureusement de celui qui a trait à notre capitale.

Il se fait annuellement 150,33 mariages ; ce qui donne 1 mariage sur 142 habitants.

La moyenne annuelle des naissances, pendant un laps de 21 ans, est de 709 ; ce qui donne une naissance sur 30,10 individus. Comme dans tous les pays, il naît à Valenciennes plus de garçons que de filles. Ainsi, sur 14,898 naissances, il y en a 7,538 pour les enfants mâles, tandis que 7,360 appartiennent aux filles. Mais ce qui est tout exceptionnel pour notre pays, c'est que cet excès numérique d'enfants mâles ne disparaît nullement, comme partout ailleurs, à une certaine époque de la vie. Nous nous proposons, du reste, de revenir plus tard sur ce sujet important.

(1) *Archives générales de médecine,* 1840, t. III, p. 222.

Si l'on examine les diverses colonnes des naissances illégitimes, on voit avec plaisir que la proportion va toujours progressivement décroissante. Nous devons attribuer ces heureux résultats à la suppression du tour de Valenciennes d'une part, et à l'amélioration incontestable de la moralité. Les tours, fondés dans des intentions purement humanitaires, ne remplissaient nullement le but de leur institution. Ils ne servaient plus qu'à encourager le dévergondage et la prostitution. Rien n'arrêtait plus l'indigne marâtre dans ses honteux dérèglements ; car, si elle donnait le jour à un enfant, le tour s'ouvrait immédiatement et lui permettait quelques mois après, quelquefois plus tôt, de continuer ses désordres criminels. Aujourd'hui, quand une femme ne se trouve pas arrêtée par des sentiments de pudeur, de vertu ou de religion, elle redoute les inquiétudes et les soucis d'une maternité qui lui pèse ; elle est vertueuse autant par crainte que par devoir. De là la grande diminution dans le contingent des enfants naturels. Il ne faut pas non plus oublier que, lors de l'existence du tour, on inscrivait sur les registres de l'état-civil un assez grand nombre d'enfants illégitimes qui nous venaient du dehors. La suppression du tour avait fait redouter un plus grand nombre d'infanticides ; nous sommes heureux de pouvoir annoncer que ces craintes n'étaient que chimériques et ne se sont par conséquent nullement réalisées !!!..

Les mois où le chiffre de la mortalité est le plus
élevé sont ceux où le froid règne avec le plus d'intensité. Décembre et janvier, comme on peut le voir, se
trouvent en première ligne, mars et février les sui-
vent; tandis que les mois d'août, septembre et octobre
sont à une assez grande distance.

D'après toutes les recherches des plus habiles sta-
tisticiens, la mortalité est plus grande chez l'homme
que chez la femme. Ce n'est pas là le résultat que nous
avons obtenu. Les femmes ne sont pas ici soumises,
plus qu'ailleurs, à des travaux qui dépasseraient leurs
forces, comme cela arrive dans les villages environnants et comme l'avait déjà remarqué l'illustre de Buf-
fon. Il n'y a pas non plus de manufactures où les femmes
sont plus spécialement employées et qui, par leur insalubrité, imprimeraient à leur organisation les traces
ineffaçables d'une caducité précoce. On a encore si-
gnalé, comme une des causes les plus fréquentes de
l'accroissement de la mortalité de la femme dans les
villes, l'influence des grands établissements destinés à
recevoir les femmes en couches, influence qui paraît si
funeste, qu'on peut douter avec raison de l'utilité de
ces institutions. Ce n'est pas là non plus la cause véritable, puisqu'il n'en existe plus dans notre cité. En
accusera-t-on cette époque connue sous le nom d'âge
critique, dont les gens du monde ont singulièrement
exagéré l'influence et redoutent tant l'approche? Mais

il est prouvé par des calculs nombreux que, dans cette
période de la vie chez la femme et par suite des changements rapides qui s'opèrent dans son organisme, la
mortalité, quoiqu'un peu plus grande qu'à d'autres
âges, est moindre encore que chez l'homme. Nos recherches sur ce point s'accordent parfaitement avec
celles qui ont été faites ailleurs et antérieurement sur
ce sujet. Enfin, comme on peut très-facilement le vé-
rifier, le nombre des naissances du sexe masculin l'emporte encore sur celui du sexe féminin. A quelles causes devons-nous donc attribuer cette différence toute
spéciale à notre ville ? Ici, comme dans beaucoup
d'autres cas, il est parfois difficile, pour ne pas dire
plus, de rattacher les résultats souvent imprévus de la
statistique à des causes positives et irrécusables. Voyons
pourtant s'il ne nous sera pas possible d'émettre quelques idées qui, du moins en apparence, semblent s'ac-
corder avec les faits. La plupart des femmes de Valenciennes, surtout celles de la classe indigente, emploient
presque tout leur temps à des travaux d'aiguille qui réclament de leur part beaucoup de fatigue et d'attention. Ici, ce sont sept ou huit jeunes filles qui, renfermées du matin au soir dans la même chambre, s'encouragent mutuellement dans l'espérance d'obtenir un
salaire plus élevé ; là, c'est une pauvre mère qui,
surchargée d'enfants et des soucis du ménage, se hâte
de terminer la tâche qu'elle s'est courageusement im-

posée. On se rappelle tout ce que nous avons dit de la demeure du pauvre et des éléments contraires qu'on y rencontre. Eh bien ! ne comprendont pas facilement qu'indépendamment de son état sédentaire, qui est déjà par lui-même fort désavantageux pour la santé, la femme, par son séjour continuel, subit encore leur pernicieuse influence ; tandis que l'homme, en allant loin de sa demeure respirer un air plus pur, assure à sa vie une durée beaucoup plus longue ?

La moyenne de la vie à Valenciennes est de 34 ans moins une légère fraction. Ce chiffre prouve une diminution assez sensible de mortalité. C'est là une vérité qui ressort évidemment par la comparaison des diverses tables mortuaires. Ainsi, sans remonter plus haut, de 1780 à 1792, c'est-à-dire dans un espace de 12 ans, il est mort 8,565 individus ; tandis que de 1829 à 1840 inclusivement, en y comprenant même l'année toute exceptionnelle du choléra-morbus, le chiffre de la mortalité ne s'élève qu'à 7,371. La différence en faveur des dernières années est de 1,194, quoique le chiffre de population soit au moins aujourd'hui aussi élevé. — On remarquera, sans doute, que le chiffre de 20 à 30 ans l'emporte de beaucoup sur celui qui le précède et celui qui le suit. Il faut attribuer cette énorme différence à la mort assez considérable de militaires en garnison, dont le nombre s'élève pendant une durée de 7 années à 216, et à la phthisie pulmonaire, qui, plus qu'à tout autre âge, exerce sur notre population ses trop fâcheuses prérogatives.

A 60 ans, l'homme commence à ressentir les premières atteintes d'une caducité qui doit le conduire à la mort dans un terme plus ou moins rapproché. Aussi, est-ce de ce chiffre que nous sommes parti pour apprécier l'influence des saisons sur la mortalité de la vieillesse. D'après nos calculs, les décès se sont élevés en raison directe de l'abaissement de la température. Ainsi, ce sont les trois premiers et les deux derniers mois de l'année qui offrent le chiffre le plus élevé, tandis que certains mois de l'été ont plus d'un tiers en moins.

Depuis 1 an jusqu'à 5, la mortalité est vraiment effrayante, comparée surtout à celle des autres âges. On sait, du reste, que les maladies qu frappent plus spécialement l'enfance sont plus souvent mortelles qu'à tout autre âge et deux fois aussi funestes dans les villes que dans les campagnes. Mais quelle est la saison la plus fatale au jeune âge ? Le tableau suivant nous indiquera les fluctuations mensuelles survenues pendant le cours de 7 années consécutives chez les enfants au-dessous de 10 ans :

Janvier.........	167	Juillet.........	104
Février.........	106	Août..........	96
Mars..........	136	Septembre......	88
Avril..........	176	Octobre........	122
Mai...........	111	Novembre.......	86
Juin..........	100	Décembre	121

La moyenne annuelle de la mortalité, depuis 1 jour jusqu'à 10 ans, serait donc pour notre ville et d'après le relevé fait ci-dessus de 200 individus et une fraction, abstraction faite des enfants mort-nés, dont le chiffre total s'élève à 260. Nous aurions donc beaucoup gagné sous ce rapport ; car, si l'on se reporte à la fin du siècle dernier, on trouve que la moyenne annuelle serait de 331 environ, c'est-à-dire de plus d'un tiers au-dessus.

D'après tout ce que nous venons de dire, on voit que la mortalité va toujours en diminuant, c'est-à-dire qu'un enfant qui vient de naître a plus de chances que jadis de prolonger son existence. A quels heureux changements devons-nous donc attribuer cette diminution progressive de la mortalité ? Les progrès incessants de la civilisation et de l'art de guérir, l'élargissement des rues et des places, la circulation plus libre de l'air, la disposition plus avantageuse des habitations, les cimetières relégués hors de la ville, l'enlèvement régulier des immondices, l'introduction de nouveaux produits dans l'alimentation, une administration plus éclairée pour tout ce qui a trait à l'hygiène publique et privée, la propagation de la vaccine, les soins mieux entendus qu'on donne à l'enfance, des vêtements plus convenables, l'aisance devenue plus commune, sont les causes véritables des améliorations réalisées dans ces derniers temps. Malgré tous ces avantages, il ne faut pas croire que l'homme de bien n'a plus qu'à se reposer et à jeter un regard de satisfaction sur le bonheur de toute l'humanité. Malheureusement, il y aura toujours dans notre état social des préjugés à combattre, des souffrances à adoucir et des plaies à cicatriser. Que chacun remplisse son devoir et soulève courageusement l'ignoble grabat qui recouvre toutes nos misères. Bien connaître le mal, c'est le premier pas fait vers la guérison !!!

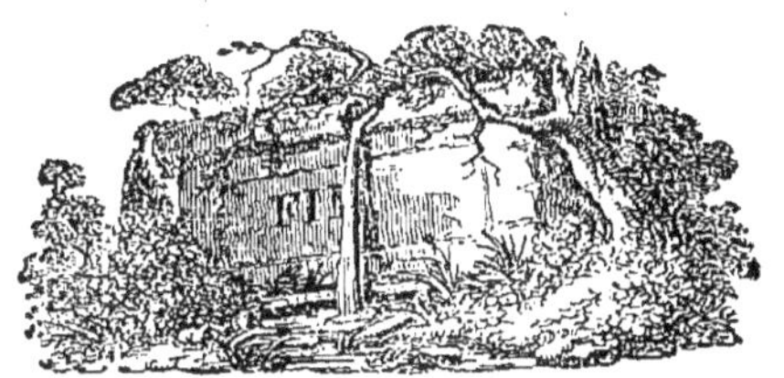

TABLE DES MATIÈRES.

—

PREMIÈRE PARTIE. — NOTICE HISTORIQUE.

CHAPITRE Ier. IVe, V^e, VIe, VIIe, VIIIe ET IXe SIÈCLES. — La
ville bâtie par l'empereur Valentinian, de qui elle retient
le nom. — Première invasion des Francs; leur défaite. —
Destruction de Valenciennes. — Seconde invasion des
Francs; ils s'établissent dans la forêt charbonnière sous
la conduite de Clodion, leur second roi, malgré les efforts d'Aétius, général romain. — Irruption d'Attila et
d'Odoacre. — France et Austrasie; première division de
Valenciennes. — Charlemagne réunit ces deux royaumes sous sa domination et passe l'hiver à Valenciennes.
— Il y assemble un concile et les états de son empire.